让孩子吃得香

营养好不生病

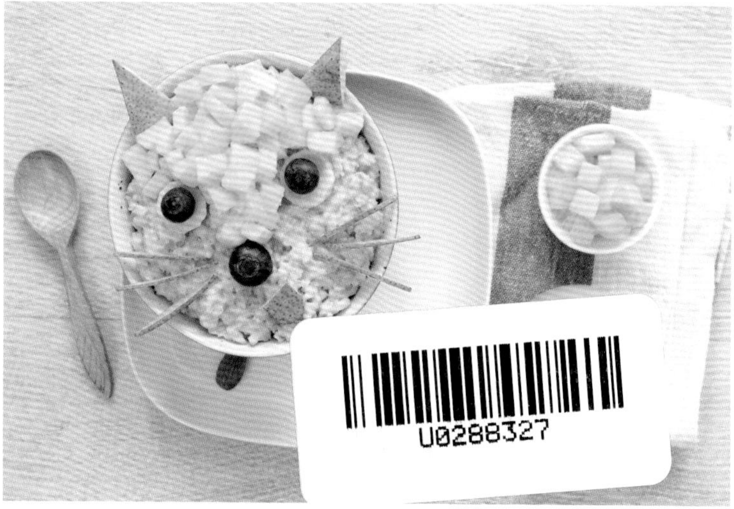

刘伟玲　于雅婷 ○ 主编

江苏凤凰科学技术出版社 · 南京

图书在版编目（CIP）数据

让孩子吃得香营养好不生病 / 刘伟玲，于雅婷主编
. — 南京：江苏凤凰科学技术出版社，2019.6（2022.5重印）
ISBN 978-7-5713-0373-0

Ⅰ. ①让… Ⅱ. ①刘… ②于… Ⅲ. ①儿童—营养卫生 Ⅳ. ① R153.2

中国版本图书馆 CIP 数据核字 (2019) 第 103406 号

让孩子吃得香营养好不生病

主　　编	刘伟玲　　于雅婷
责任编辑	汤景清　　祝　萍
责任校对	仲　敏
责任监制	方　晨
出版发行	江苏凤凰科学技术出版社
出版社地址	南京市湖南路1号A楼，邮编：210009
出版社网址	http://www.pspress.cn
印　　刷	天津丰富彩艺印刷有限公司
开　　本	718 mm × 1 000 mm　1/12
印　　张	19
插　　页	1
字　　数	240 000
版　　次	2019 年 6 月第 1 版
印　　次	2022 年 5 月第 2 次印刷
标准书号	ISBN 978-7-5713-0373-0
定　　价	49.50 元

序言　Preface

有些新手妈妈会有这样的疑惑：我的孩子长得白白胖胖，每天都吃得很多，体检时却被告知指数不达标，平均身高低于同龄人，这是为什么呢？

《中国居民营养与慢性病状况报告》显示，我国居民膳食结构不合理的情况仍然存在，婴幼儿缺乏铁、钙、维生素 D 等营养素的现象普遍，而儿童超重率却高达 9.6%，肥胖率高达 6.4%！

这在一定程度上说明，很多爸爸妈妈只是把孩子“喂饱”了，但是却没有把孩子“喂好”。而处于生长发育高峰期的婴幼儿，若长期营养不良，就会导致免疫力下降、抵抗力差，很容易出现感冒、发热、腹泻等疾患，相信这也是很多家长感到头疼的问题。

婴幼儿的饮食，应做到荤素平衡、干稀交替，粗细合理搭配，还要注意烹饪方法，确保将孩子的食物切碎、煮烂，方便他们咀嚼、吞咽和消化，让孩子吃得好、营养好、不生病。鉴于此，本书根据孩子在各个阶段生长发育的特点，有针对性地列举了各月龄喂养指南以及宜吃的食物，介绍了适合各阶段孩子的饮食及其制作方法，帮助新手爸爸妈妈科学喂养。每种食物，我们都详细介绍了其热量、主要营养素、食疗功效等信息，让家长对其营养价值都能了如指掌。每一种食材还分别推荐了 1~2 道实用的营养食谱，详解其原料搭配及制作过程，并翔实地分析了每一道食谱的营养与功效，即使是对烹调知识并不十分了解的爸爸或妈妈，也能成功烹饪出对孩子健康有益的佳肴。

另外，本书还详细介绍了孩子在生长发育期所需的 20 种营养素，让爸爸妈妈能够全面地有所了解。同时，本书还根据孩子常见的病症，推荐了合理的饮食调理方法，既安全又健康有效。

总之，孩子是比较脆弱的群体，爸爸妈妈们平时应多多注意饮食调理，注意科学喂养，让他们吃得好、营养好、不生病！

目录 CONTENTS

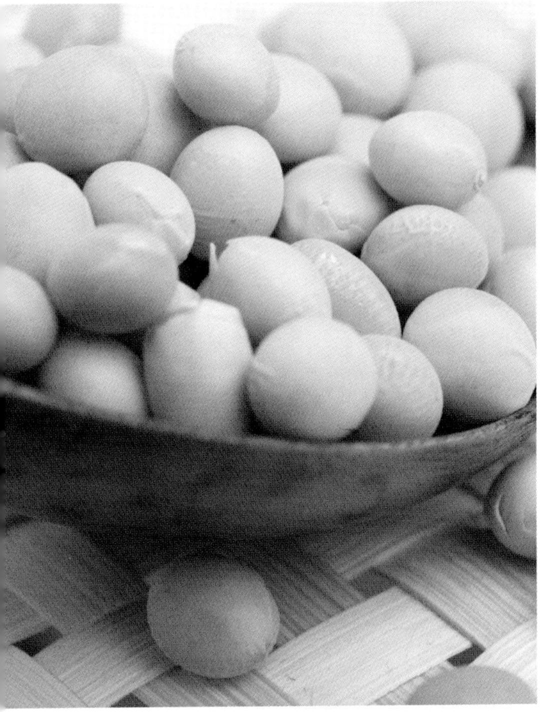

01 孩子成长所需的20种营养素

02 4~6个月孩子的喂养指南

03 7~9个月孩子的喂养指南

04 10~12个月孩子的喂养指南

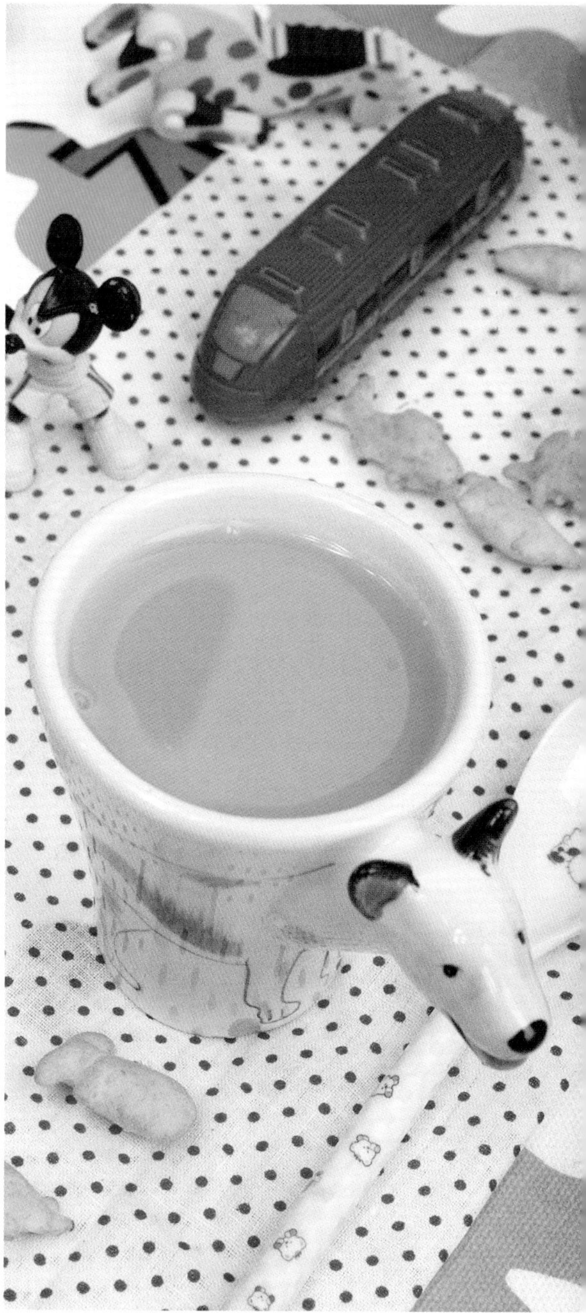

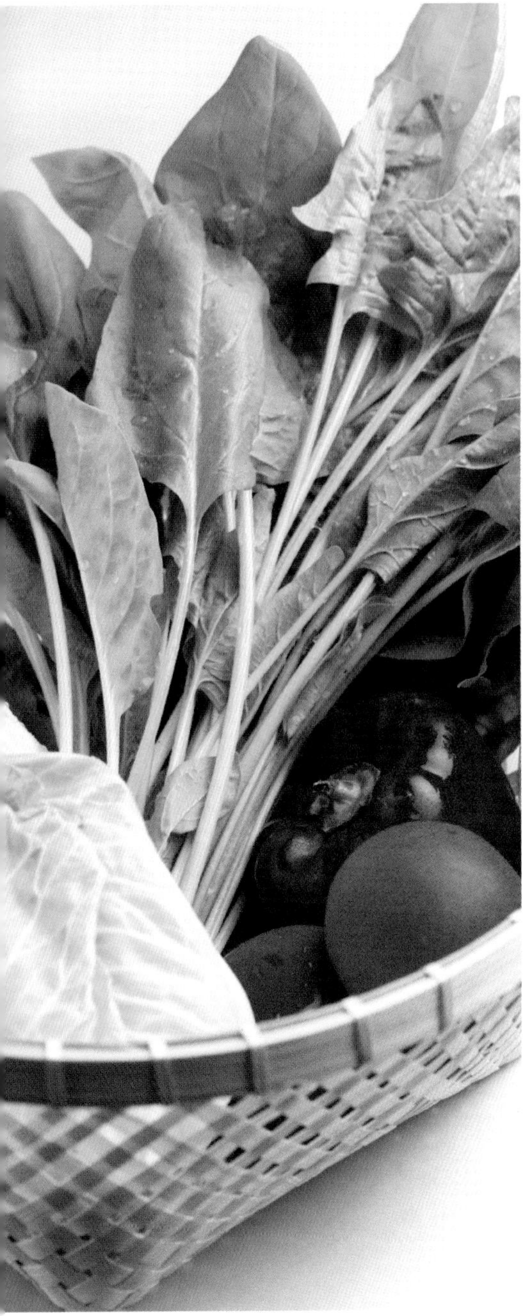

05 13~18个月孩子的喂养指南

06 19~36个月孩子的喂养指南

07 婴幼儿常见疾病的饮食调养

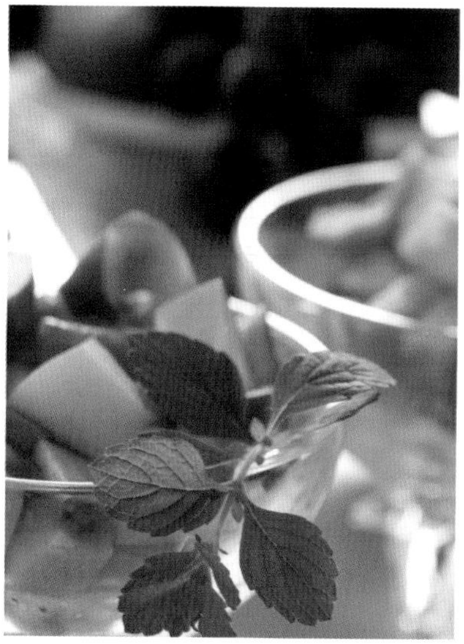

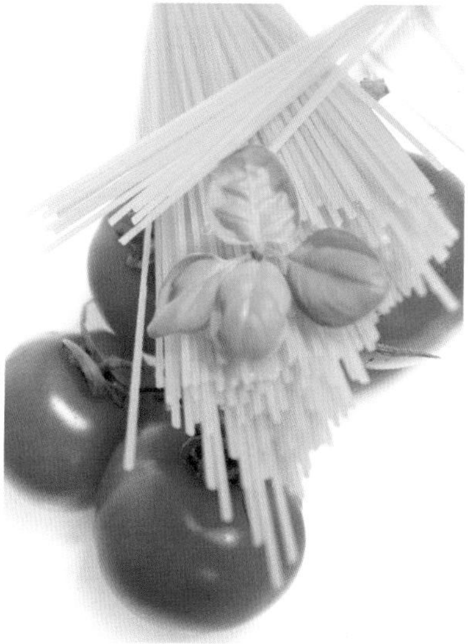

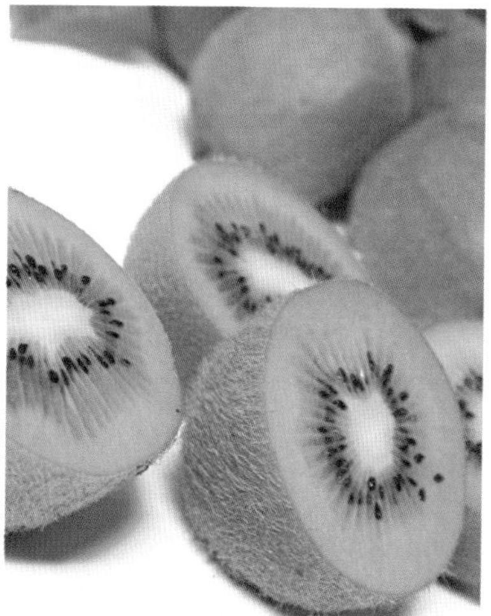

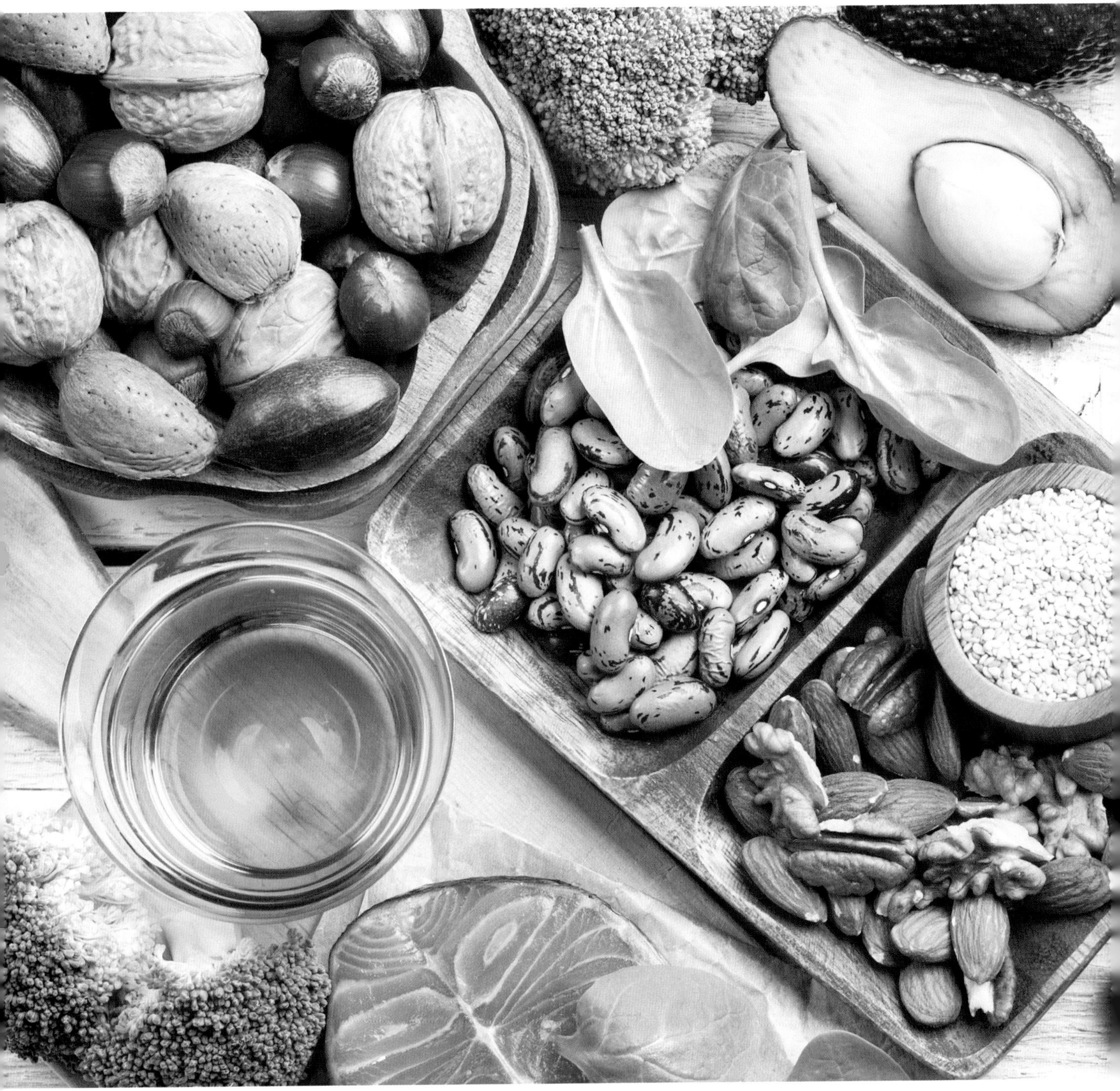

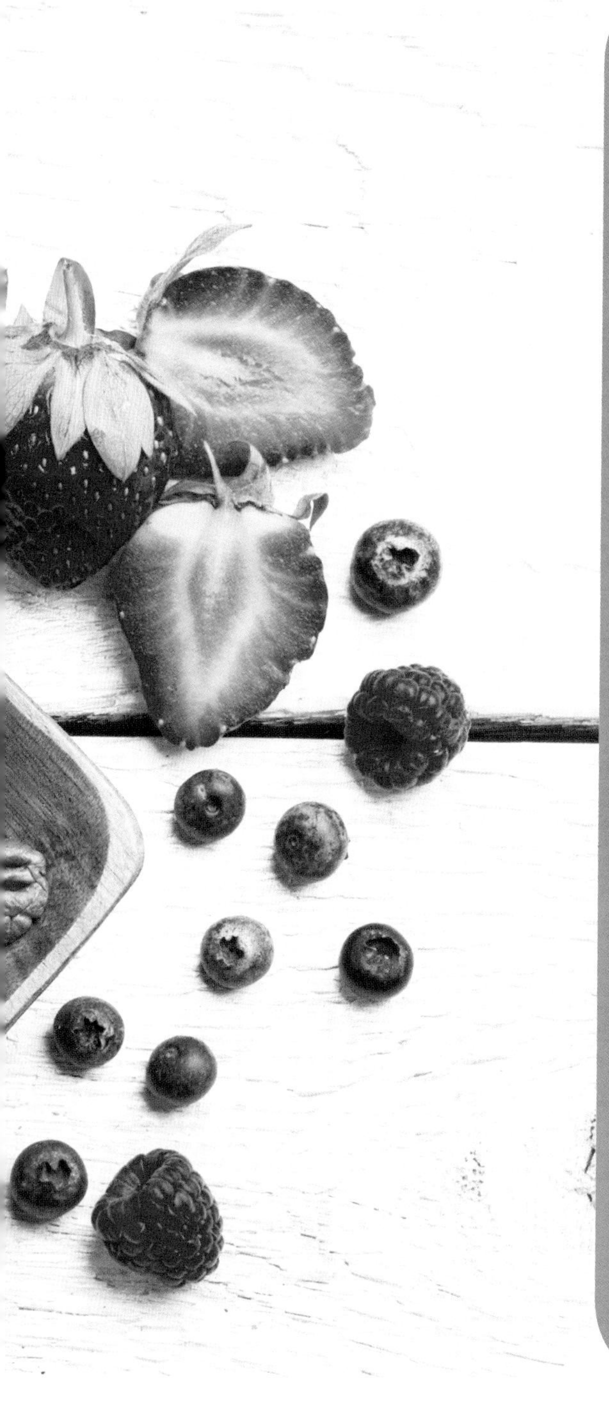

CHAPTER 01

孩子成长所需的 20种营养素

孩子已经4个月大了，仅靠母乳喂养已经不能满足孩子的日常营养需求了，爸爸妈妈要开始考虑给孩子添加母乳以外的食物，以补充孩子身体所需的营养。由于孩子还小，比较娇弱，身体各器官均未发育成熟，再加上成长时期对营养的特殊需求，就需要格外注意饮食。那么，具体要注意哪些问题呢？这一章节，我们将为您解答。

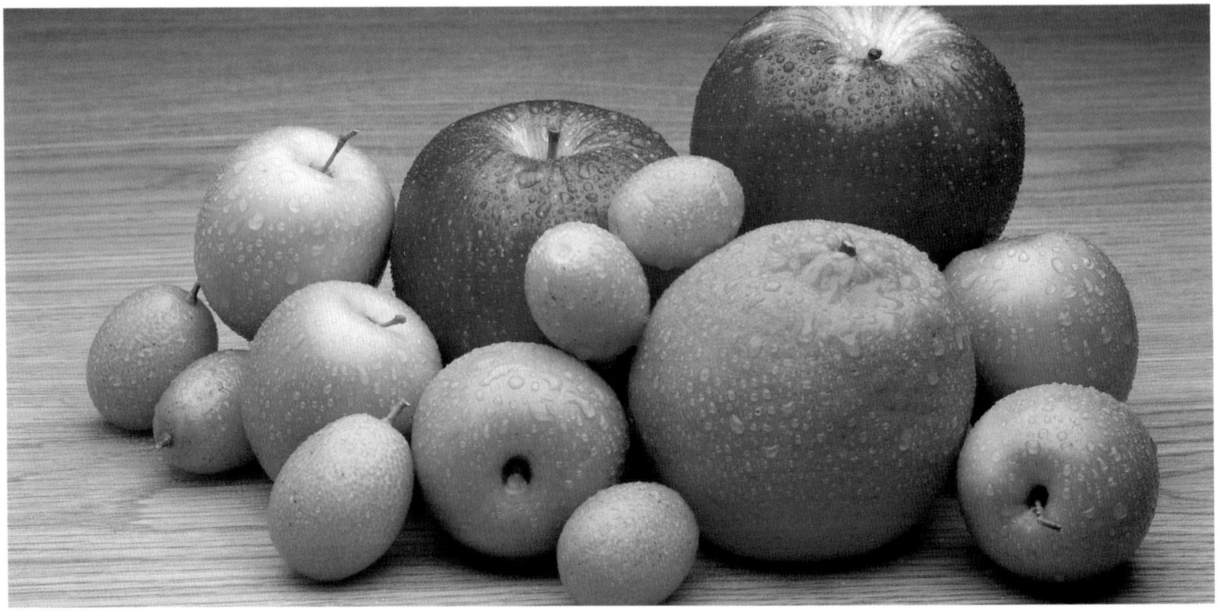

不可缺少的营养素

孩子健康成长的关键在于均衡营养，家长们要放弃“吃得越多越好”的错误观点。只有顾及各种营养素的平衡，才能达到健康饮食的目的。

碳水化合物

走近碳水化合物

碳水化合物是人类从食物中汲取能量的主要来源。食物中的碳水化合物分成两类：人体可以吸收利用的有效碳水化合物，如单糖、双糖、多糖；人体不能消化的无效碳水化合物。碳水化合物是一切生物体维持生命活动所需能量的主要来源，不仅是营养物质，有些还具有特殊的生理活性。

碳水化合物的作用

碳水化合物能给孩子提供身体正常运作所需的大部分能量，起到保持体温、促进新陈代谢、驱动肢体运动、维持大脑及神经系统正常功能的作用。特别是大脑的功能，完全靠血液中的碳水化合物氧化后产生的能量来支持。碳水化合物中还含有一种不被消化的纤维，有吸水和吸脂的作用，能使孩子大便畅通。

食物来源

碳水化合物的主要食物来源有谷类、水果、蔬菜等。谷类有水稻、小麦、玉米、大麦、燕麦、高粱等；水果有甘蔗、甜瓜、西瓜、香蕉、葡萄等；蔬菜有胡萝卜、红薯等。

建议摄取量

婴幼儿对碳水化合物的需求量相对比成年人多。1岁以内的婴儿每日每千克体重需要12克碳水化合物，2岁以上的幼儿每日每千克体重需要10克碳水化合物。

蛋白质

走近蛋白质

蛋白质是人体所需营养的重要成分之一，约占人体体重的18%。食物蛋白质中的各种必需氨基酸的比例越接近人体蛋白质的组成成分，越容易被人体消化吸收，其营养价值就越高。一般来说，动物性蛋白质在各种必需氨基酸组成的比例上接近于人体蛋白质，属于优质蛋白质。

蛋白质的作用

蛋白质是生命的物质基础，是机体细胞的重要组成部分，是人体组织更新和修补的主要原料。人体的每个部分都有蛋白质的参与，如毛发、皮肤、肌肉、骨骼、内脏、大脑、血液、神经、内分泌系统等。孩子的生长发育比较快，充足的蛋白质可以促进孩子脑组织生长发育、骨骼生长及新组织的形成。

食物来源

蛋白质的主要来源为肉、蛋、奶和豆类食品。含蛋白质多的食物包括：畜肉类，如牛肉、羊肉、猪肉、狗肉等；禽肉类，如鸡肉、鸭肉、鹌鹑肉等；海鲜类，如鱼、虾、蟹等；蛋类，如鸡蛋、鸭蛋、鹌鹑蛋等；奶类，如牛奶、羊奶、马奶等；豆类，如黄豆、黑豆等。此外，芝麻、瓜子、核桃、杏仁、松子等干果类食品的蛋白质含量也很高。

建议摄取量

婴幼儿所摄入的蛋白质大多数用于生长发育，尤其是在孩子生长和发育最快的头一年，对蛋白质的需求比一生中的其他时间都要多。一般来说，新生足月的孩子，每天每千克体重大约需要2克蛋白质（按照3千克的体重计算，孩子每天需要630毫升的母乳或450毫升的婴幼儿配方奶粉）。早产儿对蛋白质的需求会更多一些，通常每日每千克体重需要3～4克的蛋白质。当孩子的体重达到与足月孩子一样时（2.5千克以上），对蛋白质的需求就与足月新生儿一样了。1岁以内的孩子，身体发育所需的蛋白质主要来自于母乳或配方奶粉，平均每天700～800毫升的母乳或配方奶，基本就能满足其生长发育所需。

脂肪

走近脂肪

脂肪是构成人体组织的重要营养物质，在大脑活动中起着不可替代的作用。脂肪主要供给人体以能量，是人类膳食中不可缺少的营养素之一。脂肪酸分为饱和脂肪酸和不饱和脂肪酸两大类。亚麻油酸、次亚麻

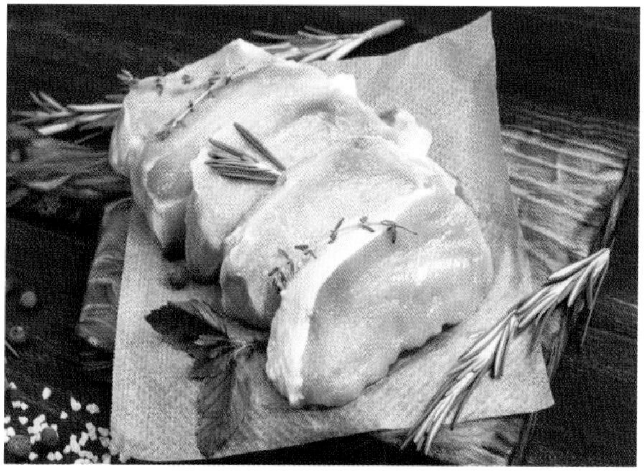

油酸、花生四烯酸等均属在人体内不能合成的不饱和脂肪酸，只能由食物供给，又称作必需脂肪酸。必需脂肪酸主要存在于植物油中，在动物油脂中含量较少。

脂肪的作用

脂肪具有为人体储存并供给能量、保持体温恒定、缓冲外界压力、保护内脏等作用，并可促进对脂溶性维生素的吸收，是身体活动所需能量的最主要来源。

食物来源

富含脂肪的食物有花生、芝麻、开心果、核桃、松仁等干果，以及蛋黄、动物类皮肉、豆油等。油炸食品、面食、点心、蛋糕等也含有较多脂肪。

建议摄取量

不同年龄段婴幼儿的生长发育速度相对不同，以能量计算的脂肪摄取量也不同。0～6个月的婴儿，推荐摄取量为总能量的45%～50%。6个月的婴儿按每日摄入母乳800毫升计算，可获得脂肪27.7克，占总能量的47%。6个月至2岁的婴幼儿，每日推荐脂肪摄取量为总能量的35%～40%。2岁以后的幼儿每日推荐脂肪摄入量为总能量的30%～35%。

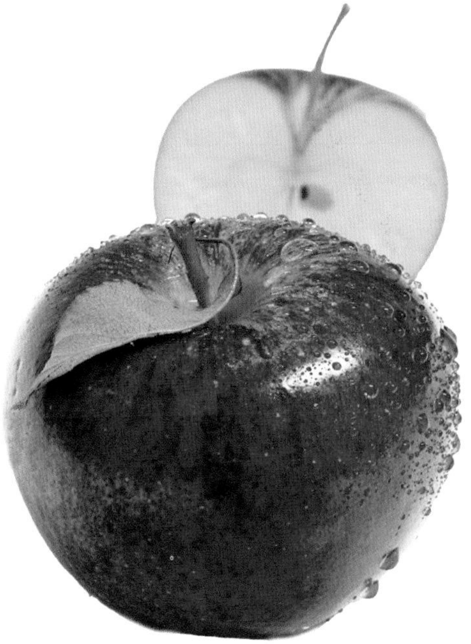

膳食纤维

走近膳食纤维

膳食纤维是一种不易被消化的食物营养素，主要来自于植物的细胞壁，包含纤维素、半纤维素、树脂、果胶及木质素等。膳食纤维是人们健康饮食不可缺少的营养素，在维持消化系统健康方面扮演着重要的角色。

膳食纤维的作用

膳食纤维有促进肠道蠕动、抑制有害物质对肠道壁的侵害、促进大便的通畅、减少便秘及其他肠道疾病的发生、增强食欲等作用，能帮助孩子建立正常的排便规律，保持健康的肠胃功能，可帮助预防成年后的许多慢性病。

食物来源

膳食纤维的食物来源有糙米、胚芽精米，以及玉米、小米、大麦等杂粮。此外，水果类、根菜类和海藻类中含食物纤维较多，如柑橘、苹果、香蕉、包菜、菠菜、芹菜、胡萝卜、四季豆、豌豆、薯类和裙带菜等。

建议摄取量

不同年龄段的孩子所需的膳食纤维量是不同的。4～8个月的婴儿，每天所需的膳食纤维量约为0.5克；1

岁左右的幼儿，每天所需的膳食纤维量约为1克；2岁以上的幼儿，每天所需的膳食纤维量为3～5克。

维生素A

走近维生素A

维生素A的化学名为视黄醇，是最早被发现的一种脂溶性维生素，主要存在于海产鱼类的肝脏中。维生素A有两种，一种是维生素A醇，是最初的维生素A形态（只存在于动物性食物中）；另一种是β-胡萝卜素，是可在体内转变为维生素A的预成物质（可从植物性及动物性食物中摄取）。

维生素A的作用

维生素A具有维持人的正常视力、维持上皮组织健全的功能，可帮助皮肤、骨骼、牙齿和毛发的健康生长，还能促进生殖功能的良好发育。

食物来源

富含维生素A的食物有鱼肝油、牛奶、胡萝卜、西蓝花、木瓜、蜂蜜、香蕉、禽蛋、大白菜、荠菜、西红柿、茄子、南瓜、韭菜、绿豆、芹菜、芒果、菠菜、洋葱等。

建议摄取量

0～1岁的婴儿每天维生素A的建议摄取量约为400微克。母乳中含有较丰富的维生素A，用母乳喂养的婴儿一般不需要再进行额外补充。牛奶中维生素A的含量仅为母乳的一半，每天需要额外补充150～200微克。1～3岁的幼儿每日维生素A的建议摄取量为500微克。

维生素B_1

走近维生素B_1

维生素B_1又称硫胺素或抗神经炎素，对神经组织和精神状态有良好的影响。维生素B_1可促进胃肠蠕动，帮助消化，特别是帮助碳水化合物的消化，可增强孩子的食欲。

维生素B_1的作用

维生素B_1是人体内物质与能量代谢的关键物质，具有调节神经系统生理活动的作用，可以维持食欲和胃肠道的正常蠕动以及促进消化，还能增强记忆力。

食物来源

富含维生素B_1的食物有谷类、豆类、干果类、硬壳果类，其中尤以谷类的表皮部分含量较高，所以在加工谷类时碾磨精度不宜过细。蛋类及绿叶蔬菜中维生素B_1的含量也较高。

建议摄取量

每100毫升的母乳中，维生素B_1的平均含量约为

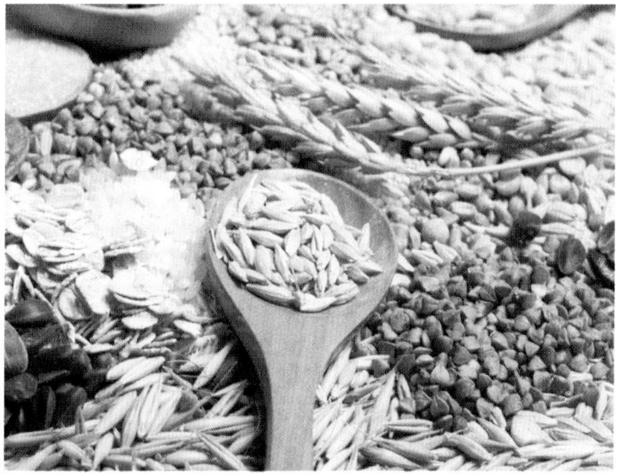

0.02毫克。0～6个月的婴儿，维生素B_1每日建议摄取量约为0.2毫克；6个月至1岁的婴儿，维生素B_1每日建议摄取量约为0.3毫克；1～3岁的幼儿，维生素B_1每日建议摄取量约为0.6毫克。

维生素B_2

走近维生素B_2

维生素B_2又叫核黄素，由异咯嗪与核糖组成，纯维生素B_2为黄棕色针状晶体，味苦，是一种促生长因子。维生素B_2是水溶性维生素，容易被人体消化和吸收，被排出的量会随体内的需要以及可能随蛋白质的流失程度而有所增减。如果维生素B_2摄入不足，蛋白质、脂肪、糖类等所有能量代谢将无法顺利进行。维生素B_2不会蓄积在体内，所以时常要通过摄入食物或营养品来补充。

维生素B_2的作用

维生素B_2参与体内生物氧化与能量代谢，在碳水化合物、蛋白质、核酸和脂肪的代谢中起着重要的作用，可提高机体对蛋白质的利用率，促进孩子的生长发育和细胞的再生，维护皮肤和细胞膜的完整性，还能帮助消除孩子口腔内部、唇、舌的炎症，促进孩子视觉发育，以及缓解眼睛的疲劳。

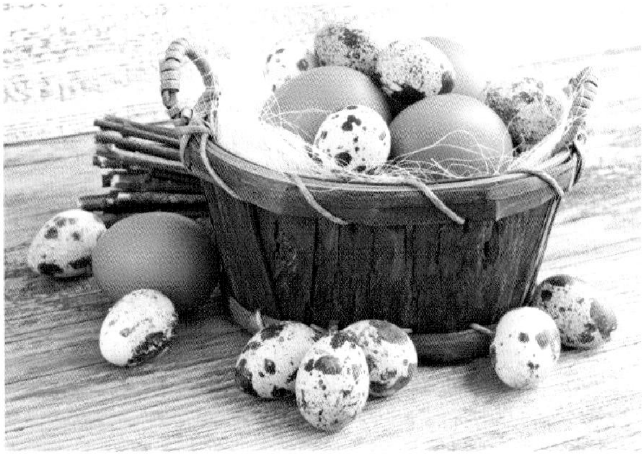

食物来源

维生素B_2的食物来源有奶类、蛋类、鱼、肉类、谷类、新鲜蔬菜与水果等。

建议摄取量

0～6个月的婴儿每日维生素B_2建议摄取量为0.4毫克，6个月～1岁的婴儿每日维生素B_2建议摄取量为0.5毫克，1～3岁的幼儿每日维生素B_2建议摄取量为0.6毫克。

维生素B_6

走近维生素B_6

维生素B_6又称吡哆素，是一种水溶性维生素，遇光或碱易被破坏，不耐高温。维生素B_6是几种物质的集合，是制造抗体和红细胞的必要物质，摄取高蛋白食物时要相应增加它的摄取量。肠内的细菌具有合成维生素B_6的能力，蔬菜、水果等富含膳食纤维的食物有助于改善肠道环境，因此多吃这类食物有助于维生素B_6的合成。另外，在消化维生素B_{12}、制造盐酸和镁的过程中，维生素B_6是必不可少的。

维生素B_6的作用

维生素B_6不仅有助于体内蛋白质、脂肪和碳水化合物的代谢，还能帮助转换氨基酸，形成新的红细胞、抗体和神经递质，维持人体内硫和钾的平衡，以调节体液，并维持婴幼儿神经和肌肉骨骼系统的正常功能。

食物来源

维生素B_6的食物来源很广泛，动植物中均含有，如肉类、鱼、绿叶蔬菜、黄豆、甘蓝、糙米、蛋、燕麦、花生、核桃等。

建议摄取量

婴幼儿每天需要1～2毫克维生素B_6，通过母乳或辅食即可满足其需求。

维生素B_{12}

走近维生素B_{12}

维生素B_{12}又叫钴胺素，是人体造血原料之一，它是唯一含有金属元素钴的维生素。维生素B_{12}呈红色，易溶于水和乙醇中，耐热，但在强酸、强碱及光照下不稳定。

维生素B_{12}是微生物合成的，当其进入消化道后，在胃内通过蛋白水解酶作用而游离出来。游离的维生素B_{12}与胃底壁细胞所分泌的内因子结合后进入肠道，在钙离子的保护下，在回肠中被吸收进入血液循环，运送到肝脏被储存或被利用。

维生素B_{12}的作用

维生素B_{12}作为人体重要的造血原料之一，能促进孩子生长发育，预防贫血和维护神经系统健康，还能增强孩子食欲、消除烦躁不安、帮助集中注意力、提高记忆力和身体平衡性。

食物来源

富含维生素B_{12}的食物包括动物的内脏，如牛羊的肝、肾、心，以及牡蛎等；含维生素B_{12}的量较丰富的食物有奶及奶制品，部分海产品，如蟹类、沙丁

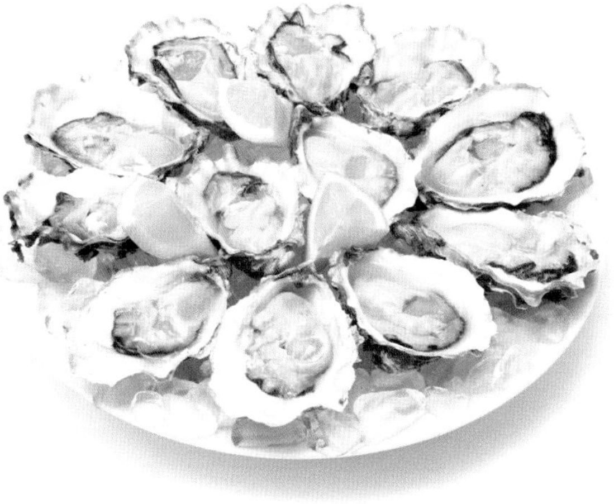

鱼、鳟鱼等；含维生素B_{12}较少的食物有海产品中的龙虾、剑鱼、比目鱼、扇贝，以及发酵食物等。

建议摄取量

0～1岁的婴儿，每日的维生素B_{12}摄取量为0.5微克；1～2岁的幼儿，每日的维生素B_{12}建议摄取量为1.5微克；2岁以上的幼儿，每日的维生素B_{12}建议摄取量为2毫克。

维生素C

走近维生素C

维生素C又叫L-抗坏血酸，是一种水溶性维生素，普遍存在于蔬菜水果中，但常因外在环境改变而遭到破坏，很容易流失。维生素C由于其具有美肤作用而被大家熟知。它关系到毛细血管、肌肉和骨骼的形成。此外，它还能够防治坏血病。它能制造细胞之间的黏连物质，在人体代谢中具有多种功能，参与许多生化反应，还能促进机体蛋白质的合成，特别是结缔组织中胶原蛋白质和其他黏合物质的合成。

维生素C的作用

维生素C可以促进伤口愈合、增强机体抗病能力，对维护牙齿、骨骼、血管、肌肉的正常功能有重要作用。同时，维生素C还可以促进铁的吸收、改善贫血、提高免疫力、对抗应激等。

食物来源

维生素C主要来源于新鲜蔬菜和水果，水果中以柑橘、草莓、猕猴桃、枣等含量居高；蔬菜中以西红柿、豆芽、白菜、青椒等含量较高。其他蔬菜也含有较丰富的维生素C，蔬菜中有光合作用的叶部的维生素C含量比茎部含量高，新叶比老叶含量高。

建议摄取量

0～1岁婴儿每日建议摄取量为40～50毫克；1～3岁幼儿每日建议摄取量为60毫克。母乳中含有丰富的维生素C，每100毫升母乳中大约含有6毫克的维生素C，基本可以满足孩子身体发育的需要。孩子添加辅食后，对维生素C的需求可以通过食物获得满足，爸爸妈妈只需要按需给孩子准备新鲜的蔬菜和水果即可。

维生素D

走近维生素D

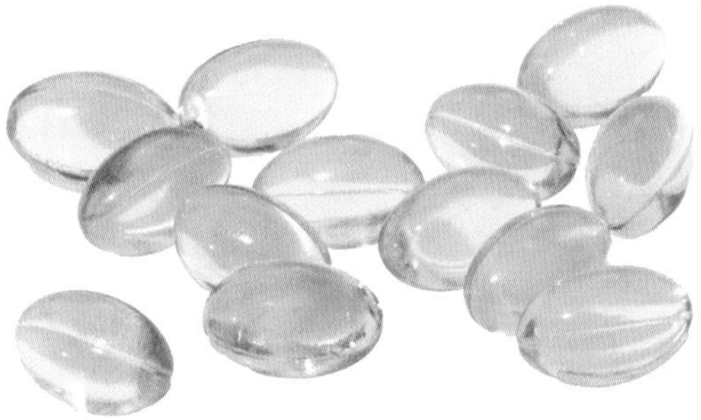

维生素D是一种脂溶性维生素，是婴幼儿不可缺少的一种重要维生素。它被称作阳光维生素，人体皮肤只有适度接受了太阳光照射才能促进维生素D生成。维生素D也被称为抗佝偻病维生素，是人体骨骼正常生长的必要营养素，其中最重要的有维生素D_2和维生素D_3。维生素D_2的前体是麦角醇，维生素D_3的前体是脱氢胆固醇，这两种前体在人体组织内是无效的，但当受到阳光中的紫外线照射以后就转变为维生素D。

维生素D的作用

维生素D是钙磷代谢的重要调节因子之一，可以提高机体对钙、磷的吸收，促进骨骼的生长和钙化，健全牙齿，并可防止氨基酸通过肾脏损失。

食物来源

维生素D的来源并不是很多，鱼肝油、沙丁鱼、小鱼干、动物肝脏、蛋类，以及添加了维生素D的奶制品等都含有较丰富的维生素D。其中，鱼肝油是最丰富的来源。

建议摄取量

建议摄取量为每日10微克，可耐受最高摄取量为每日20微克。

维生素E

走近维生素E

维生素E又名生育酚，属于酚类化合物，在体内可保护其他可被氧化的物质。维生素E是一种很重要的血管扩张剂和抗凝血剂，在食用油、水果、蔬菜及粮食中均存在。

儿童发育中的神经系统对维生素E很敏感，当缺乏维生素E又得不到及时的补充治疗，很有可能会引发神经方面的症状。

维生素E的作用

维生素E是一种很强的抗氧化剂，具有改善血液循环、修复组织、保护视力、提高人体免疫力等功效。

食物来源

含维生素E丰富的食物有核桃、糙米、芝麻、蛋、牛奶、花生、黄豆、玉米、鸡肉、南瓜、西蓝花、杏、蜂蜜、坚果类食物以及植物油等。

建议摄取量

0～1岁的婴儿，每日维生素E建议摄取量为14毫克；1～3岁幼儿每日维生素E建议摄取量为4毫克。

维生素K

走近维生素K

维生素K是一种脂溶性维生素，是促进血液正常凝固及骨骼生长的重要维生素，同时也是形成凝血酶原不可缺的物质，有“止血功臣”的美誉。维生素K经肠道吸收，在肝脏产生出凝血酶原，从而起到凝血的作用。维生素K在细胞中有助于葡萄糖磷酸化，可促进对糖类吸收利用，并有助于骨骼中钙质的新陈代谢，对肝脏中凝血物质的形成起着重要的作用。

维生素K的作用

维生素K可以维持新生儿体内血液正常循环，对促进骨骼生长和血液正常凝固具有重要的作用。新生儿极易缺乏维生素K。合理的饮食可以帮助孩子摄取维生素K，有效地预防小儿慢性肠炎等疾病。

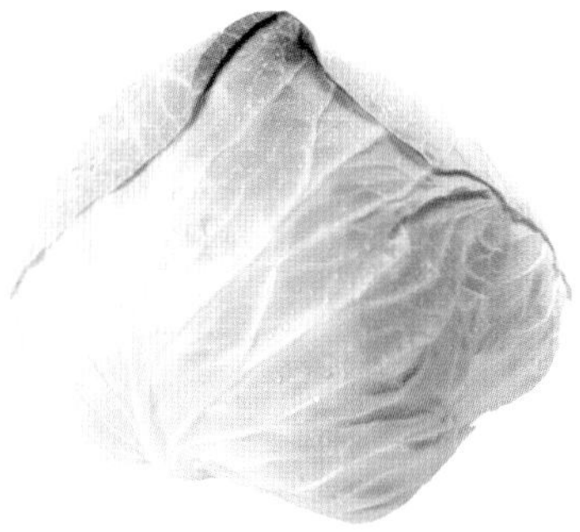

食物来源

鱼肝油、蛋黄、奶酪、海藻、藕、菠菜、甘蓝、莴笋、西蓝花、豌豆、大豆油等均是维生素K很好的膳食来源。

建议摄取量

维生素K有助于骨骼中钙质的新陈代谢，对肝脏中凝血物质的形成起着非常重要的作用。0～1岁婴儿每日维生素K建议摄取量为10～20微克，1～11岁儿童每日维生素K建议摄取量为11～60微克。

钙

走近钙

钙是组成人体的重要元素，在孩子骨骼发育、大脑发育、牙齿发育等方面发挥了重要的作用。婴幼儿时期、学龄前期、学龄期到青少年期，是人体生长发育速度最快的阶段。这一时期，人体脑质量增加，脑内部结构发育完善，牙齿发育完全，神经系统也逐渐成熟，为满足成长需要，此阶段需大量的钙。血液、组织液等其他部位中也有一定的钙含量，虽然其占人体含钙量不到1%，但对于骨骼的生长发育和生命体征的维持有着重要的作用。

钙的作用

钙是构成人体骨骼和牙齿的主要元素，除了可以强化牙齿及骨骼外，还可维持肌肉神经的正常兴奋、调节细胞及毛细血管的通透性、强化神经系统的传导功能等。

食物来源

钙的食物来源很丰富。乳类与乳制品：牛奶、羊奶、奶粉、酸奶。豆类与豆制品：黄豆、毛豆、扁豆、蚕豆、豆腐、豆腐干、豆腐皮等。水产品与海产品：鲫鱼、鲤鱼、鲢鱼、泥鳅、田螺、虾、虾皮、螃蟹、海带、紫菜、蛤蜊、海参等。肉类与禽蛋：羊肉、猪肉、鸡肉、鸡蛋、鸭蛋、鹌鹑蛋等。蔬菜类：芹菜、油菜、胡萝卜、萝卜缨、芝麻、香菜、雪里蕻、黑木耳、蘑菇等。水果与干果类：柠檬、枇杷、苹果、黑枣、杏仁、山楂、葡萄干、核桃、西瓜子、南瓜子、花生、莲子等。

建议摄取量

0～6个月的婴儿，每日钙的建议摄取量为300毫克；6个月～1岁的婴儿，每日钙的建议摄取量为400毫克；1～3岁的幼儿，每日钙的建议摄取量为600毫克；4～10岁的儿童，每日钙的建议摄取量为800毫克。

铁

走近铁

铁是构成人体必不可少的元素之一，其在人体内含量很少，主要和血液有关，负责氧的运输和储存。人体中2/3的铁存在于血红蛋白中，是构成血红蛋白和肌红蛋白的元素。铁是人体生成红细胞的主要材料之一，缺铁会影响细胞免疫功能，降低机体的抵抗力，使感染率增高。

铁的作用

铁元素在人体中具有造血功能，参与血蛋白、细胞色素及各种酶的合成，还在血液中起运输氧和营养物质的作用。人的颜面泛出红润之美，离不开铁元素。人体缺铁会发生小细胞低色素贫血、免疫功能下降和新陈代谢紊乱，使人的脸色萎黄，皮肤也会失去光泽。

食物来源

食物中含铁丰富的有动物肝脏、动物肾脏、瘦肉、蛋黄、鸡肉、鱼、虾和豆类。绿叶蔬菜中含铁较多的有菠菜、芹菜、油菜、苋菜、荠菜、黄花菜、西红柿等。水果中以杏、桃、李、红枣、樱桃等含铁较多，干果中以葡萄干、核桃等含铁较多。其他如海带、红糖也含有丰富的铁。

建议摄取量

0～6个月的婴儿每日铁的建议摄取量为0.3毫克，

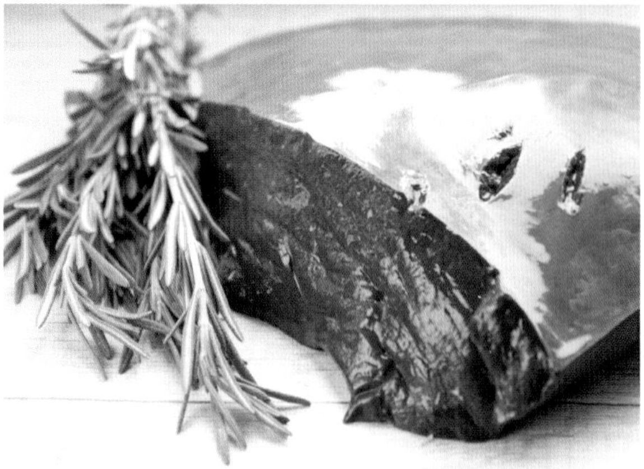

6个月～1岁的婴儿每日铁的建议摄取量10毫克，1～4岁的幼儿每日铁的建议摄取量为12毫克，4～11岁的儿童每日铁的建议摄取量为12毫克。

锌

走近锌

锌是人体必需的微量元素，被科学家称为“生命之素”，对人体的许多正常生理功能的完成起着极为重要的作用。锌是一些酶的组成要素，参与人体多种酶活动，还参与核酸和蛋白质的合成，能促进细胞的分裂和生长，对孩子的生长发育、免疫功能、视觉及性发育有重要的作用。

锌的作用

锌在核酸、蛋白质的生物合成中起着重要作用，还参与碳水化合物和维生素A的代谢过程，能维持胰腺、性腺、垂体、消化系统和皮肤的正常功能。缺锌会影响细胞代谢，妨碍生长激素轴的功能，导致孩子生长发育缓慢，使其身高、体重均落后于同龄孩子。严重缺锌还会使脑细胞中的二十二碳六烯酸（DHA）和蛋白质合成发生障碍，影响孩子的智力发育。

食物来源

一般蔬菜、水果、粮食均含有锌，锌含量较多的有牡蛎、瘦肉、西蓝花、蛋、核桃、花生、西瓜子、板栗、干贝、榛子、松子、腰果、杏仁、黄豆、银耳、小米、白萝卜、海带、白菜等。

建议摄取量

建议0～10岁婴幼儿、儿童每日摄入10毫克的锌。母乳中的锌吸收率高，可达62%，比牛乳中的锌更易被吸收利用，母乳喂养是预防孩子缺锌的好途径。适量摄入含锌丰富的食物也能有效预防孩子缺锌。

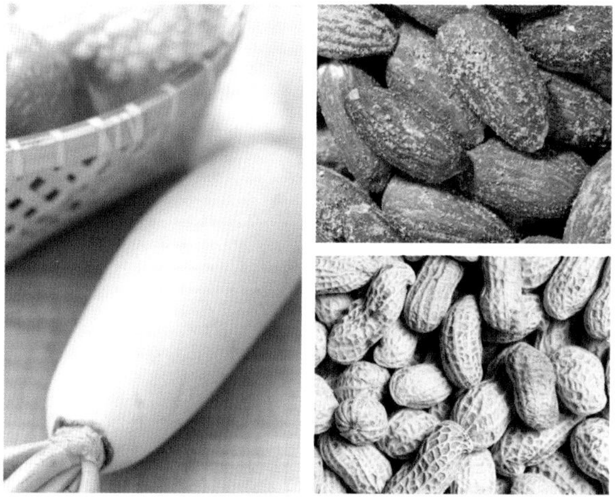

硒

走近硒

硒是一种比较稀有的准金属元素。人体不能合成硒，要从食物中摄取。天然食品中硒含量很少，目前的硒产品大多为含有有机硒的各种制品。

硒是维持人体正常生理功能的重要微量元素，它是谷胱甘肽过氧化物酶的重要组成成分，有滋润皮肤、调节免疫、抗氧化、排除体内重金属、预防基因突变的作用，被称为“细胞保护神”“天然解毒剂”“抗癌之王”。

硒的作用

硒能清除体内自由基、排除体内毒素、抗氧化、有效抑制过氧化脂质的产生、防止血凝块、清除胆固醇、增强人体免疫功能，同时，还具有促进糖分代谢、降血糖、提高视力、预防白内障、预防心脑血管疾病、护肝、防癌等作用。

食物来源

硒主要来源于猪肉、鲜贝、海参、鱿鱼、龙虾、动物内脏、大蒜、蘑菇、黄花菜、洋葱、西蓝花、甘蓝、芝麻、白菜、南瓜、白萝卜、酵母等。

建议摄取量

人体对硒的需求量很少，一般情况下，孩子对硒的日摄入量为180～350微克，过多或缺少都会影响孩子的身体健康。母乳喂养的孩子不容易缺硒，如果孩子已经开始添加辅食，也可以通过食用含硒丰富的食物来补充所需。

钾

走近钾

钾是人体内不可缺少的元素，是机体重要的电解质，其主要功能是维持酸碱平衡，参与能量代谢，维持神经肌肉的正常活动。人体缺乏钾会造成全身无力、易疲乏，还可能会引起烦躁、心跳不规律、心电图异常、肌肉衰弱，严重者还会引起呼吸肌麻痹，导致心跳停止。

钾的作用

钾可以调节细胞内的渗透压和体液的酸碱平衡，还参与细胞内糖和蛋白质的代谢，同时还有助于维持神经健康、心跳规律正常，可以协助肌肉正常收缩。

食物来源

含钾丰富的水果有猕猴桃、香蕉、草莓、柑橘、葡萄、柚子、西瓜等，菠菜、山药、毛豆、苋菜、黄豆、绿豆、蚕豆、海带、紫菜、黄鱼、鸡肉、牛奶、玉米面等食物中也含有一定量的钾。各种鲜榨果汁，

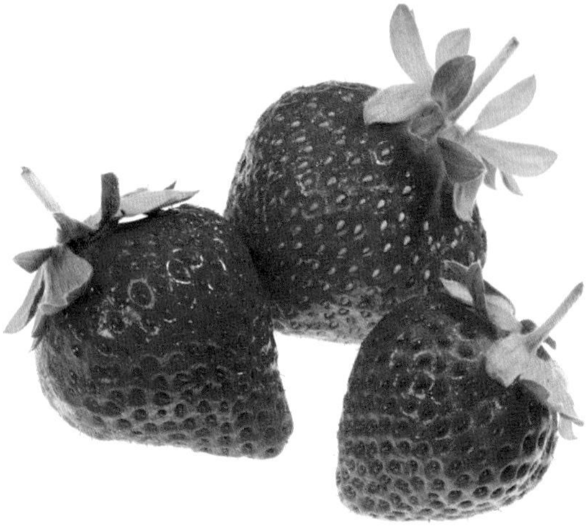

特别是橙汁，也含有丰富的钾，而且还能补充水分和能量。

建议摄取量

0～6个月的婴儿，每日钾的建议摄取量为350～925毫克；6个月～1岁的婴儿，每日钾的建议摄取量为425～1275毫克；1～3岁的幼儿，每日钾的建议摄取量为550～1650毫克；4～7岁的儿童，每日钾的建议摄取量为775～2325毫克。

铜

走近铜

铜是人体健康不可缺少的微量元素之一，广泛分布于生物组织中，大部分以有机复合物的形式存在，很多是金属蛋白，以酶的形式起着功能作用。铜对血液、中枢神经和免疫系统、头发、皮肤和骨骼组织以及大脑和肝脏、心脏等内脏的发育有着重要的作用。在血液中，铜还可以帮助铁吸收，促进血红素形成，提高细胞活力。

铜的作用

铜作为人体内多种重要酶系的组成成分，能够促进铁的吸收和利用，预防贫血，还能维持中枢神经系统的功能，促进大脑发育。

食物来源

食物中铜的丰富来源有口蘑、虾米、红茶、绿茶、榛子、葵花子、芝麻酱、西瓜子、核桃等。良好来源有蟹肉、蚕豆、蘑菇、青豆、黑芝麻、豆制品、松子、龙虾、绿豆、花生米、黄豆、土豆粉、紫菜、莲子、芸豆、香菇、毛豆、板栗和小麦胚芽等。

建议摄取量

母乳喂养基本能满足孩子对铜的需求。孩子开始添加辅食后，可多食用一些含铜丰富的食品，从食物中获取营养素。为满足成长需要，孩子每日应摄入约2毫克的铜。

碘

走近碘

碘是人体必需的微量元素，有“智力元素”之称，具有促进分解代谢、促进能量转换、增加氧耗量、加强产热的作用，还能参与调节体温，使机体保持正常新陈代谢的生命活动。

碘的作用

婴幼儿时期是孩子体格生长发育以及脑细胞发育的关键期，孩子碘营养是否摄取充足，对孩子身高、体重、肌肉、骨骼的增长以及智力水平的发育都会有重要影响。

食物来源

海洋生物含碘量很高，主要食物有海带、紫菜、淡菜、海鲜鱼、干贝、海蜇等。陆地食物中，蛋和奶的含碘量也较高，其次为肉类、淡水鱼等。

建议摄取量

0～3岁的婴幼儿，每日碘的需求量为40～70微克；3岁以上的孩子，每日碘的需求量为90～120微克。

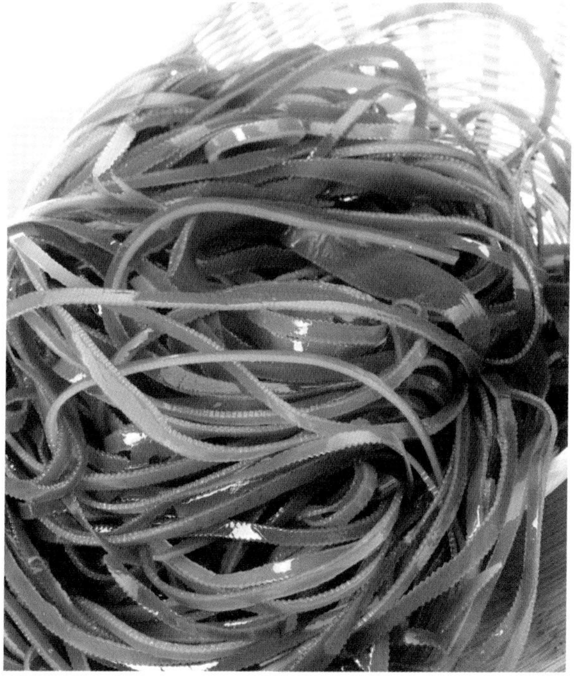

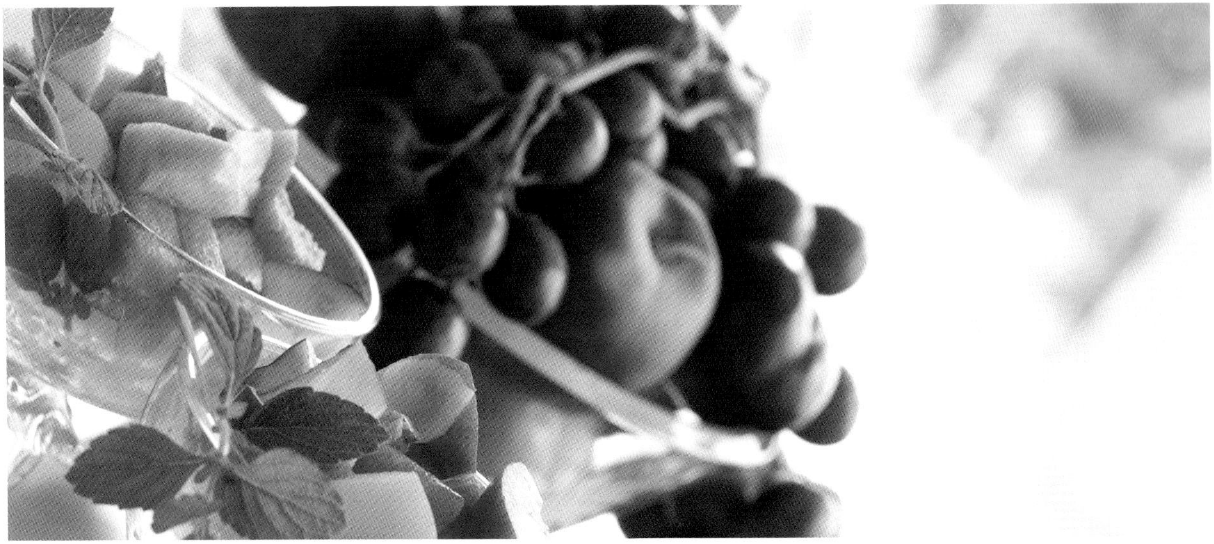

辅食添加的必知事项

孩子的肠胃比较稚嫩，消化能力也较差，所以在辅食的选择上除了对食材的选择要严格把关，还要兼顾口味颜色，让孩子爱上吃辅食。

为孩子添加辅食的重要性

孩子4个月后，为满足其成长发育的需要，除母乳外，还需要添加半流质或固体食物，简称辅食。孩子逐渐成长，胃内分泌的消化酶也慢慢增加，消化能力渐渐提高，到孩子4～6个月的时候，已经能够消化一些淀粉类的半流质食物。而此时，母乳中的营养成分，如维生素、微量元素等已经不能满足孩子生长发育的需要，光吃母乳就会导致孩子营养不良。虽然表面上看孩子的体重仍然在增加，但维生素和铁质等将会越来越不够，孩子就容易出现贫血、抵抗力下降等症状。不及时添加辅食，孩子容易长得不结实，肌肉显得很松弛，而且双眼无神，情绪变坏。因此，及时添加辅食具有十分重要的意义。

自制辅食的注意事项

天然新鲜：给孩子吃的水果、蔬菜要天然新鲜。制作时一定要煮熟，避免发生感染，密切注意食用后是否会引起孩子出现过敏反应。

清洁卫生：在制作辅食时要注意双手以及器具的卫生。蔬菜水果要彻底清洗干净，以避免有残存的农药。尤其是制作果汁时，如果采用有果皮的水果，如葡萄、苹果、梨等，要先将果皮清洗干净，避免果皮上的不洁物污染果肉。

营养均衡：选用各种不同的食物，让孩子从不同的食品中摄取各种营养素。同时食物应多变，可以避免孩子吃腻。

让孩子爱上辅食的秘诀

对于孩子来说，辅食是一个很新鲜的东西，容易保有好奇心。这时，妈妈可以运用一些小秘诀，帮助孩子顺利爱上辅食。

秘诀一：示范如何咀嚼食物

初次喂孩子食物时，有些孩子因为不习惯咀嚼，会用舌头将食物往外推，妈妈在这个时候可以给孩子示范如何咀嚼食物并吞下去。耐心并放慢速度多试几次，让孩子观察并鼓励他模仿学习。

秘诀二：不要喂太多或太快

根据孩子进食的具体情况来喂食，喂食的速度不宜太快，喂食量也不宜过多。喂完食物后，让孩子休息一下，不宜进行剧烈的运动。

秘诀三：品尝各种新口味

经常吃同一种食物，大多数人都会容易觉得没有食欲，如果孩子常常只吃同一种食物，也会没胃口，富有变化的饮食能刺激孩子的食欲。在孩子原本喜欢的食物中，加入新材料，分量和种类由少到多，逐渐找出更多孩子喜欢吃的食物。孩子不喜欢某种食物，可减少其供应量和次数，并在制作方式上多换花样，逐渐让孩子接受，养成不挑食的好习惯。另外，还可以在丰富食材的基础上，注意食物的颜色搭配，以引起孩子对食物的兴趣。

秘诀四：鼓励孩子主动探索

孩子出生6个月之后，探索的欲望会加强，并逐渐有了自己的独立性，想自己动手拿东西吃。此时，妈妈要鼓励孩子自己拿汤匙吃东西，给他自主学习的机会。如果孩子喜欢用手抓东西吃，可制作易于用手拿的食物，满足孩子的欲望，增强孩子的食欲。

秘诀五：准备一套可爱的儿童餐具

用大碗、杯子盛满食物，会对孩子产生压迫感，进而影响食欲。尖锐的叉子及易破的餐具也不宜让孩子使用，以免发生意外。市场上销售的儿童餐具有鲜艳的颜色、可爱的图案，使用这样的餐具可以吸引孩子的注意力，增强孩子的食欲。

秘诀六：保持愉快的用餐情绪

保持愉快的情绪进餐可以增加孩子的食欲，还可以提高孩子对事物的兴趣，因此，不要强迫孩子进食。经常强迫孩子吃东西，不仅会影响孩子的肠胃消化系统，还会让他认为吃饭是件讨厌的事情，对进食产生逆反心理。

秘诀七：隔一段时间再尝试

如果孩子出现对某一种食物感到讨厌、坚决不吃的情况，妈妈可以暂时停止喂食这一食物。如果只是暂时性的不喜欢，建议尝试隔一段时间再让他吃。强迫孩子进食，有可能会让孩子对这种食物产生永久性的厌恶感，以后就更不容易喜欢上了。

秘诀八：学会食物替代法

如果孩子对某种食材存在很强烈的排斥感，妈妈可以多些耐心找出与其营养成分相似且他喜欢的食物替代。只要孩子营养均衡，身体健康有活力，且生长发育正常，即便有时候吃少点也没有关系，顺其自然就好。

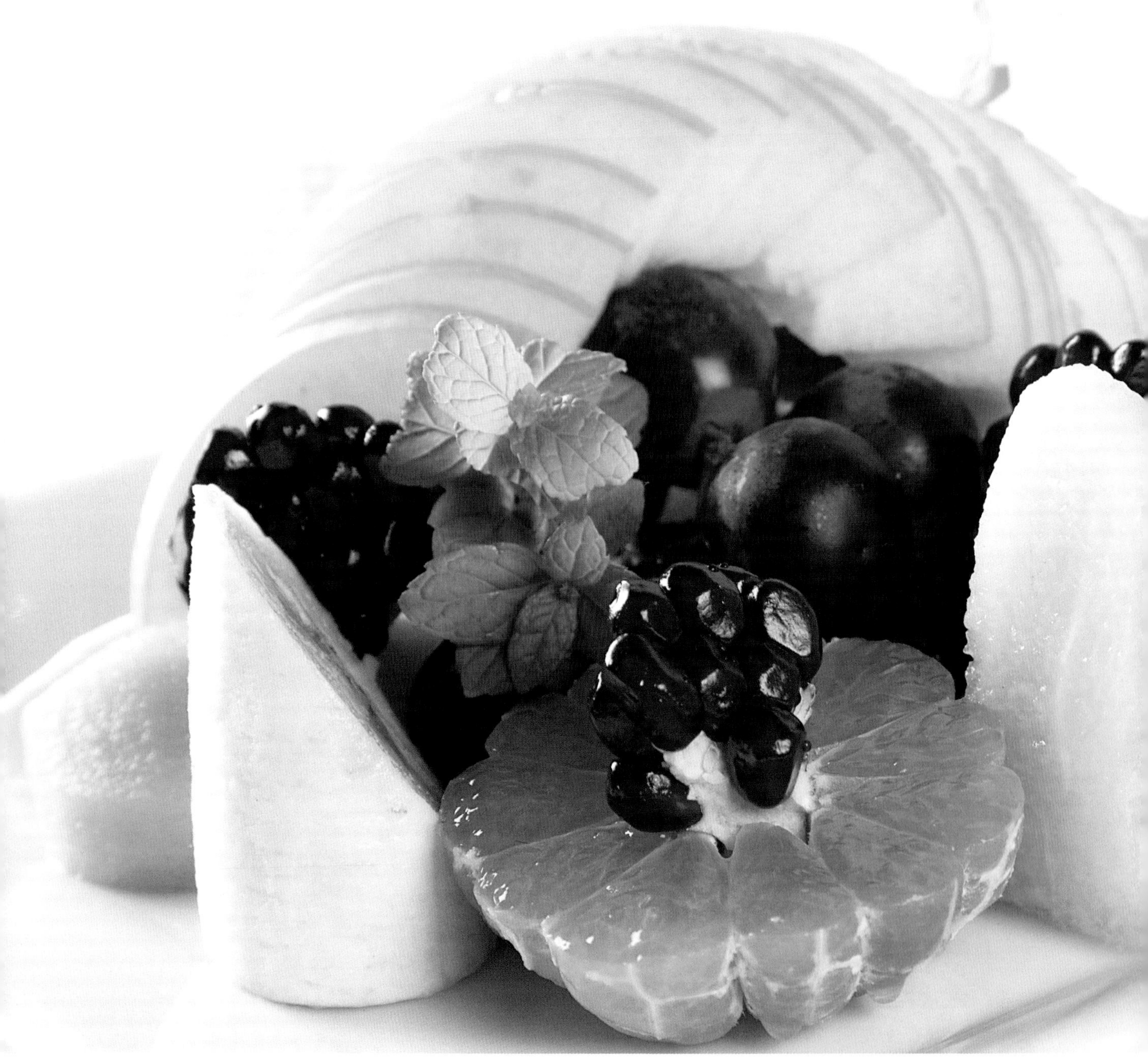

CHAPTER 02

4~6 个月孩子的喂养指南

4~6个月的孩子已经开始长牙了，开始能消化一些泥糊状的食物，爸爸妈妈可以为孩子准备一些米糊或奶糊，以及菜汁、稀释的果汁等，还可以补充一些含铁高的食物，如蛋黄泥。从第6个月开始，可以适当添加菜泥、烂粥、土豆泥、水果泥、鱼肝油等。

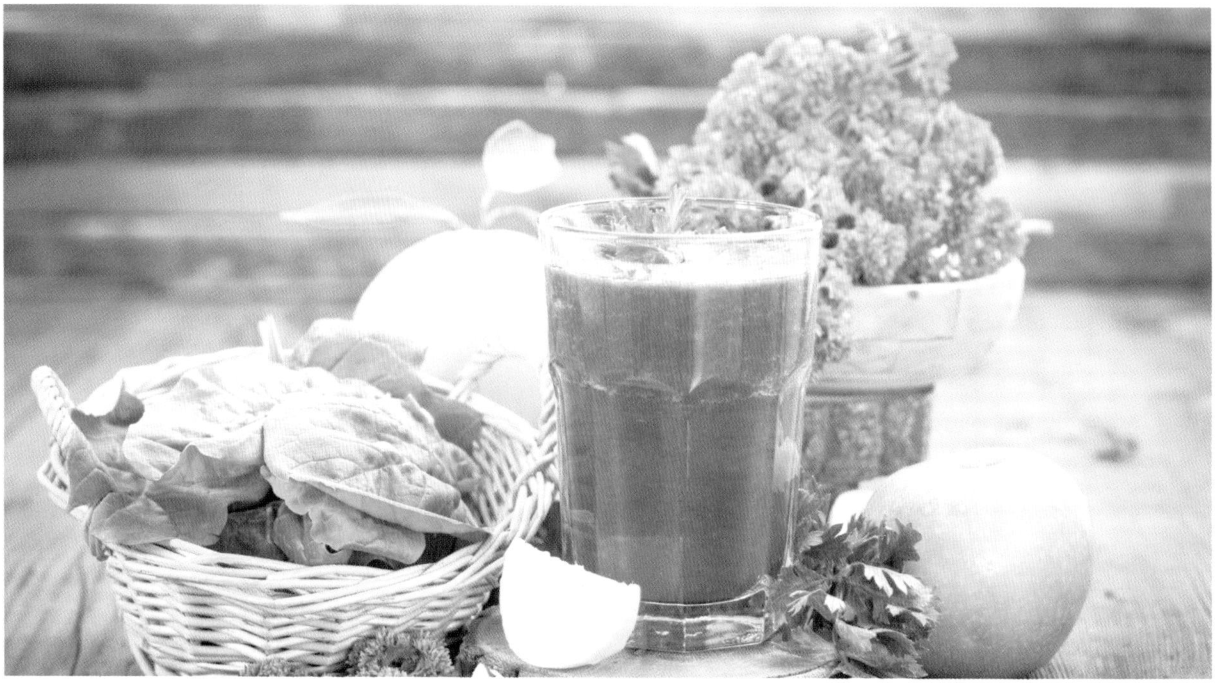

喂养须知

孩子开始吃母乳以外的食物了，新手爸爸妈妈要赶紧了解给孩子添加辅食时需要注意的问题，以免因错误的进食方式给孩子娇弱的肠胃造成伤害。

添加辅食的时机

一般从孩子4～6个月的时候就可以开始为其添加辅食了，但每个孩子的生长发育情况不一样，存在着个体差异，因此添加辅食的时间也不能一概而论。父母可以通过以下几点来判断是否应该开始给孩子添加辅食了。

体重：婴儿体重需要达到出生时的2倍，至少达到6千克。

发育：孩子能控制头部和上半身，能够扶着或靠着坐，胸能挺起来，头能竖起来，孩子可以通过转头、前倾、后仰等动作来表示想吃或不想吃，这样就不容易发生强迫喂食的情况。

饥饱：孩子经常半夜哭闹，或者睡眠时间越来越短，每天喂养次数增加，但孩子仍处于饥饿状态，一会儿哭，一会儿想吃。孩子在6个月前后进入生长加速期，这是开始添加辅食的最佳时机。

行为：如别人在孩子旁边吃饭时，孩子会感兴趣，可能还会来抓勺子、抢筷子。如果孩子开始将手或玩具往嘴里塞，说明孩子对吃饭有了兴趣。

食欲：如果当父母舀起食物放进孩子嘴里时，孩子会尝试着舔进嘴里并咽下，并表现出很高兴、很好吃的样子，说明孩子对吃东西有兴趣，这时就可以放心给孩子喂食了。如果孩子将食物吐出，把头转开或推开父母的手，说明孩子不愿吃也不想吃。父母一定不能勉强，隔几天再试试。

菜汁、果汁的添加方法

婴儿在满月之后，可以适量地添加一些菜汁和果汁，以满足孩子生长发育的需要。这些不仅可以补充维生素及纤维素，还可以使大便变软，易于排出，而且果汁、菜汁好喝，孩子也比较容易接受。

制作蔬菜汁时，宜选用新鲜、深色蔬菜的外部叶子。将蔬菜叶洗净、切碎，放入干净碗中，再放入盛一定量开水的锅内蒸开，取出后将菜汁滤出给宝宝喂食。

在不同的季节选用新鲜、成熟、多汁的水果，如橘子、西瓜、梨等。制作果汁前爸爸妈妈要洗净自己的手，再将水果冲洗干净，去皮，把果肉切成小块状放入干净的碗中，用勺子背挤压出果汁，或用消毒干净的纱布过滤果汁。还可以直接用果汁机来制作果汁，既方便又卫生。制作好果汁后，加少量温开水，即可喂哺婴儿，不宜加热，否则会破坏果汁中的维生素。当孩子出现腹泻情况时，要停止喂果汁。

需要注意的是，在给孩子喂食菜汁和果汁的时候，不要使用带有橡皮奶头的奶瓶，应用小汤匙或小杯来喂食，以免造成乳头错觉，让孩子更快适应用小勺喂养的方式。一般一天喂两次，时间最好安排在两次喂奶之间，开始的时候可以用温开水稀释，第一天每次一汤匙，第二天每次2汤匙……直至第10天每次10汤匙。等孩子习惯后就可以不用稀释。孩子不愿意吃或吃了就吐时，不要勉强。

淀粉类食物的添加方法

孩子在3个月后唾液腺逐渐发育完全，唾液量显著增加，富含淀粉酶，因而满4个月起婴儿即可食用米糊或面糊等食物。这时即使乳量充足，仍应添加适量淀粉食品以补充能量，并培养婴儿用汤匙进食半固体食物的习惯。初食时，可将营养米粉调成糊状，开始较稀，逐渐加稠，要先喂1汤匙，逐渐增至3～4汤匙，每日2次。5～6个月时，孩子的乳牙逐渐长出，可改食烂粥或烂面。一般先喂粳米制品，因其比小麦制品较少引起婴儿过敏。6个月以前的婴儿应以乳汁为主食，可在哺乳后添喂少量米糊，以不影响母乳量为标准。

米粉与米汤的添加方法

刚开始添加1～2勺米粉即可，需用水调和均匀，不宜过稀或过稠。婴儿米粉的添加应该循序渐进，有一个从少到多、从稀到稠的过程，这个时候奶粉还是主食。

米汤味道香甜，含有丰富的蛋白质、脂肪、碳水化合物及钙、磷、铁、维生素C、B族维生素等，能促进孩子消化系统的发育，也为孩子添加粥、米粉等淀粉辅食打下良好基础。做法是将锅内水烧开，放入淘洗干净的粳米，煮开后再用文火煮成烂粥，取上层米汤食用即可。

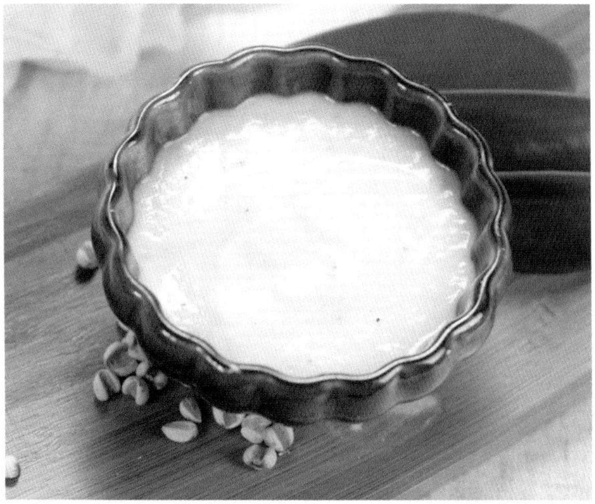
淀粉类食物既适宜孩子食用，还能给孩子补充能量。

蔬菜与水果的添加方法

在辅食添加初期，当孩子能熟练地吃米粉等谷物食品后，就可以尝试提供其他新的辅食，如蔬菜和果汁。父母们需要谨记的是：必须先让孩子尝试蔬菜，然后才是水果。

孩子天性喜欢甜食，若先吃水果，孩子就可能不爱吃蔬菜。刚开始时可以提供1～2勺单一品种的过滤蔬菜汁或蔬菜泥，例如青菜、南瓜、胡萝卜、土豆。这些食物不容易让孩子产生过敏反应。这些蔬菜可以煮熟后做成泥，是便捷又健康的婴儿食品。

食物的量渐渐增加至每次2～4勺，每天2次，具体的数量要取决于婴儿的胃口，不要硬喂。妈妈可以试着将蔬菜和水果混合，例如苹果和胡萝卜。根据婴儿的食欲，逐渐增加餐次和每餐的量。到6个月时，婴儿仍应在继续吃母乳或配方乳的基础上，每天吃两餐谷物、水果和蔬菜。

鱼泥与猪肝泥的添加方法

鱼类营养丰富，鱼肉纤维细嫩，消化吸收率在95%左右，最适合婴幼儿食用。婴儿到了4个月以后，就可以吃鱼泥了。制作鱼泥的方法很简单，把鱼清蒸，蒸的时间为8～10分钟，然后去长骨，把鱼肉撕裂，用匙研碎，拌进米糊或稀饭里，不仅营养丰富，而且美味可口，可以增加食欲。

猪肝含铁十分丰富，还含有核黄素、胡萝卜素及烟酸。婴儿到6个月以后，可以吃猪肝了。猪肝泥的做法常有两种：一种方法是把猪肝煮得嫩一点，切成薄片，用匙研碎，拌入米糊或稀饭中；另一种方法是煮粥的时候，把猪肝切开，在剖面上用刀刮，稀饭在滚开时，把猪肝一点点地刮下去，随着温度上升，肝泥也煮熟了。

妈妈不宜嚼食喂孩子

许多父母怕婴儿嚼不烂食物，吃下去不易消化，就自己先嚼烂后再给孩子吃，有的甚至用手指头把嚼烂的食物抹在孩子嘴里，这样做是很不卫生的。因为成人的口腔里常带有病菌，很容易把病菌带入孩子的嘴里。成人抵抗力较强，一般细菌不会引发疾病，但婴儿抵抗力非常弱，很容易传染上疾病。因此，婴儿不能嚼或不能嚼烂的食物最好先煮烂、切碎，再用小匙喂给婴儿吃。

本阶段的喂养要点

从4～6个月开始，孩子因大量营养需求而必须添加辅食，但是此时孩子的消化系统尚未发育完全，如果辅食添加不当容易造成消化系统紊乱，因此在辅食添加方面需要掌握一定的技巧和方法。

由于孩子在此阶段的摄食量差别较大，因此要根据孩子的自身需求来掌握喂食量，辅食添加也应如此。添加辅食要循序渐进，由少到多，由稀到稠，由软到硬，由一种到多种。开始时可先喂食泥糊样食物，每次只能添加一种食物，还要观察3~7天，待孩子习惯后再加另一种食物，如果孩子拒绝饮食就不要勉强，过几天后可再试一次。另外，在孩子快要长牙或正在长牙时，父母可把食物的颗粒逐渐做得粗大一点，这样有利于促进孩子牙齿的生长，并锻炼孩子的咀嚼能力。

每次给孩子添加新的食材时，一天只能喂一次，而且量不宜大。每次进食新的食物时，要观察孩子的大便性质有无异常变化，如有异常要暂缓添加。最好在哺乳前给孩子添加辅食，饥饿中的孩子更容易接受新食物，当孩子生病或天气炎热时，不宜添加辅食，也不要在婴儿烦躁不安时尝试添加新的食物。

刚开始喂的食物应稀一些，呈半流质状态，为以后吃固态食物作准备。宜用勺子喂，不要把断奶食物放在奶瓶里让他们吮吸。对婴幼儿来说，“吞咽”与“吮吸”是截然不同的两件事。吞咽食物的过程是一个逐渐学习和适应的过程。在这个过程中，婴幼儿可能会出现一些状况，如吐出食物、流口水等。因此，每种食物在刚开始喂的时候，宜少不宜多，先从1~2勺开始，等到婴儿想多吃一些时再增加喂食的量，一般一个星期左右婴幼儿就可以度过适应期了。婴幼儿的食物摄取量每天都在变化，因此只要隔几周少量地增加断奶食品的摄取量，就能自然地减少哺乳量。在这个时期，婴幼儿只能食用果汁或非常稀薄的断奶食品，因此还需要通过母乳或奶粉来补充所需的营养。

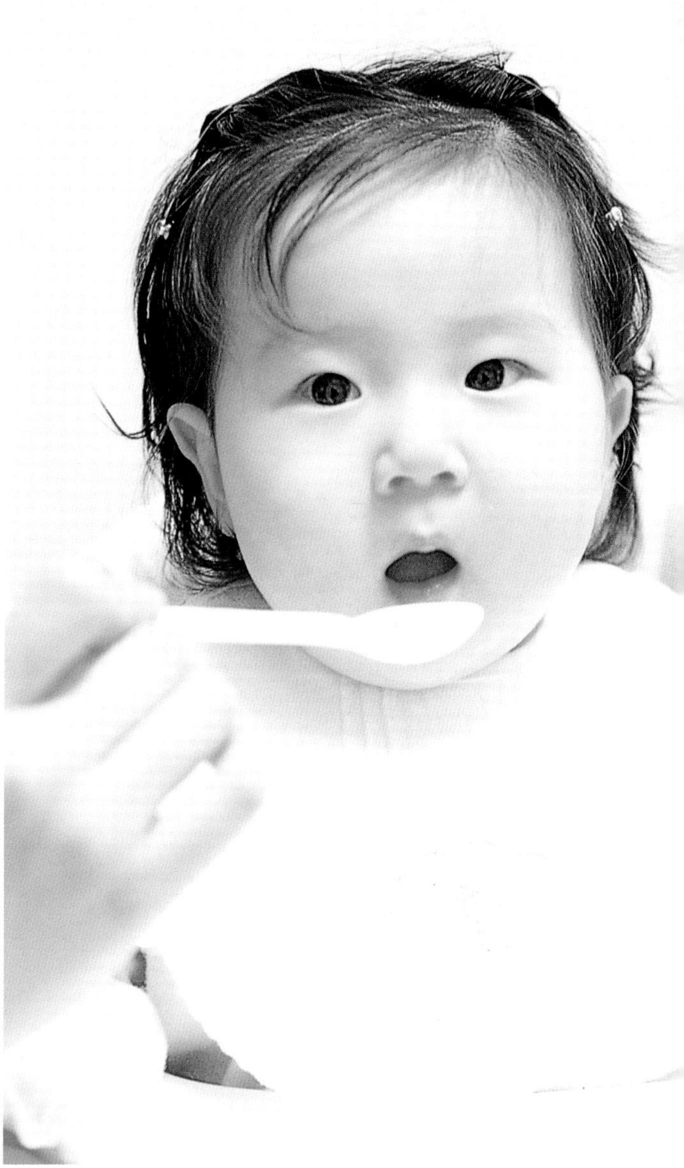

给孩子喂食的食物应该稀一些，呈半流质状态。

孩子宜吃的食物

4~6个月的孩子的消化系统尚未发育完全，能吃的食材还不是很多，爸爸妈妈在给孩子选择食材、制作辅食时，一定要小心谨慎一些。

苹果

别名：柰、林檎、里檎、来檎、频婆果。

性味归经：性凉，味甘、微酸。入脾、胃经。　　热量：208千焦/100克

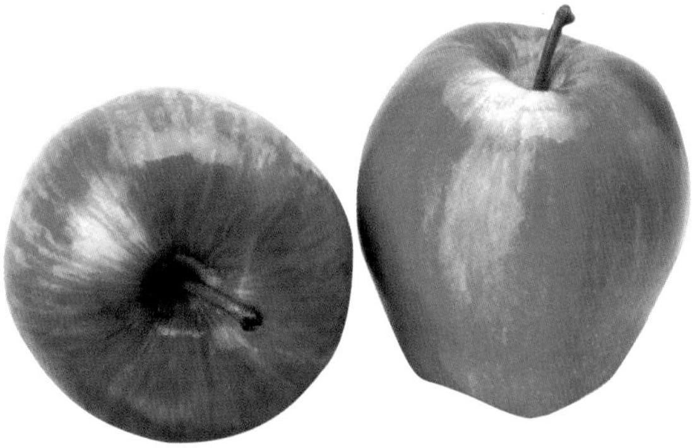

主要营养素

果胶、锌

苹果中富含的果胶，能促进肠内吸附水分，使粪便变得柔软而容易排出。此外，苹果中含有大量的锌，是促进生长发育的关键元素，可以增强孩子的记忆力。

食疗功效

苹果有润肠、安眠养神、益心气、消食化积等功效，同时还能抑制食欲，很适合食欲过盛、营养过剩的孩子食用；苹果汁能破坏传染性病毒、治疗腹泻、预防蛀牙。

选购保存

选购苹果时，以色泽浓艳、果皮外有一层薄霜的为好。苹果应在低温增湿环境下保存，苹果切开后与空气接触会因发生氧化作用而变成褐色。可切开后放在盐水里泡15分钟左右，这样可防止苹果氧化变色。苹果放在阴凉处可以保持7～10天，如果装入塑料袋放进冰箱，能保存更长的时间。

♥ 温馨提示

最好选择无公害、绿色和有机认证的苹果，这样的苹果重金属和农药残留会较少，即便不等于零，也会比普通苹果皮中有害物质的残留量小，吃起来会更放心。另外，平时有胃寒症状者不要生食苹果。

搭配宜忌		
宜	苹果 + 芦荟	生津止渴、健脾益胃
宜	苹果 + 枸杞子	提供更丰富的营养成分，治疗小儿腹泻
忌	苹果 + 海味	引起腹痛、呕吐
忌	苹果 + 萝卜	导致甲状腺肿大

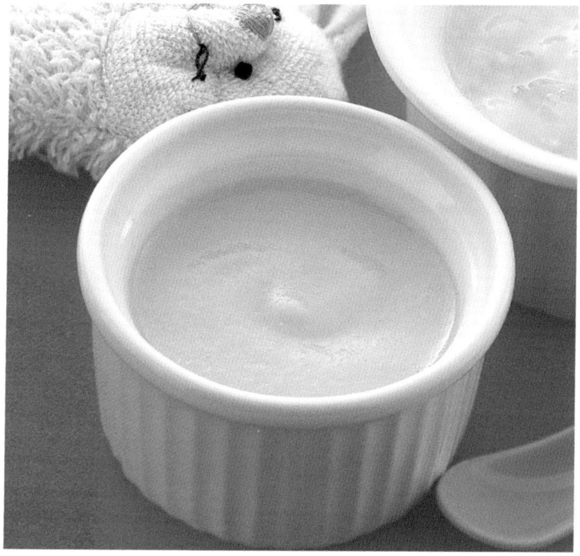

苹果奶米糊

原料

苹果30克，婴儿米粉30克，配方奶40毫升

做法

❶ 苹果洗净，去皮，去核。

❷ 用研磨器将苹果磨成泥，过滤出苹果汁备用。

❸ 将婴儿米粉、苹果汁和配方奶一起拌匀即可。

专家点评

苹果中含有丰富的锌，锌是人体必需微量元素之一，能促进细胞的分裂和生长，它对孩子的生长发育、免疫功能、视觉及性发育有重要的作用。小孩子容易出现缺铁性贫血，而铁质必须在酸性条件下和在维生素C存在的情况下才能被吸收，所以吃苹果奶米糊对婴儿缺铁性贫血有较好的防治作用。苹果汁和婴儿米粉或配方奶混合的食用口感会更好，孩子也会更加爱吃。

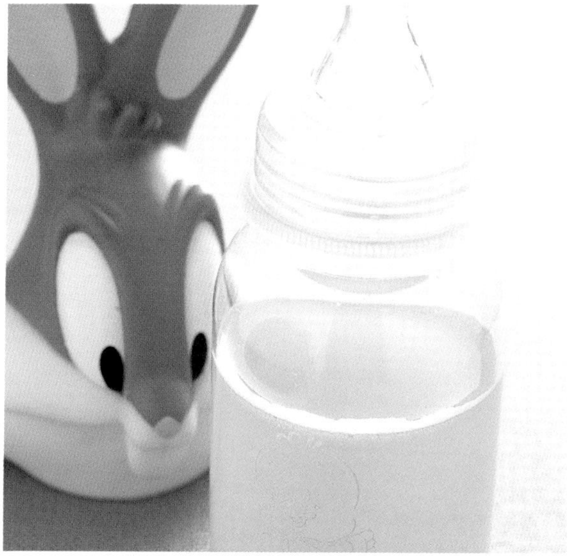

稀释苹果汁

原料

苹果2个，橙汁少许，温开水40毫升

做法

❶ 苹果洗净去皮，去核，切丁。

❷ 将苹果丁放入榨汁机榨出汁，倒进奶瓶。

❸ 取温开水，倒入奶瓶，加入橙汁搅匀。

专家点评

苹果含有丰富的矿物质和多种维生素，婴儿常吃苹果，可预防佝偻病。苹果可维持消化系统健康，减轻腹泻现象。而稀释的苹果汁对孩子来说更易于吸收，榨汁服用能顺气消食。但是，1岁以下的的婴儿肠胃特别敏感，所以喂食量不宜过多，一天最好不要超过半个奶瓶的量。同时需要注意的是，不可以用苹果汁代替水。

桃子

别名：寿果、寿桃、仙桃、圣桃。

性味归经：性温，味甘、酸。归肝、大肠经。　　热量：142千焦/100克

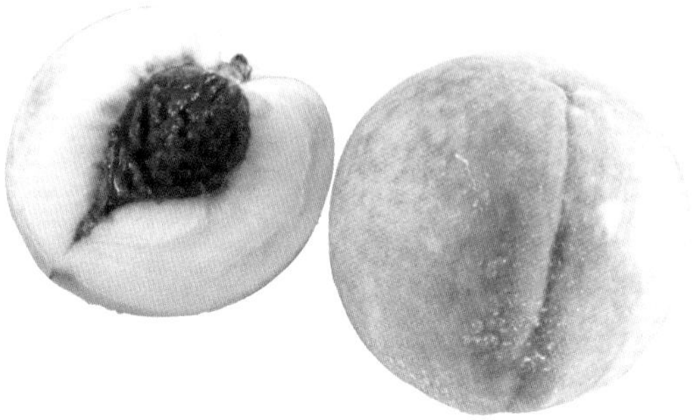

主要营养素

铁、果胶

桃子中含有丰富的果胶，这类物质到大肠中能吸收大量的水分，增加肠容积，达到预防便秘的效果，因此，有便秘的孩子可以多食用一些。桃子的含铁量在水果中是较高的，孩子适量食用，能够较好地预防缺铁性贫血。

食疗功效

桃肉中含有丰富的维生素C和维生素E，能提高孩子的免疫能力，增强体质，还能令孩子的皮肤滋润光滑有弹性；桃肉中还含有丰富的矿物质，能起到强健身体的作用。适量食用桃子，有助于维持骨骼的正常发育。

搭配宜忌		
宜	桃子+牛奶	滋润皮肤
忌	桃子+白萝卜	破坏维生素C

柳橙水蜜桃汁

原料

柳橙50克，水蜜桃20克

做法

❶柳橙洗净，榨汁备用。

❷水蜜桃洗净去皮，磨成泥状。

❸取柳橙汁和水蜜桃泥拌匀即可。

专家点评

柳橙所含膳食纤维和果胶物质，可促进孩子的肠道蠕动，预防孩子大便干燥。橙子还具有生津止渴、消食开胃等功效，橙子中维生素C、胡萝卜素的含量较高，非常适合孩子在干燥的秋冬季节食用。而水蜜桃中的糖分对保持孩子皮肤红润也有一定的帮助。孩子食用这道饮品，既滋润皮肤又润滑肠道，平时可以给孩子适当地饮用。

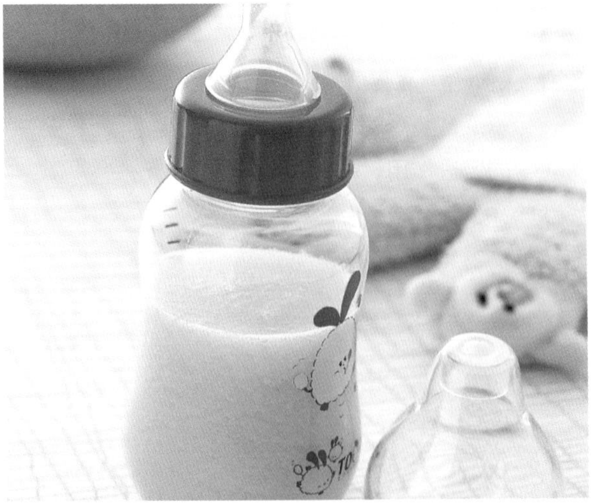

哈密瓜

别名：洋香瓜、网仔瓜、黎子瓜、厚皮甜瓜。

性味归经：性寒，味甘。归心、脾、肝经。　　热量：136千焦/100克

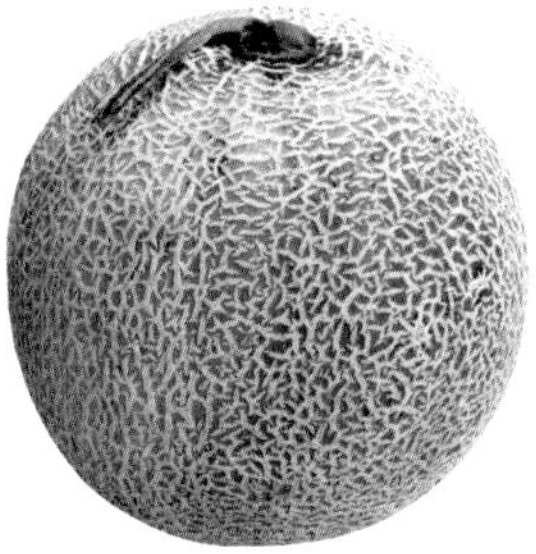

主要营养素

蛋白质、膳食纤维

哈密瓜营养丰富，丰富的膳食纤维能有效地促进肠胃的蠕动，帮助孩子排便通畅。哈密瓜中含有的蛋白质能为人体提供能量，参与生理功能的调节，还可以增强机体的免疫力。

食疗功效

哈密瓜有除烦、止渴、防暑、疗饥、清肺热、止咳、解燥的作用，能够辅助治疗发热、中暑等症，很适合在夏天给孩子食用，尤其适合风热感冒的孩子食用。哈密瓜是夏季解暑的佳果，对人体的造血功能也有显著的促进作用，能预防孩子贫血。哈密瓜中的水溶性维生素C和B族维生素能确保机体保持正常的新陈代谢。

搭配宜忌		
宜	哈密瓜+银耳	润肺止咳
忌	哈密瓜+梨	引起腹胀
	哈密瓜+黄瓜	破坏维生素C

哈密瓜草莓汁

原料

哈密瓜100克，草莓100克

做法

❶ 哈密瓜洗净，取出果肉，切小块；草莓去蒂洗净，切小块。

❷ 将哈密瓜块和草莓块放入果汁机中，搅打均匀，倒入杯中。

❸ 加少许温开水拌匀即可。

专家点评

哈密瓜中富含 B 族维生素、膳食纤维及蛋白质等，能促进人体的造血功能，还可润肠通便。草莓的营养成分容易被人体消化吸收，多吃也不会受凉或上火。草莓中所含的胡萝卜素是合成维生素 A 的重要物质，具有明目养肝的作用，对胃肠道有一定的滋补调理作用，经常食用有利于孩子的身体健康。

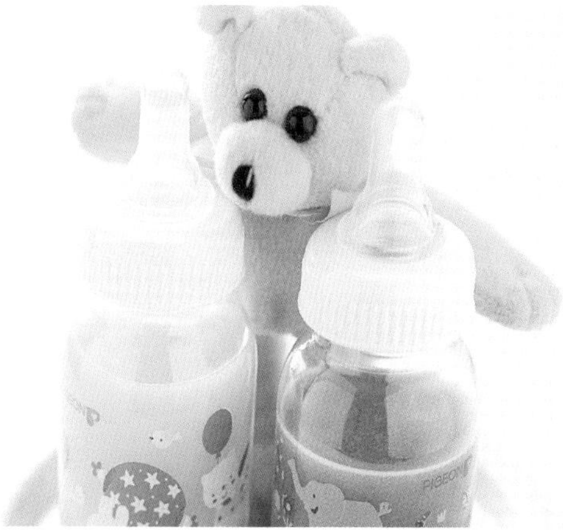

橙子

别名：甜橙、黄果、橙、金球、金橙、鹄壳。

性味归经：性微凉，味甘、酸。归肺、脾、胃经。　　热量：220千焦/100克

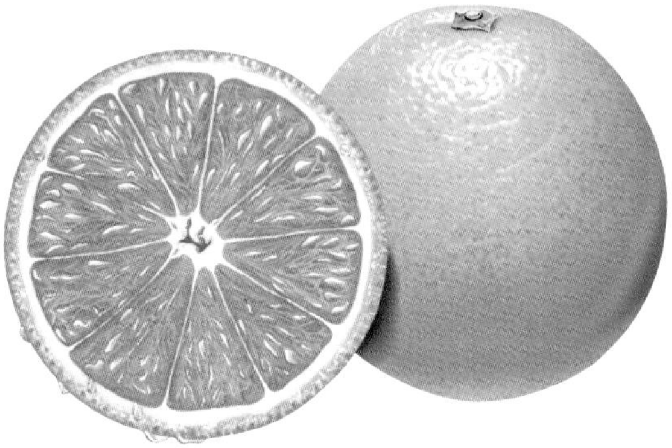

主要营养素

维生素C、果胶

橙子的维生素C含量丰富，能增强人体抵抗力，是名副其实的抗氧化剂。果胶能帮助人体尽快排泄脂类及胆固醇，并减少外源性胆固醇的吸收，故具有降低血脂的作用。

食疗功效

橙子所含膳食纤维和果胶物质，可促进肠道蠕动，有利于清肠通便。橙子中维生素C和胡萝卜素的含量高，对治疗皮肤干燥很有效，非常适合在干燥的秋冬季节食用。橙子皮含有的橙皮素还有健胃、祛痰、镇咳、止逆和止胃痛等功效。经常食用橙子，有助于大脑保持活力，提高敏锐度。橙子有生津止渴、疏肝理气、消食开胃等功效。

选购保存

要选择表皮颜色呈深黄色、质地较硬、味道清新的橙子。保存时，先用苏打水把橙子洗一遍，自然晾干，然后把它们放到塑料袋里，将袋子封口，放在阴凉干燥处保存。

♥ 温馨提示

橙子营养丰富，尤其是维生素C的含量较高，但是，过量食用会导致全身变黄等症状，建议不要让孩子食用过多。食用橙子后不要立即饮用牛奶，否则容易导致腹泻、腹痛。

营养成分表

营养素	含量（每100克）
蛋白质	0.8克
脂肪	0.2克
碳水化合物	10.5克
膳食纤维	0.6克
维生素A	27微克
维生素C	33毫克
维生素E	0.56毫克
烟酸	0.3毫克
钙	20毫克
铁	0.4毫克
锌	0.14毫克
磷	22毫克

搭配宜忌		
宜	橙子+玉米	促进维生素的吸收
忌	橙子+黄瓜	破坏维生素C

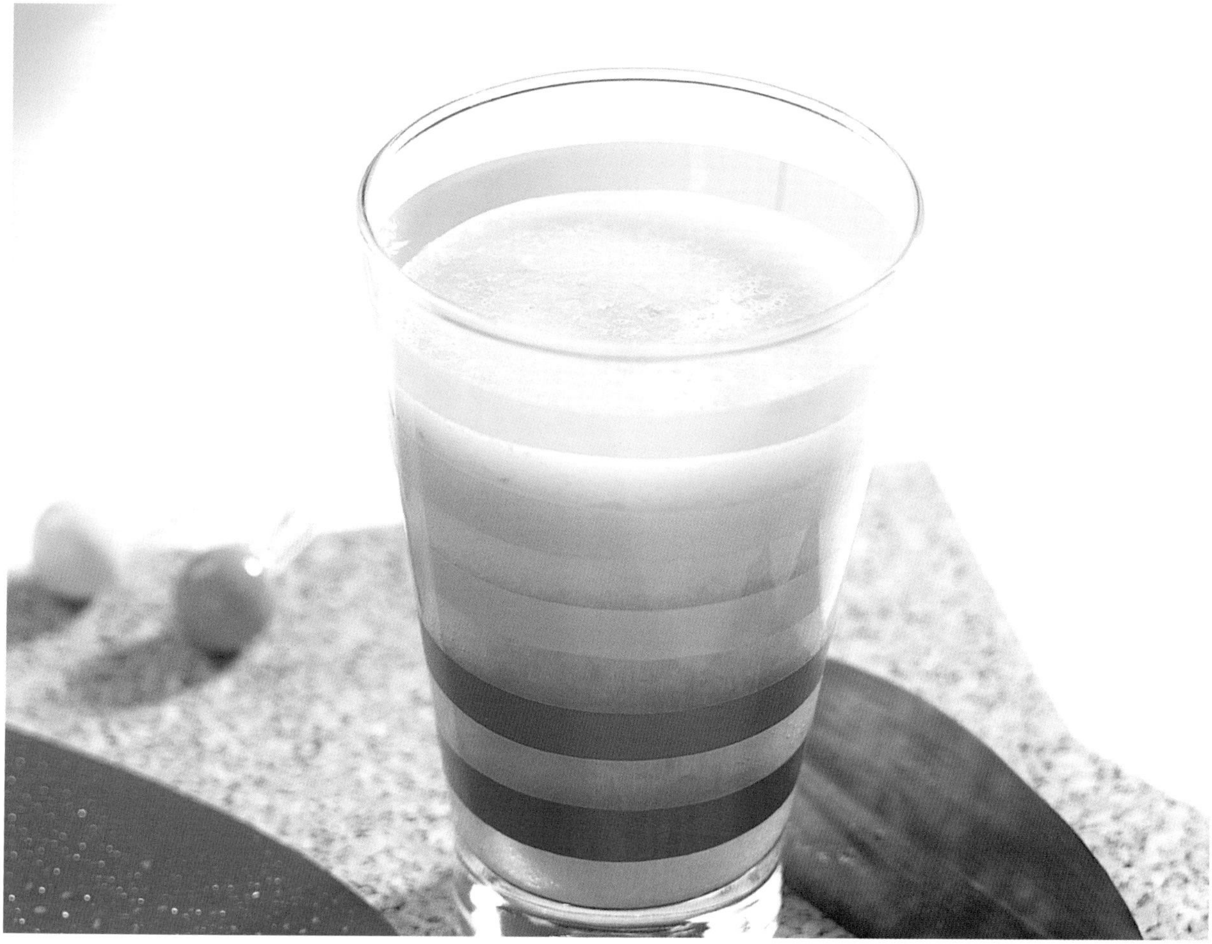

鲜橙汁

原料

橙子1个

做法

❶ 将橙子外皮用水洗净，切成小瓣，去皮与核，取出果肉备用。

❷ 将果肉倒入果汁机中打成汁即可。

专家点评

在给孩子喂食这款饮品时，可以添加一些温水，水和橙汁的比例为 2 ∶ 1 或 1 ∶ 1。鲜橙汁味甜而香，并且含有大量维生素 C，营养价值很高。让孩子食用鲜橙汁可以增强身体免疫力，促进大脑发育。橙子中含量丰富的维生素 C，能增强机体抵抗力和毛细血管的弹性。在服药期间吃一些橙子或饮橙汁，可使机体对药物的吸收量增加，从而使药效更明显。

柠檬

别名：益母果、柠果、黎檬。

性味归经：性微温，味甘酸。归肺、胃经。 热量：148千焦/100克

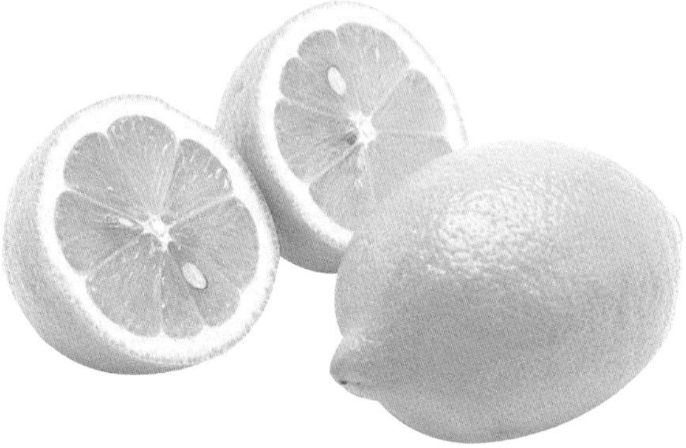

主要营养素

维生素C、柠檬酸盐

柠檬中富含维生素C，能促进孩子身体的各种组织和细胞间质的生成，并保持它们正常的生理功能。柠檬汁中含有大量柠檬酸盐，可以防止孩子出现肾结石。

食疗功效

柠檬具有生津祛暑、化痰止咳、健脾养胃的功效，富含维生素C和维生素P，能增强孩子的免疫功能和血管的弹性、韧性，增强孩子的体质。柠檬中还含有维生素B_1、维生素B_2、维生素C等多种营养成分，能补充孩子生理所需的多种营养物质。此外，柠檬是高度碱性食品，具有很强的抗氧化作用，对促进肌肤的新陈代谢、延缓衰老及抑制色素沉着等十分有效。

搭配宜忌		
宜	柠檬+鸡肉	促进食欲
忌	柠檬+牛奶	影响蛋白质的吸收

双果柠檬汁

原料

芒果、人参果各1个，柠檬半个，温开水100毫升

做法

❶ 芒果与人参果洗净，去皮、去籽，切块，放入榨汁机中榨汁。

❷ 柠檬洗净，切成块，放入榨汁机中榨汁。

❸ 将柠檬汁、芒果和人参果的果汁及温开水搅匀即可。

专家点评

芒果中含有大量的膳食纤维，可以促进排便，对于防治便秘具有一定的好处。人参果中含有硒、铁、钙、锌等元素，能够激活人体细胞，增强孩子的免疫力，维持免疫细胞的正常功能，促进对各种维生素及营养的吸收。柠檬能够使孩子的皮肤保持水嫩，并且能清热止渴。

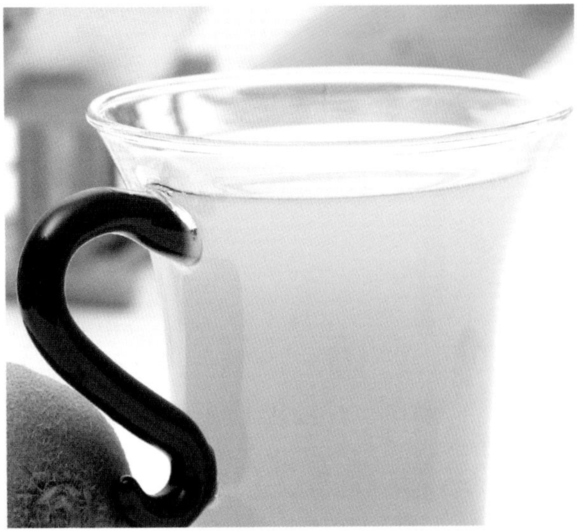

柚子

别名：文旦、气柑。

性味归经：性寒，味甘、酸。归肺、脾经。　　热量：401千焦/100克

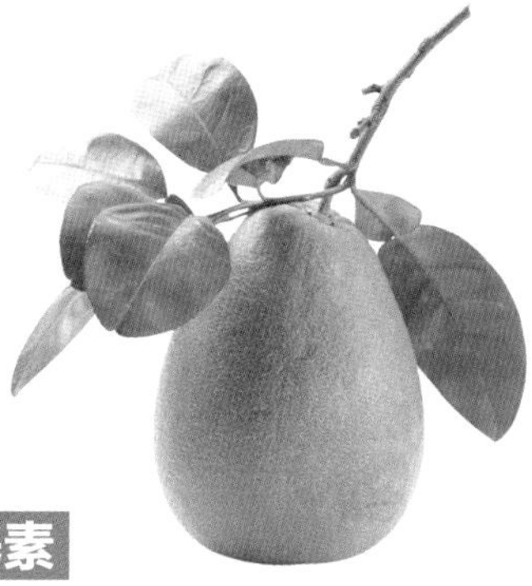

主要营养素

维生素C、胡萝卜素

柚子中含有大量的维生素C，能提高孩子身体的免疫功能。柚子中还含有丰富的胡萝卜素，可以帮助改善夜盲症、皮肤粗糙的状况，还有助于身体免受自由基的伤害。

食疗功效

柚子中含有丰富的钾元素，有助于维持神经健康、心跳规律正常，并协助肌肉正常收缩，孩子适量食用，有助于维持身体的正常功能。柚子还具有健胃、润肺、补血、清肠、利便等功效，可促进伤口愈合，对败血症等有良好的辅助疗效。

搭配宜忌		
宜	柚子+鸡肉	补肺下气、消痰止咳
忌	柚子+胡萝卜	会破坏维生素C
	柚子+黄瓜	会破坏维生素C
	柚子+螃蟹	会刺激肠胃，引起不良反应

西红柿柚子汁

原料

柚子半个，西红柿1个，凉开水适量

做法

❶ 将半个柚子清洗干净，切开，放入榨汁机中榨汁。

❷ 然后将1个西红柿清洗干净，切块，与柚子汁、凉开水放入榨汁机内榨汁即可。

专家点评

本饮品有开胃消食、健脾和胃的功效，适量给孩子食用，还能防治便秘。柚子营养价值很高，含有丰富的蛋白质、糖类、有机酸、维生素A、维生素C、钙、磷、镁、钠等营养成分，可以补充多种孩子身体发育所需的营养素。

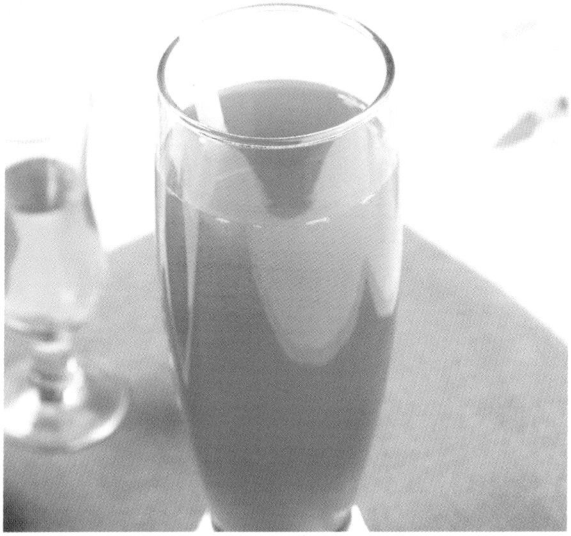

葡萄

别名：蒲桃、草龙珠。

性味归经：性平，味甘、酸。归肺、脾、肾经。　　热量：172千焦/100克

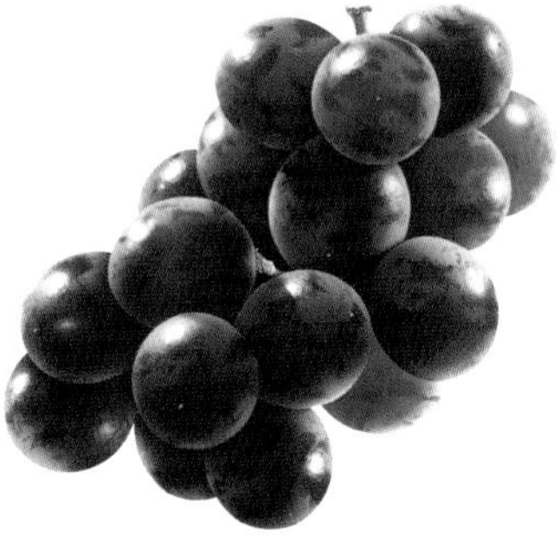

主要营养素

葡萄糖

葡萄中的糖主要是葡萄糖，能很快地被人体吸收，可以有效地缓解低血糖的症状。

食疗功效

葡萄具有补气血、生津液、舒筋活血、健脾开胃、利尿消肿等作用。葡萄中含有较多的酒石酸，有助消化的功效，因此，食欲不振、消化不良的孩子可以适量多食用一些。葡萄是贫血患者的营养食品，有防治孩子缺铁性贫血的功效。葡萄中含有一种抗癌物质——白藜芦醇，可以防止健康细胞癌变，阻止癌细胞扩散。

搭配宜忌		
宜	葡萄+枸杞子	补血
	葡萄+蜂蜜	治感冒
忌	葡萄+白萝卜	导致甲状腺肿
	葡萄+开水	引起腹胀

葡萄汁米糊

原料

葡萄100克，米糊60克

做法

❶ 将葡萄洗净放在碗内，加入没过葡萄的热开水，浸泡2分钟后沥干水分。

❷ 将葡萄去皮去籽。

❸ 用研磨器磨成泥，过滤出葡萄汁，再和米糊拌匀即可。

专家点评

米糊容易被孩子消化吸收，可迅速为身体提供能量；米糊香气释放充分，还可增进孩子的感官享受，促进食欲。葡萄中含有多种无机盐、维生素以及多种有益的物质。葡萄含钾量也相当丰富，具有开胃健脾、助消化、提神等功效，还具有强健身体、帮助孩子通利小便的作用。孩子适当地食用本品对其健康十分有益。

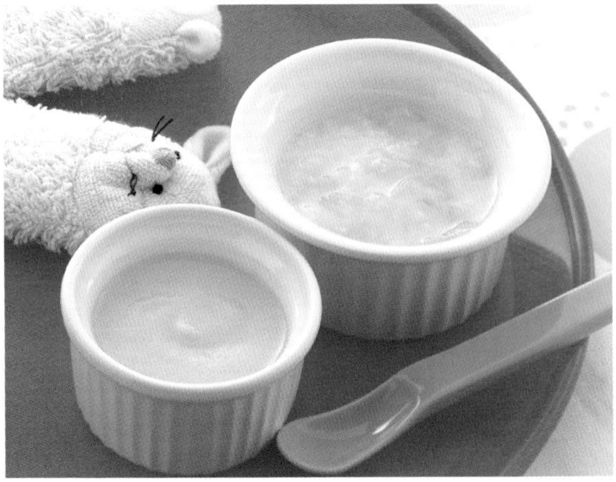

枇杷

别名：芦橘、芦枝、金丸、炎果、焦子。

性味归经：性平，味甘、酸。归脾、肺、肝经。 热量：160千焦/100克

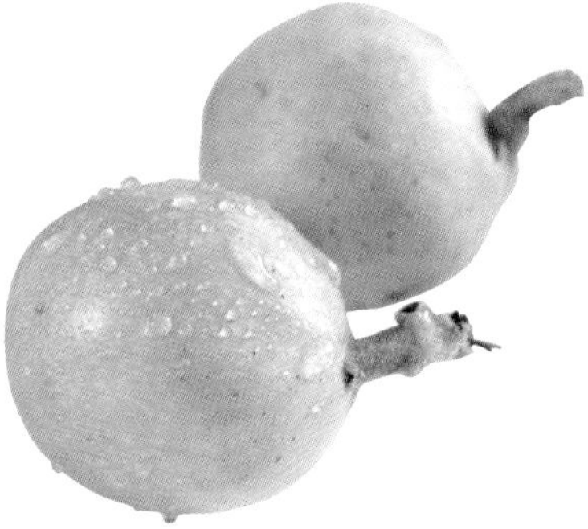

主要营养素

苹果酸、柠檬酸、B族维生素、胡萝卜素

枇杷中含有苹果酸、柠檬酸等物质，能促进消化；此外还含有丰富的B族维生素、胡萝卜素，具有保护孩子视力、保持皮肤健康润泽、促进孩子的身体发育等功用。

食疗功效

枇杷可止咳、润肺、利尿、健胃、清热，对肝脏疾病也有疗效，是重要的营养果品和保健果品。枇杷中所含有的有机酸能刺激消化腺分泌，对增进食欲、帮助消化吸收、止渴解暑有很好的作用。枇杷富含人体所需的各种营养素，是营养丰富的保健水果，适量食用可保护孩子视力，促进孩子生长发育。

搭配宜忌		
宜	枇杷+银耳	可生津止渴
忌	枇杷+白萝卜	会破坏维生素C

枇杷香瓜汁

原料

枇杷150克，香瓜50克，凉开水150毫升

做法

❶ 香瓜清洗干净，去皮，切成小块。

❷ 将枇杷清洗干净，去皮；将水和准备好的材料放入榨汁机榨成汁即可。

专家点评

枇杷除富含维生素 C 和 B 族维生素外，还含有膳食纤维、果酸、苹果酸、柠檬酸等，其中所含的胡萝卜素为鲜果中最高，其中的 β-胡萝卜素在人体内可以转化为维生素 A，是维生素 A 的安全来源。而枇杷中所含的有机酸能刺激消化腺分泌，可助消化。

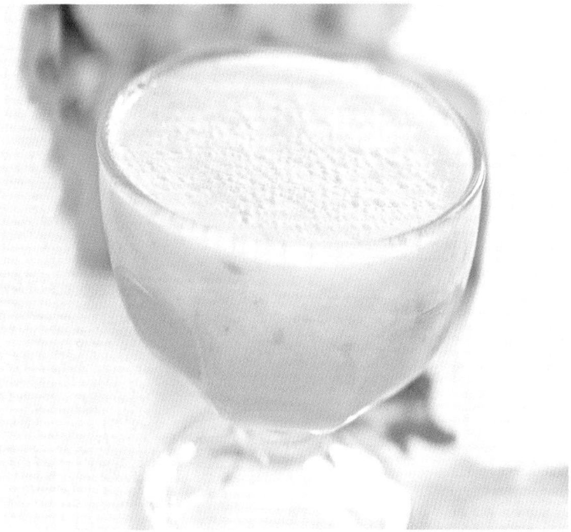

胡萝卜

别名：红萝卜、金笋、丁香萝卜。
性味归经：性平，味甘、涩，无毒。归心、肺、脾、胃经。 热量：149千焦/100克

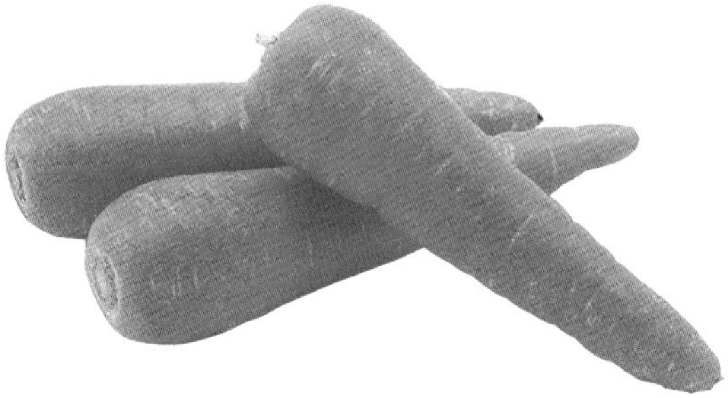

主要营养素

维生素A、膳食纤维

维生素A是骨骼正常生长发育的必需物质，对促进婴幼儿的生长发育具有重要意义。胡萝卜含有膳食纤维，是肠道中的“充盈物质”，可加强肠道的蠕动，有利于孩子宽肠通便。

食疗功效

胡萝卜有健脾和胃、清热解毒、降气止咳等功效，对于肠胃不适、便秘、麻疹、小儿营养不良等症状有一定的食疗作用。胡萝卜富含维生素，并有轻微而持续发汗的作用，可刺激皮肤的新陈代谢，促进血液循环，使皮肤细嫩光滑、肤色红润，对美容健肤有独到的作用。

搭配宜忌		
宜	胡萝卜+香菜	开胃消食
	胡萝卜+绿豆芽	排毒瘦身
忌	胡萝卜+柠檬	破坏维生素C
	胡萝卜+红枣	降低营养价值

胡萝卜豆浆

原料

胡萝卜30克，黄豆50克

做法

❶ 黄豆加水浸泡至变软，洗净。
❷ 胡萝卜洗净切成黄豆大小的块。
❸ 将胡萝卜和黄豆放入豆浆机中，加水搅打成浆，煮沸后滤出豆浆，装杯饮用即可。

专家点评

黄豆含有丰富的B族维生素以及钙、磷、铁等矿物质，对于促进孩子生长发育及预防缺铁性贫血极其有益。胡萝卜素被孩子吸收后转化成维生素A，可增强孩子自身的免疫能力，而且对孩子的眼睛和皮肤都很有好处。食用此汁，也可以促进孩子骨骼的健康生长，增强抵抗力。但作为辅食，一天的食用量不宜超过主食的量。

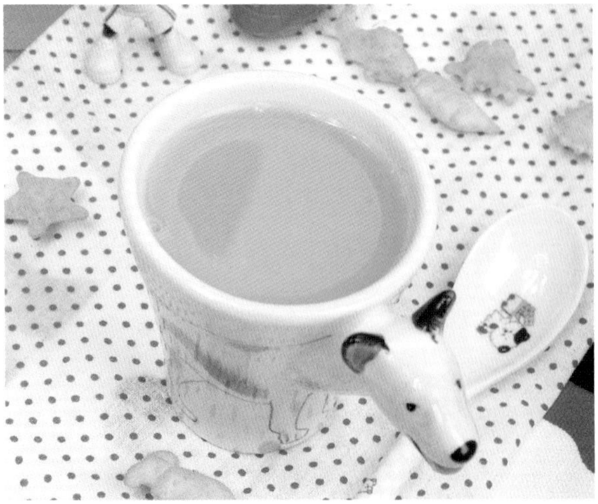

红薯

别名：番薯、山芋、白薯、金薯、甜薯。
性味归经：性平，味甘。归脾、胃经。　　热量：397千焦/100克

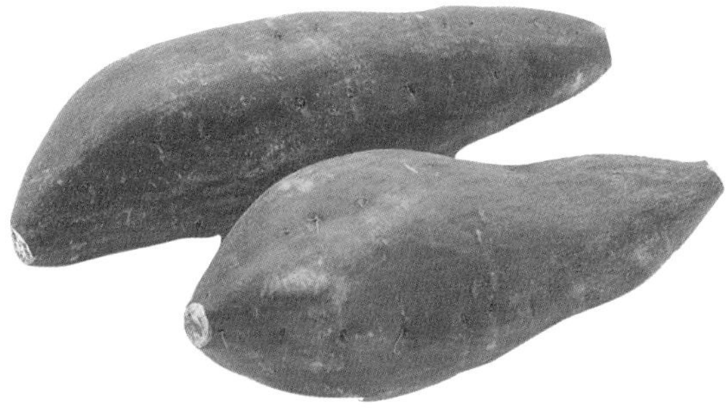

主要营养素

膳食纤维、维生素C

红薯中含有大量的膳食纤维，能够通便排毒，降低肠道疾病的发生率。红薯中还富含维生素C，能提高孩子的免疫力，还能维持牙齿、骨骼、血管的正常功能，促进钙、铁的吸收。

食疗功效

红薯能供给人体大量的黏液蛋白、糖、维生素A和维生素C，并且具有暖胃、和胃、宽肠通便、生津止渴的功效。红薯中的膳食纤维在肠道内无法被消化吸收，能刺激肠道增强蠕动，从而预防孩子便秘。

搭配宜忌		
宜	红薯+莲子	润肠通便
	红薯+猪排	补充膳食纤维
忌	红薯+鸡蛋	不消化
	红薯+西红柿	易得结石，腹泻

红薯米糊

原料

红薯40克，粳米50克，燕麦30克

做法

❶ 红薯洗净，切成小粒；粳米、燕麦分别淘洗干净，浸泡至软。

❷ 将上述材料放入豆浆机，加适量凉开水，按豆浆机提示制作米糊，装杯即可。

专家点评

米糊可以生胃津、健脾胃，是中国传统的营养食品，介于干性和水性之间，品质细腻，易于孩子消化吸收。而红薯是最健康的食品之一，富含膳食纤维、胡萝卜素、维生素A、B族维生素、维生素C、维生素E等元素，营养价值很高。燕麦中含有大量的膳食纤维，能够促进孩子的肠胃蠕动，使孩子的肠胃更加健康。

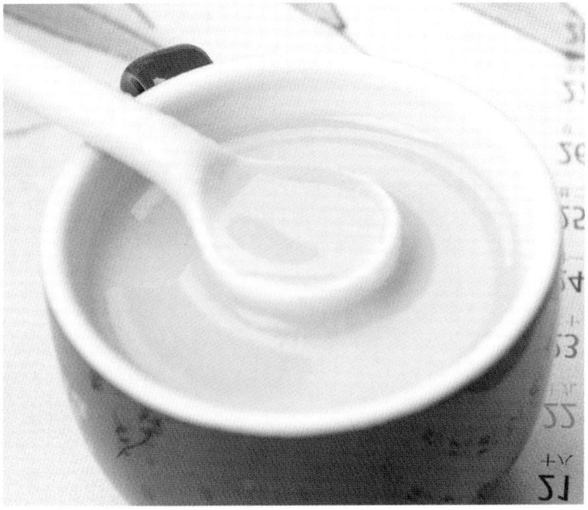

南瓜

别名：麦瓜、番瓜、倭瓜、金冬瓜。

性味归经：性温，味甘。归脾、胃经。　　热量：368千焦/100克

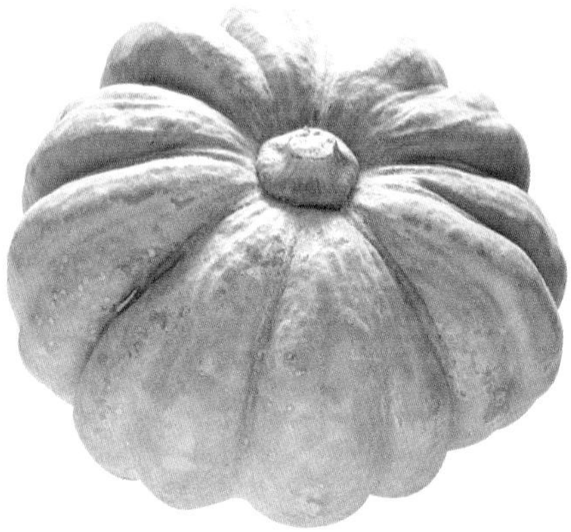

营养成分表

营养素	含量（每100克）
蛋白质	0.7克
脂肪	0.1克
碳水化合物	4.5克
膳食纤维	0.8克
维生素A	148微克
维生素C	8毫克
维生素E	0.36毫克
烟酸	0.4毫克
钙	16毫克
铁	0.4毫克
锌	0.14毫克
磷	24毫克

搭配宜忌		
宜	南瓜+绿豆	清热解毒、生津止渴
宜	南瓜+山药	提神补气
忌	南瓜+辣椒	破坏维生素C
忌	南瓜+虾	引起腹泻、腹胀

主要营养素

糖类、胡萝卜素

南瓜多糖是一种非特异性免疫力增强剂，能增强孩子的抗病能力。南瓜中含有的胡萝卜素，食用后可转化成维生素A，对孩子皮肤组织的生长分化与骨骼的发育有重要作用。

食疗功效

南瓜具有消炎止痛、润肺益气、化痰、止喘、驱虫解毒等功效，可以减少粪便中的毒素对人体的危害。同时南瓜中的胡萝卜素含量也较高，可以帮助维持孩子正常的视力。南瓜富含锌，有益孩子皮肤和指甲健康，所含果胶还可以保护胃肠道黏膜，免受粗糙食品刺激。南瓜含有丰富的钴，钴能促进人体的新陈代谢，增强人体的造血功能。

选购保存

应选购外形完整，最好是瓜梗蒂连着瓜身的南瓜。如果要长时间储存，可购买未熟透的南瓜。吃不完的南瓜，可去掉南瓜子，裹好保鲜膜后再放入冰箱中冷藏保存。

♥ 温馨提示

南瓜性温，胃热、湿热气滞的人要少吃南瓜，此外有脚气、黄疸的患者最好不要食用。南瓜是发物，所以吃中药期间不要吃南瓜。患感染性疾病和发热症状者也不宜食用，以防病情恶化。

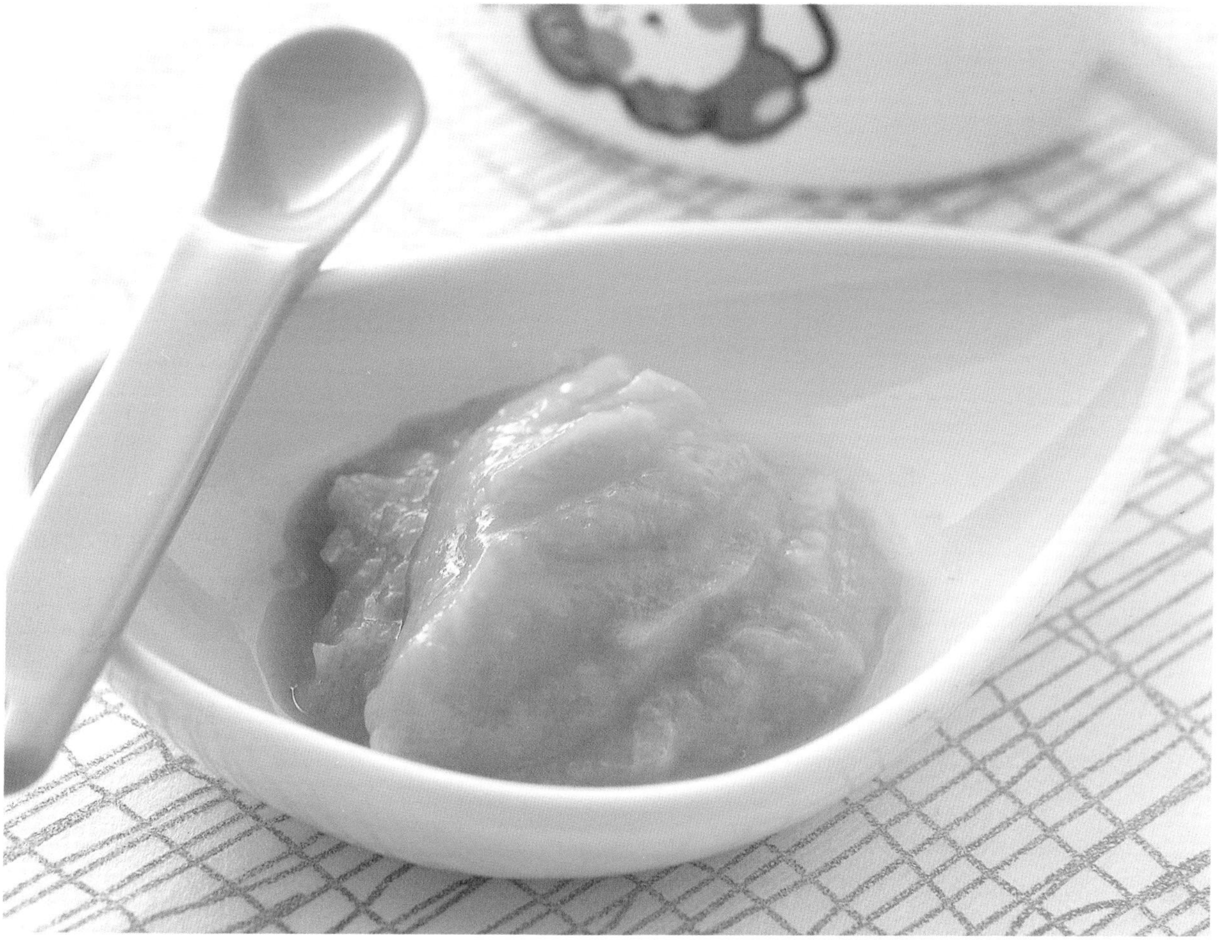

南瓜奶泥

原料

南瓜120克，配方奶适量

做法

❶ 南瓜洗净，去皮、去瓤。

❷ 锅注水，倒入南瓜煮透。

❸ 将南瓜和配方奶一起放入碗中，捣成泥即可。

专家点评

南瓜中含有的丰富的B族维生素、维生素C及膳食纤维，能够提高肠道的免疫力，改善孩子由于便秘引起的身体虚弱的症状。配方奶中含有大量蛋白质，也是孩子成长发育必不可少的物质。由于南瓜含有丰富的β-胡萝卜素，注意不可食用过量，否则孩子就会变成“黄皮”宝贝。

豌豆

别名：寒豆、麦豆、雪豆。

性味归经：性平，味甘。归脾、胃经。　　热量：420千焦/100克

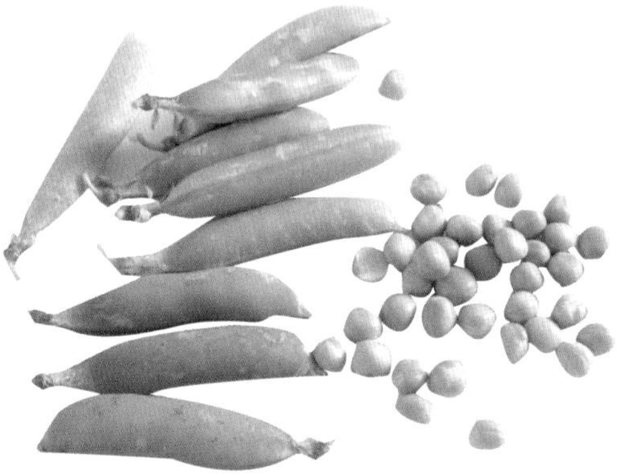

营养成分表

营养素	含量（每100克）
蛋白质	20.3克
脂肪	1.1克
碳水化合物	55.4克
膳食纤维	10.4克
维生素A	42微克
维生素C	8.0克
维生素E	8.47毫克
烟酸	2.4毫克
钙	97毫克
铁	4.9毫克
锌	2.35毫克
磷	259毫克

搭配宜忌		
宜	豌豆+虾仁	提高营养价值
宜	豌豆+蘑菇	增强食欲
忌	豌豆+蕨菜	降低营养
忌	豌豆+菠菜	影响钙的吸收

主要营养素

蛋白质、粗纤维

豌豆中富含人体所需的各种营养物质，其含有的优质蛋白质可以提高机体的抗病能力和康复能力。豌豆中还富含粗纤维，能促进大肠蠕动，起到清洁大肠、防治孩子便秘的作用。

食疗功效

豌豆具有益中气、止泻痢、利小便、消痈肿等功效，还可治痈肿、脾胃不适、呃逆呕吐、心腹胀痛、口渴泻痢等病症。豌豆含有丰富的维生素A原，维生素A原可在体内转化为维生素A，具有润泽皮肤的作用。豌豆中富含优质蛋白质，可以提高孩子的抗病能力。

选购保存

豌豆以色泽嫩绿、柔软、颗粒饱满、未浸水的为佳，手握一把时“咔嚓”作响表示其新鲜程度高。保存时若是去壳的豌豆，可用保鲜膜包好，放入冰箱保存就行了。若是带壳的豌豆，最好不要去外壳，用塑料袋装好保存即可。

♥ 温馨提示

豌豆适合与富含氨基酸的食物一起烹调，可以明显提高豌豆的营养价值。豌豆多食会腹胀，易产气，故不宜长期大量食用。

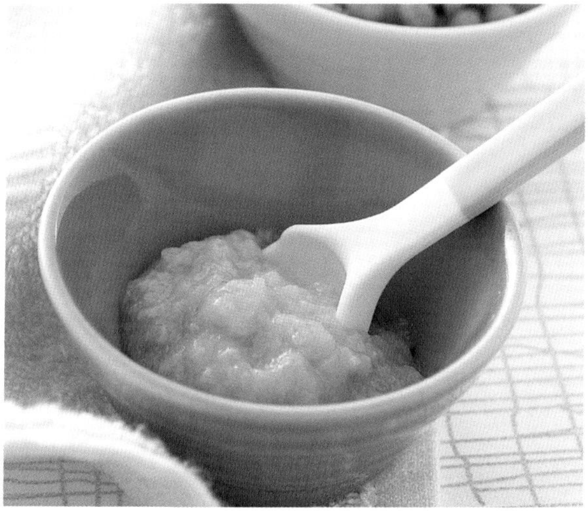

豌豆米糊

原料

豌豆60克，粳米100克

做法

❶ 锅中注水，烧沸后加入洗净的豌豆，煮熟后将豌豆捞出，沥干水分；将粳米洗净后加水浸泡。

❷ 将豌豆放入碗中，用汤勺压碎，过滤出豌豆泥备用。

❸ 将泡好的粳米放入豆浆机中，按“米浆”键，待浆成后倒入碗中，将准备好的豌豆泥加入碗中，和米浆调和即可。

专家点评

这款米糊不仅能补充孩子身体发育所需的钙质，还具有健脑的作用，让孩子越吃越健康，越吃越聪明。妈妈还可以将粳米磨成粉，孩子能吃多少就用多少米粉，既便于保存，又不会造成浪费。粳米的营养非常丰富，含有蛋白质、脂肪、碳水化合物、粗纤维、钙、磷、铁以及多种维生素，用粳米给孩子制作米糊，方便又富有营养，是孩子营养辅食的好选择。

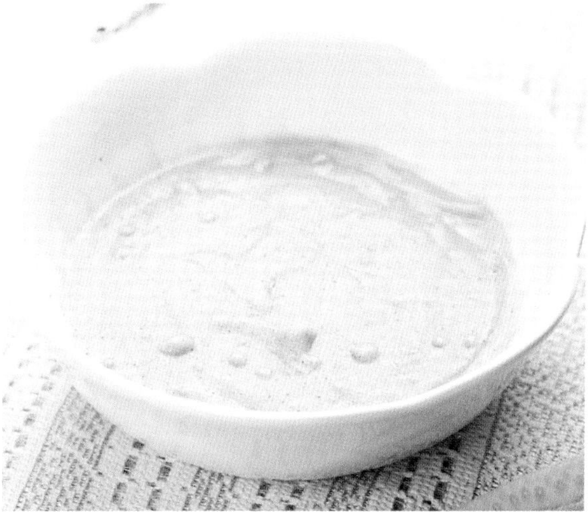

豌豆黄瓜糊

原料

鲜豌豆50克，鲜黄瓜50克

做法

❶ 将豌豆洗净后浸泡；鲜黄瓜洗净后去皮切小块。

❷将浸泡后的豌豆和黄瓜放入豆浆机中，打成糊即可。

专家点评

豌豆有清肝明目的作用。黄瓜具有利尿功效，在强健心脏和血管方面也占有重要的地位。黄瓜中含有维生素 B_1，有保护神经系统的作用，还能促进肠胃蠕动，提高孩子的食欲。将黄瓜和豌豆混合做成米糊给孩子食用，能补充孩子身体所需的多种营养。

西蓝花

别名：花椰菜、菜花、花菜、青花菜。

性味归经：性平，味甘。归肾、脾、胃经。　　热量：301千焦/100克

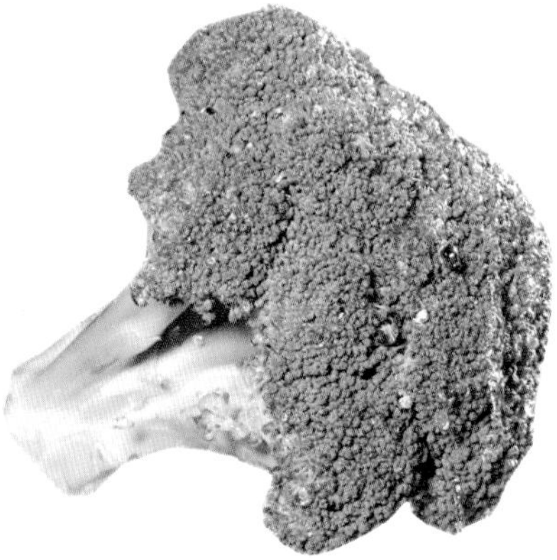

营养成分表

营养素	含量（每100克）
蛋白质	4.1克
脂肪	0.6克
碳水化合物	2.7克
膳食纤维	1.6克
维生素A	1202微克
维生素C	51毫克
维生素E	0.91毫克
烟酸	0.9毫克
钙	67毫克
铁	1毫克
锌	0.78毫克
磷	72毫克

搭配宜忌		
宜	西蓝花+胡萝卜	预防消化系统疾病
宜	西蓝花+枸杞子	有利于营养吸收
忌	西蓝花+牛奶	影响钙质的吸收

主要营养素

维生素C、胡萝卜素

西蓝花的维生素C含量极高，不但有利于孩子的生长发育，还能提高免疫力，促进肝脏解毒，增强体质与抗病能力。西蓝花中还含有胡萝卜素，对孩子的眼睛发育有好处。

食疗功效

西蓝花是一种营养价值非常高的蔬菜，几乎包含人体所需的各种营养素。其中所含有蛋白质、糖类、脂肪、矿物质、维生素和胡萝卜素等，具有爽喉、润肺、止咳的功效，对有咳嗽症状的孩子有一定的调理作用。西蓝花还含有丰富的抗坏血酸，能增强肝脏的解毒能力，提高机体的免疫力。同时，西蓝花属于高纤维蔬菜，孩子适量食用能防治便秘。

选购保存

选购西蓝花时要注意花球要大，紧实，色泽好，花茎脆嫩。保存时，可以用纸张或透气膜包住西蓝花，再在纸上喷少量的水，直立放入冰箱冷藏，可保鲜一周左右。

♥ 温馨提示

西蓝花容易生虫，常有残留的农药，要格外重视清洗工作，食用之前可将西蓝花放在盐水里浸泡几分钟。西蓝花性凉，不可过量食用，体质偏寒的孩子更要少食。

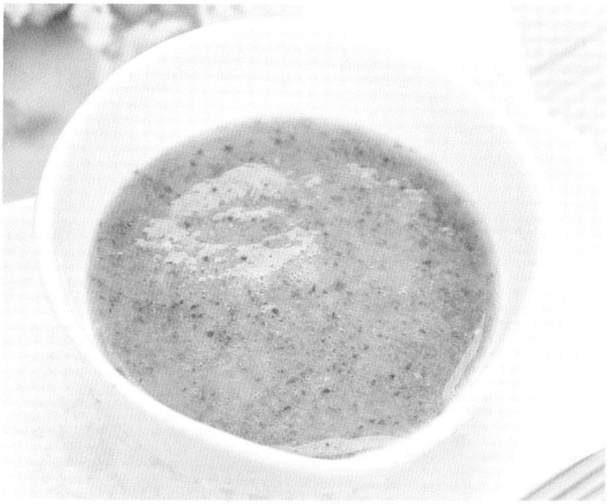

西蓝花米糊

原料

西蓝花半个，米糊适量

做法

❶ 将西蓝花洗净，放入开水中煮至软烂，取出后用勺子碾碎。

❷ 将西蓝花碎末放入已经煮开的米糊中，搅拌均匀即可。

专家点评

西蓝花中的营养成分含量高，并且十分全面，含有蛋白质、碳水化合物、脂肪、维生素C、胡萝卜素以及钙、磷、铁、钾、锌等多种营养素。用西蓝花给孩子制作米糊，更容易被人体消化吸收，可迅速为身体提供能量，具有保健作用。这道辅食可以给孩子补充生长发育所需的各种营养，帮助孩子健康成长。

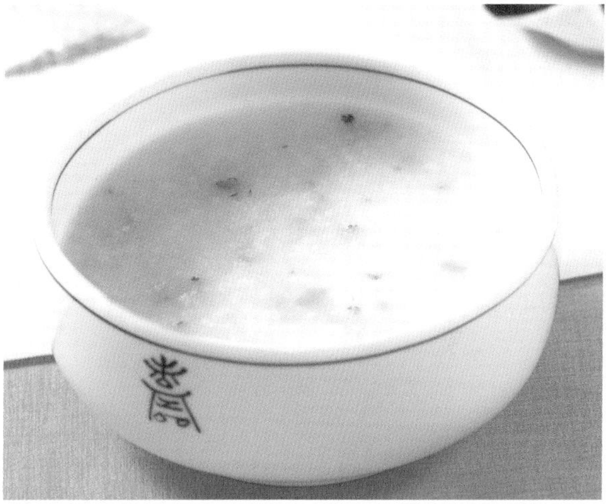

西蓝花虾仁粥

原料

泡好的粳米15克，剥好的虾3只，西蓝花、胡萝卜各10克

调料

香油、芝麻盐各少许，高汤90毫升

做法

❶ 粳米洗净磨碎；虾洗净剁碎。

❷ 西蓝花洗净，汆烫剁碎；胡萝卜洗净，去皮剁碎。

❸ 把高汤倒入粳米中煮开，然后放入准备好的材料继续煮，最后放入香油和芝麻盐拌匀即可。

专家点评

虾营养丰富，且其肉质松软，易消化，能增强孩子的体力，还能增强孩子的免疫力；虾中含有丰富的镁，镁对心脏活动具有重要的调节作用，能很好地保护孩子的心血管系统。西蓝花的维生素C含量极高，能提高孩子的免疫功能，促进肝脏解毒，增强抗病能力。西蓝花还可促进骨骼健康、保护视力、提高记忆力。

土豆

别名：马铃薯、洋芋、番仔薯。

性味归经：性平，味甘。归胃、大肠经。　热量：301千焦/100克

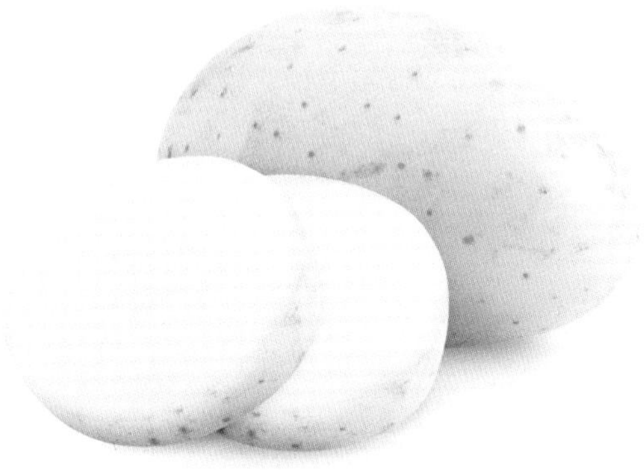

营养成分表

营养素	含量（每100克）
蛋白质	2克
脂肪	0.2克
碳水化合物	16.5克
膳食纤维	0.7克
维生素A	5微克
维生素C	27毫克
维生素E	0.34毫克
烟酸	1.1毫克
钙	8毫克
铁	0.8毫克
锌	0.37毫克
磷	40毫克

搭配宜忌		
宜	土豆+黄瓜	有利于身体健康
	土豆+醋	能分解有毒物质
忌	土豆+西红柿	易致消化不良
	土豆+石榴	易引起中毒

主要营养素

维生素C、膳食纤维

土豆含有大量的淀粉及蛋白质、维生素C，能促进胃的消化功能。此外，土豆中的大量膳食纤维也能帮助机体及时排泄毒素，防止便秘，预防肠道疾病的发生。

食疗功效

土豆具有和胃、活血、消肿等功效，可辅助治疗消化不良、习惯性便秘、神疲乏力等症。土豆富含维生素、钾、纤维素等，可以帮助通便，还可以增强机体的免疫力。土豆含有维生素C，有助使人体保持活力。

选购保存

应选表皮光滑、个体大小一致、没有发芽的土豆。土豆应储存在低温、无阳光照射的地方，可保存2周左右。土豆可以和苹果放在一起，因为苹果产生的乙烯会抑制土豆牙眼处的细胞产生生长素。但土豆不能与红薯放在一块，这样会加速土豆发芽。

♥ 温馨提示

土豆切开后容易氧化变黑，属正常现象，不会造成危害。由于土豆的生物碱含量很高，孕妇不宜食用，以避免胎儿畸形。去了皮的土豆如不马上烧煮，应浸在凉水里，以免发黑，但不能浸泡太久，否则营养成分会流失。

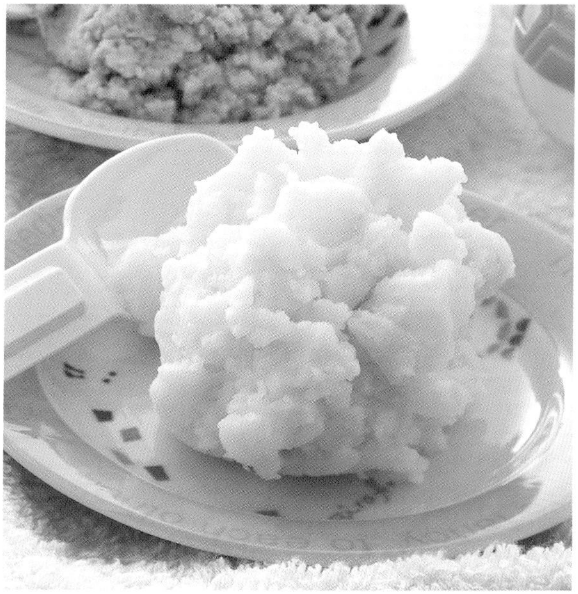

土豆泥

原料

土豆80克

做法

❶将土豆去皮，洗净，切成小块。

❷将土豆块放入蒸锅中煮熟，用勺子碾成泥即可。

专家点评

能满足孩子身体所需的多种营养，促进孩子的肠胃蠕动，帮助孩子的骨骼和牙齿健康生长，还能促进孩子大脑健康发育。

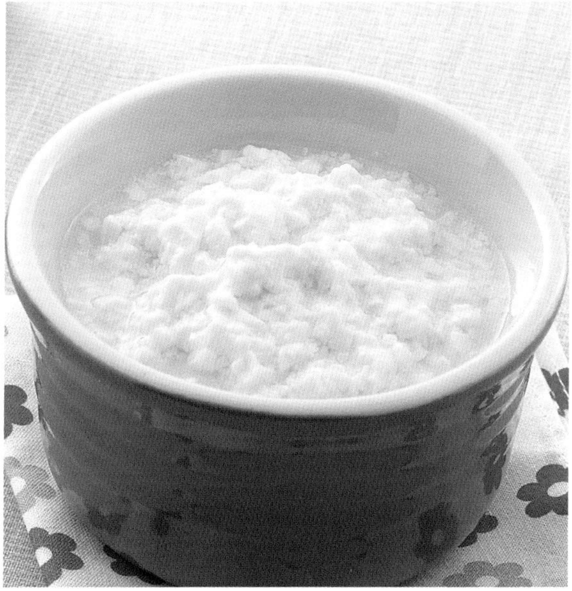

米汤土豆羹

原料

土豆50克，米汤适量

做法

❶将土豆洗净，去皮后放入锅中用水煮熟。

❷将煮熟的土豆碾成泥状。

❸米汤入锅，将土豆泥加入米汤中，用小火煮，搅拌成羹状即可。

专家点评

土豆和米汤混合搅拌，香甜可口，能够提高孩子的食欲。米汤中含有维生素 B_1、维生素 B_2、磷、铁等，还有一定的碳水化合物及脂肪等营养素，有益气、滋阴、润燥的功能，还能促进孩子对食物的消化和吸收，对孩子的健康和发育均有益处。

山药

别名：淮山药、薯蓣、怀山、薯药、山芋。

性味归经：性平，味甘。入肺、脾、肾经。　　热量：224千焦/100克

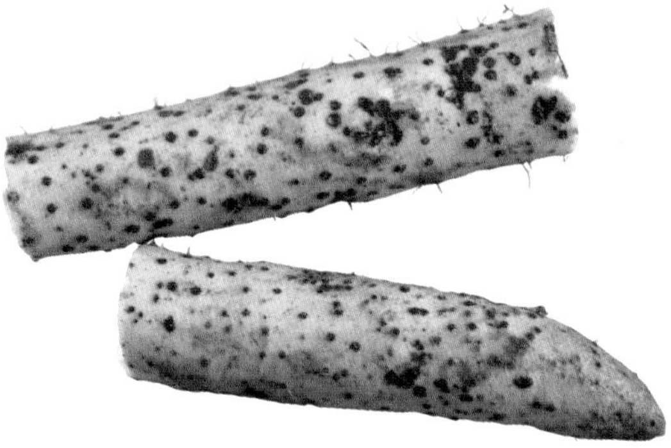

营养成分表

营养素	含量（每100克）
蛋白质	1.9克
脂肪	0.2克
碳水化合物	11.6克
膳食纤维	0.8克
维生素A	3微克
维生素C	5毫克
维生素E	0.24毫克
烟酸	0.3毫克
钙	16毫克
铁	0.3毫克
锌	0.27毫克
磷	34毫克

搭配宜忌		
宜	山药+玉米	增强人体的免疫力
宜	山药+扁豆	增强人体的免疫力
忌	山药+黄瓜	降低营养价值
忌	山药+鲫鱼	不利于营养物质的吸收

主要营养素

淀粉酶、蛋白质

山药含有淀粉酶、多酚氧化酶等物质，有利于脾胃消化吸收功能。山药中的蛋白质形成酶系统可维持人体正常的消化功能，同时对提高孩子身体的免疫能力也有一定的帮助。

食疗功效

山药具有健脾益胃、聪耳明目的功效，对食欲不振、脾胃虚弱、饮食减少、便溏腹泻、消渴尿频、倦怠无力、皮肤赤肿等症状也有很好的食疗作用。山药富含多种维生素、氨基酸和矿物质，可以防治人体脂质代谢异常，维持胰岛素正常分泌，能增强孩子的免疫功能。

选购保存

选购山药时要掂重量，大小相同的山药，重量较重的更好。好的山药洁净、无畸形或分枝、没有腐烂和虫害、切口处有黏液。尚未切开的山药，可存放在阴凉通风处保存。切开了的山药，则可盖上湿布保湿，放入冰箱的冷藏室中保鲜。

♥ 温馨提示

山药宜去皮食用，以免产生麻、刺等异常口感。山药有收涩的作用，故大便燥结者不宜食用。另外，山药也不可与碱性药物同服，以免影响药物的治病效果，同食也会导致山药营养物质的破坏和流失。

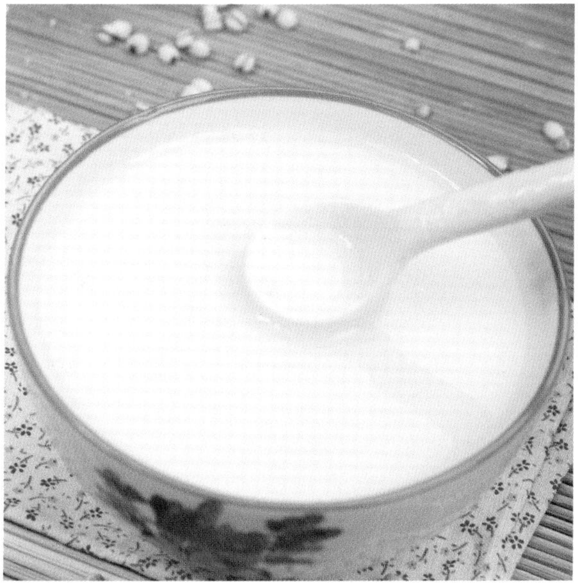

山药粳米浆

原料

山药30克，粳米50克

做法

❶ 将粳米洗净，浸泡备用。

❷ 山药去皮，洗净切碎丁。

❸ 将泡好的粳米和山药一起放入锅中熬煮，至米烂汤稠即可。

专家点评

山药健脾养胃，并且含有丰富的蛋白质以及淀粉等营养。粳米中蛋白质、脂肪、维生素含量较丰富，能促进血液循环、胃肠蠕动，提高机体的免疫功能，还能治疗便秘、净化血液，有增强体质的作用。此米浆味美、滋润，是成长期孩子辅食的理想选择。

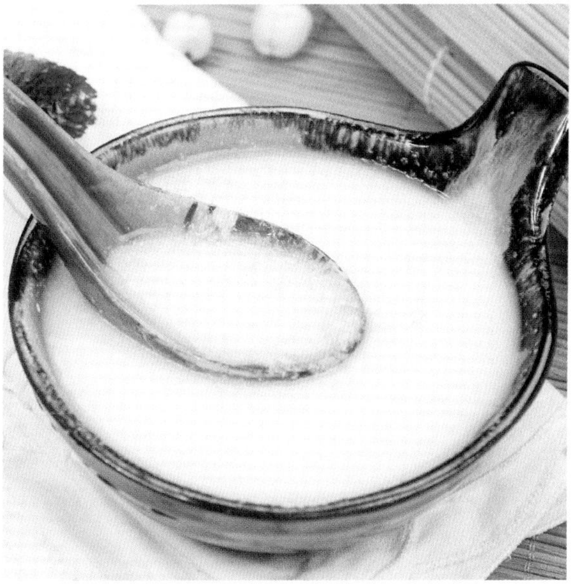

米汤山药羹

原料

山药30克，莲子10克，粳米50克

做法

❶ 粳米洗净，入水浸泡；山药去皮，洗净切块，泡清水里；莲子泡软，去心洗净。

❷ 将粳米、山药块、莲子放入豆浆机中，添水，搅打成浆，装杯即可。

专家点评

莲子中的钙、磷和钾含量非常丰富，还含有维生素、微量元素、荷叶碱、金丝草苷等物质，对于消化不良有一定的疗效。莲子能帮助机体进行蛋白质、脂肪、糖类的代谢，可以健脑、增强记忆力，还有清热泻火的功能。山药也具有滋补、助消化、清热解毒等功效，这款米浆是孩子消化清火的好选择。

燕麦

别名：雀麦、野麦。

性味归经：性平，味甘。归肝、脾、胃经。　　热量：1468千焦/100克

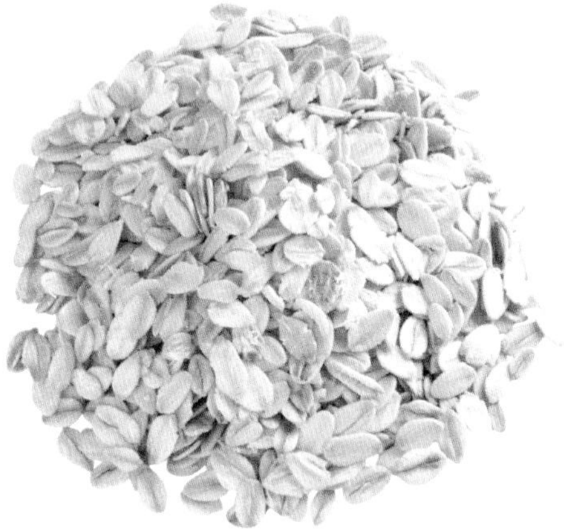

营养成分表

营养素	含量（每100克）
蛋白质	15克
脂肪	6.7克
碳水化合物	61.6克
膳食纤维	5.3克
维生素A	—
维生素C	—
维生素E	3.07毫克
烟酸	1.2毫克
钙	186毫克
铁	7毫克
锌	2.59毫克
磷	291毫克

搭配宜忌		
宜	燕麦+牛奶	营养丰富
	燕麦+南瓜	降低血糖
忌	燕麦+白糖	容易胀气
	燕麦+红薯	导致胃痉挛、胀气

主要营养素

蒽酰胺（生物碱）、蛋白质

燕麦中的蒽酰胺具有抗刺激的特性，能消除皮肤表面泛红的症状，对过敏性皮肤具有较好的护理作用。燕麦中的蛋白质可润滑头发表层，促进孩子头发的生长。

食疗功效

燕麦具有健脾、益气、止汗、养胃、润肠的功效，而且对便秘以及水肿等有很好的辅助治疗作用，可以增强人的体质、促进血液循环。燕麦含有丰富的钙、磷、铁、锌等矿物质，不仅能预防孩子缺铁性贫血，还能促进孩子骨骼和牙齿的发育。燕麦中的植物纤维还可以使人体中的有毒物质及时排出体外。

选购保存

尽量不要选择甜味很浓与口感细腻、黏度不足的产品。应在保质期内食用，存放时需防潮、防污染、防虫害、防高温。

♥ 温馨提示

燕麦一次不宜食用太多，否则会造成胃痉挛或者腹胀，食用过多也容易造成滑肠。在购买的时候也要注意，麦片和燕麦片是不同的，购买时要注意区分。

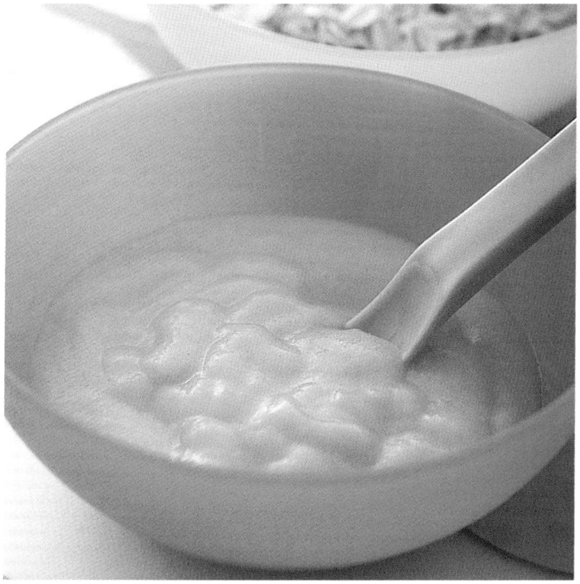

燕麦糊

原料

婴儿燕麦粉50克，米汤150毫升

做法

❶ 将婴儿燕麦粉装入碗中。

❷ 米汤煮沸，再加入到燕麦粉中。

❸ 用汤匙充分拌匀即可。

专家点评

燕麦糊中富含赖氨酸和精氨酸。在夏季，人的胃酸分泌减少，加之饮水较多冲淡胃酸，导致机体消化功能较弱，这时应多吃营养丰富、气味清淡的燕麦。燕麦是孩子辅食中很好的选择，纤维含量高，还含有维生素E、亚麻酸、铜、锌、硒、镁等营养素，孩子食用后有助于营养均衡。

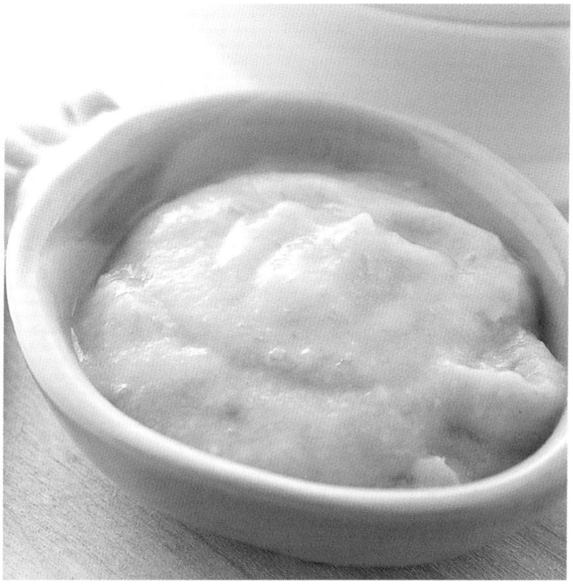

胡萝卜燕麦糊

原料

胡萝卜80克，婴儿燕麦粉30克，温开水70毫升

做法

❶ 胡萝卜洗净去皮，切成小块，加水煮熟后捞出，沥干水分。

❷ 将煮好的胡萝卜用研磨器磨成泥状。

❸ 将婴儿燕麦粉、胡萝卜泥和温开水一起拌匀即可。

专家点评

燕麦中富含的膳食纤维能够润肠排毒、通便导泻，对孩子大便干燥的症状有很好的食疗功效。胡萝卜中含有的胡萝卜素被人体吸收后，不仅对孩子的眼睛发育有好处，在人体内转化成的维生素A还能增强机体的免疫力，促进孩子的骨骼健康生长。孩子自身的抵抗力弱，食用这款食品可以增强孩子的免疫力。

蛋黄

别名：无。

性味归经：性平，味甘。归心、肾经。　　热量：1302千焦/100克

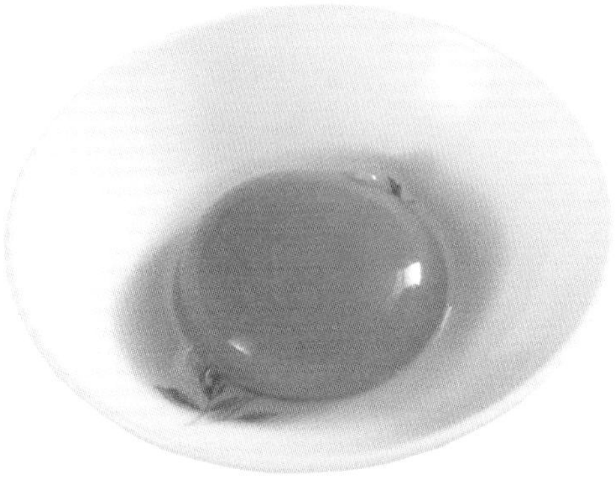

营养成分表

营养素	含量（每100克）
蛋白质	15.2克
脂肪	28.2克
碳水化合物	3.4克
膳食纤维	—
维生素A	438微克
胡萝卜素	1.7微克
烟酸	0.1毫克
维生素C	—
维生素E	5.06毫克
钙	112毫克
铁	6.5毫克
锌	3.79毫克
硒	27.01微克

搭配宜忌		
宜	鸡蛋+西红柿	预防心血管疾病
宜	鸡蛋+豆腐	有利于钙的吸收
忌	蛋黄+糖	危害健康
忌	鸡蛋+红薯	易致腹痛

主要营养素

卵磷脂、DHA、铁

鸡蛋黄含有丰富的卵磷脂和二十二碳六烯酸（DHA），对神经的发育有重要作用，可增强记忆力，有健脑益智的功效。蛋黄中还富含人体所需的铁元素，能补充孩子身体所需的铁质。

食疗功效

蛋黄中的卵磷脂、甘油酸酯、胆固醇和卵黄素对孩子的神经系统发展和身体发育有很大的促进作用。

选购保存

看蛋壳：鲜蛋的蛋壳上附着一层白霜。

用手摇：轻轻摇鸡蛋，有水声的是陈鸡蛋。

闻味道：在鸡蛋上哈一口热气，然后闻一闻生鸡蛋的味道，鲜蛋有生石灰的味道。

蛋黄不宜单独保存，最好将鲜蛋放在冰箱中存放。

♥ 温馨提示

不可食用生鸡蛋。生鸡蛋的蛋白质结构致密，有很大部分不能被人体吸收，煮熟后的蛋白质才变得松软，人体胃肠道才易于消化吸收。生鸡蛋有特殊的腥味，会抑制中枢神经，使胃液和肠液等消化液的分泌减少，从而导致食欲不振、消化不良。

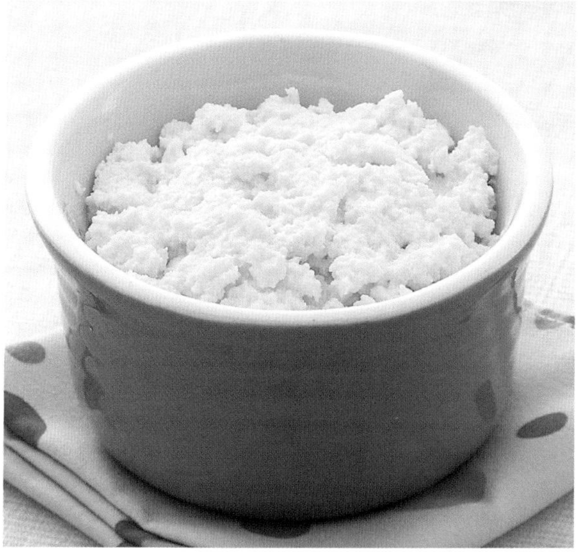

蛋黄泥

原料

鸡蛋2个，配方奶少许

做法

❶ 鸡蛋洗净表面杂质。

❷ 锅置火上，水入锅，放入鸡蛋煮熟。

❸ 将煮熟的鸡蛋捞出晾凉，去壳取蛋黄。

❹ 将鸡蛋黄与配方奶放入容器内，碾压成泥即可。

专家点评

一般 5 ~ 6 个月的孩子就可喂食蛋黄了，有过敏史的孩子，可以推迟几个月喂食。在给有过敏症状的孩子制作有蛋黄的辅食时，可以先将鸡蛋煮 20 分钟，一定要煮熟、煮透，然后立刻剔除蛋白，取出蛋黄捣碎，再将蛋黄混在孩子的谷类食物或蔬菜中烹调。

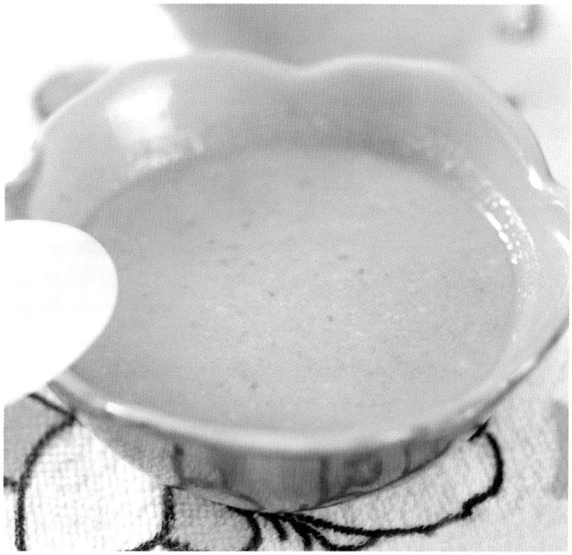

蛋黄羹

原料

鸡蛋2个，骨头汤100毫升

做法

❶ 锅置火上，倒入适量水，将鸡蛋放入锅中，大火烧煮。

❷ 将鸡蛋煮熟后，去壳取蛋黄，压成蛋黄泥。

❸ 将骨头汤倒入蛋黄泥中调成糊状即可。

专家点评

蛋黄中含有丰富的蛋白质、脂肪，其中包括中性脂肪、卵磷脂、胆固醇等，是孩子生长发育必需的物质。鸡蛋中还含有丰富的钙、磷、铁等对人体有益的矿物质，对促进孩子骨骼生长、脑细胞发育、预防婴幼儿贫血非常有益。骨头汤中含有孩子身体发育所需的蛋白质、脂肪、铁、磷等多种营养成分。用营养丰富的骨头汤混合蛋泥调成羹食用，味道鲜美，可以为正在快速发育的孩子补充钙和铁，还能预防佝偻病和缺铁性贫血。

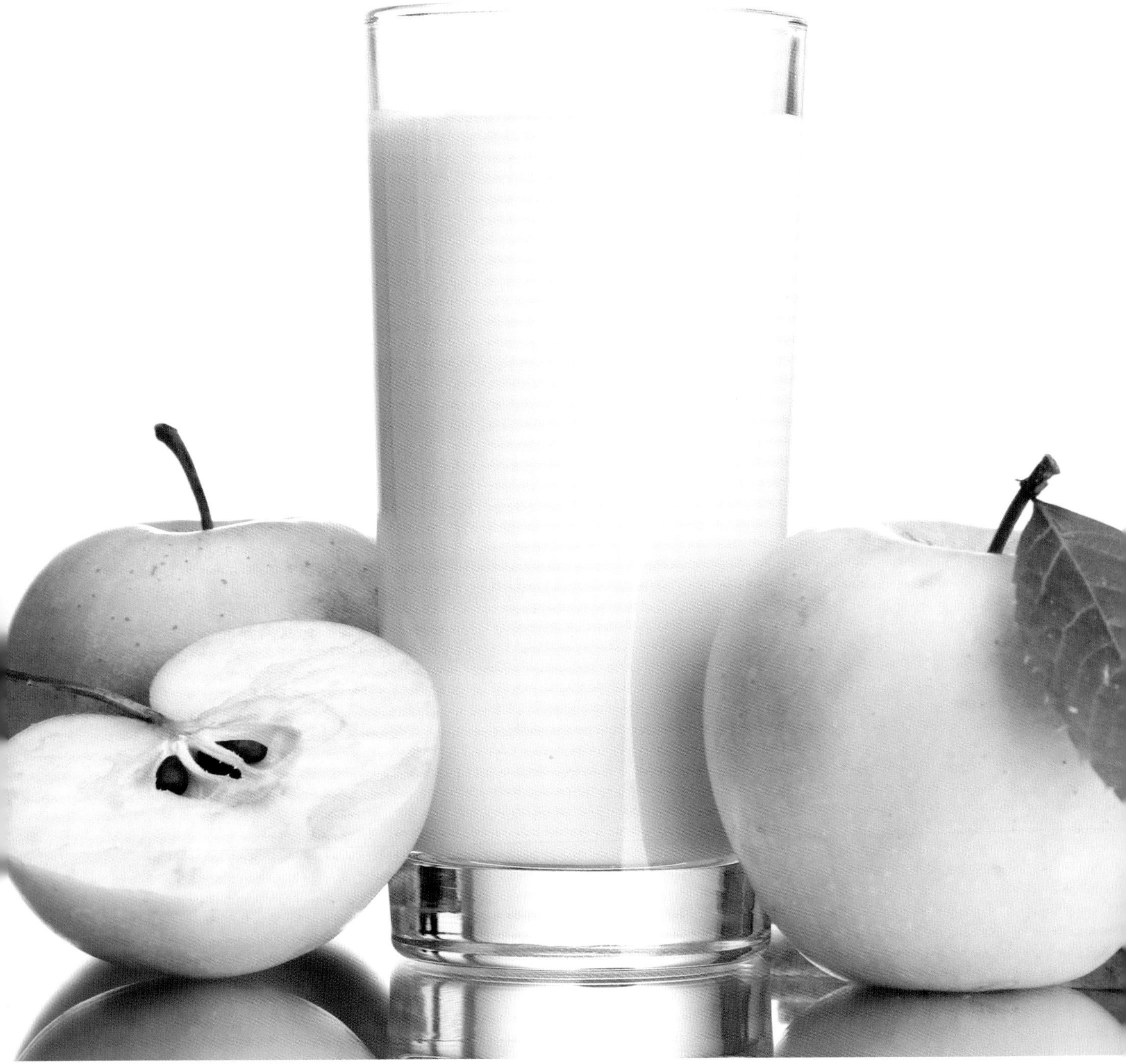

CHAPTER 03

7～9个月孩子的喂养指南

孩子7～9个月时，爸爸妈妈可以准备一些烂粥、烂面、鱼泥、肝泥、肉糜、豆腐、水果泥、蒸鸡蛋羹、碎菜和鱼肝油等作为孩子的辅食，也可以为孩子准备一些烤面包片、饼干或馒头片来锻炼孩子的咀嚼能力，促进牙齿的生长发育。

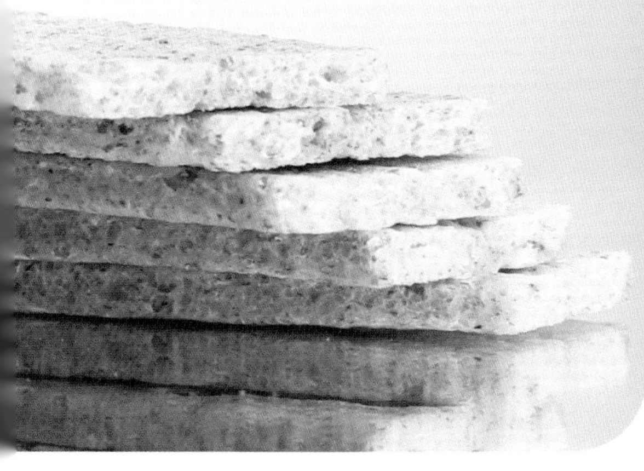

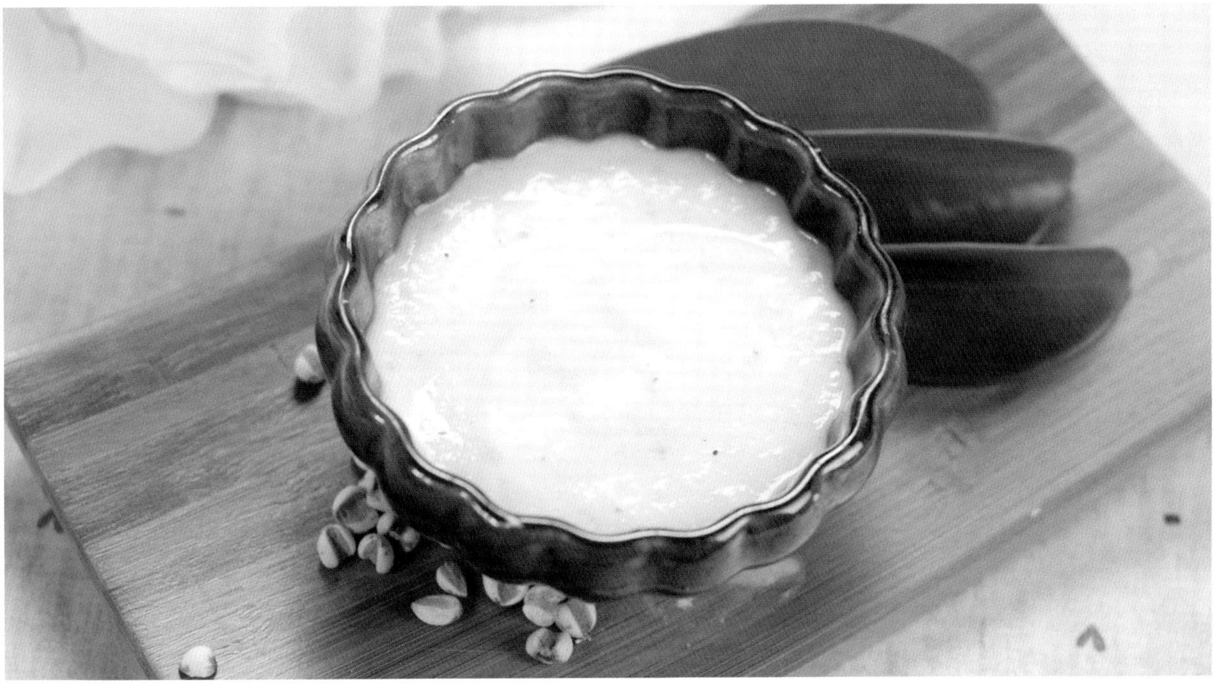

喂养须知

孩子又长大了一些，他的身上发生了很多变化，爸爸妈妈在惊喜孩子变化的时候，也需要了解孩子在成长发育中需要注意的营养问题。

孩子营养不良的表现及治疗

营养不良是由于营养供应不足、不合理喂养、不良饮食习惯及精神、心理等因素所致的。另外，因食物吸收利用障碍等引起的慢性疾病也会引起婴儿营养不良。

孩子营养不良的表现为体重减轻，皮下脂肪减少、变薄。一般情况下，腹部皮下脂肪先减少，继而是躯干、臀部、四肢，最后是两颊脂肪消失而使小孩看起来似老人，皮肤干燥、苍白、松弛，肌肉发育不良，肌张力低。轻者常烦躁哭闹，重者反应迟钝，消化功能紊乱，可出现便秘或腹泻。

在治疗上，轻者可通过调节饮食促其恢复，重者应送医院进行治疗。

孩子食欲不振的防治

一般情况下，孩子每日每餐的进食量都是比较均匀的，但也可能出现某日或某餐进食量减少的现象。不可强迫他们进食，只要给予充足的水分，孩子的健康便不会受损。

孩子的食欲可受多种因素（如温度变化、环境变化、接触不熟悉的人及体内消化和排泄状况的改变等）的影响。短暂的食欲不振不是病兆，若连续2~3天食量减少或拒食，并出现便秘、手心发热、口唇干燥、呼吸变粗、精神不振、哭闹等现象，则应注意。不发热者，可给他们助消化的中药，也可多喂温水（可加果汁、菜汁）。

待孩子积食消除、消化通畅，便会很快恢复正常的食欲。如无好转，应去医院作进一步的检查治疗。

不宜让孩子只喝鱼汤和肉汤

孩子长到七八个月时，就已经能吃一些鱼肉、猪肉末、肝末等食物，但不少父母仍只给孩子喝汤，不让吃肉。这样做主要是父母低估了孩子的消化能力，认为孩子还没有能力去咀嚼和消化肉类食物。也有的父母认为汤的味道鲜美，营养都在汤里面，其实这些看法都是错误的，这样做只会限制孩子去摄取更多的营养。

用鱼、鸡或猪等动物性食物煨汤，确实有一些营养成分会溶解在汤内，它们含有少量的氨基酸、肌酸、肉精、钙等，增加了汤的鲜味，但大部分的精华，像蛋白质、脂肪、无机盐都还留在肉内。肉类食物主要的营养成分是蛋白质，蛋白质遇热后会变性凝固，绝大部分都在肉里，只有少部分可溶性蛋白质跑到汤里去了。

科学而经济的喂养方法应该是在补充肉类食物时，既让婴儿喝汤又要让其吃肉。因为鲜肉汤中的氨基酸可以刺激胃液分泌，增进食欲，帮助婴儿消化。而肉中丰富的蛋白质等更能提供婴儿所需的营养。尤其这些都是优质蛋白质，能促进孩子的生长发育，使肌肉长得结实，免疫力增强，从而减少各种疾病的发生，保证孩子的健康成长。

孩子出牙期的营养保健

有些孩子在5个月的时候就开始长乳牙了，也有些孩子到6个月以后才开始长乳牙。在出牙之前，孩子吃奶靠牙床含住母亲的乳头。出牙是牙齿发育和孩子生长发育过程中的一个重要阶段，正常情况下，营养好、身高较高、体重较重的孩子比营养差、身高较矮、体重偏轻的孩子出牙要早一些。孩子出牙的顺序通常是先长出下门牙，然后长出上门牙，多数孩子1岁时已长出8颗乳牙，上下分别4颗。

孩子出牙时一般无特别不适，但是有的孩子会因为烦躁不安而啃咬东西。此时，家长可以将自己的手指洗干净，帮孩子按摩牙床。刚开始按摩时，孩子会因为摩擦的疼痛而排斥，不过当孩子发现按摩能使疼痛减轻了之后，很快会安静下来，并愿意让爸爸妈妈用手指帮他们按摩，有些孩子还会主动抓住父母的手指去咬。个别孩子在出牙期间可能还会出现突然哭闹不安、咬母亲乳头、咬手指或用手在将要出牙的部位乱抓乱划。口水增多等症状，这可能与牙龈轻度发炎有关。此时，母亲要耐心护理，分散孩子的注意力，不要让他用手或筷子去抓划牙龈。

孩子出牙期间易出现腹泻等消化道症状，这可能是出牙的反应，也可能是抗拒某种辅食的表现，可以先暂停添加这种辅食，观察一段时间，了解原因。

家长应给孩子多吃些蔬菜、果条，这样不但有利于改掉其吮手指或吮奶瓶嘴的不良习惯，而且还可使牙龈和牙齿得到良好的刺激，减少出牙带来的痛感和痒感，对牙齿的萌出和牙齿功能的发挥都有好处。另外，进食一些点心或饼干可以锻炼孩子的咀嚼能力和促进牙齿的萌出和坚固，但同时也容易在口腔中残留渣滓，成为龋齿的诱因，因此在食后最好给婴儿喂些凉开水或淡盐水以代替漱口。

孩子出牙期间需要纠正的不良习惯

在孩子出牙期间，许多不良的口腔习惯会影响到牙齿的正常排列和上下颌骨的正常发育，从而严重影响孩子面部的美观。因此在孩子出牙期间，父母应该注意纠正孩子的一些不良习惯。

咬物：一些孩子在玩耍时，爱咬物体，如袖口、衣角、手帕等，这样在经常用来咬物的牙弓位置上易形成局部小开牙畸形（即上下牙之间不能咬合，中间留有空隙）。

偏侧咀嚼：一些婴儿在咀嚼食物时，常常固定在一侧，这种一侧偏用一侧废用的习惯形成后，易造成单侧咀嚼肌肥大，而废用侧因缺乏咀嚼功能刺激，使局部肌肉发育受阻，从而使面部两侧发育不对称，造成偏脸或歪脸现象。

吮指：婴儿一般从3～4个月开始，常有吮指习惯，一般在2岁左右逐渐消失。由于手指经常被含在上下牙弓之间，牙齿受到压力，使牙齿往正常方向长出时受阻，形成局部小开牙。同时由于经常做吸吮动作，两颊收缩使牙弓变窄，形成上前牙前突或开唇露齿等不正常的牙颌畸形。

张口呼吸：张口呼吸时上颌骨及牙弓易受到颊部肌肉的压迫，会限制颌骨的正常发育，使牙弓变得狭窄，前牙相挤排列不下引起咬合紊乱，严重的还可能出现下颌前伸，下牙盖过上牙的情况，即俗称的“兜齿”“瘪嘴”。

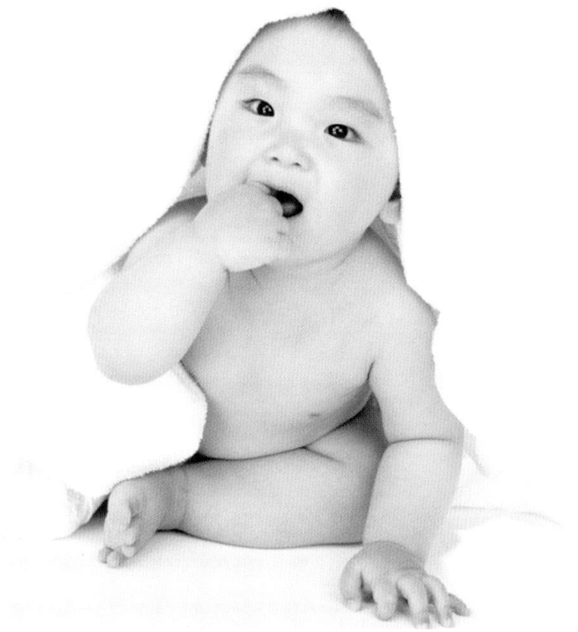

经常吮吸手指，会阻碍牙齿的正常生长。

偏侧睡眠：这种睡姿易使颌面一侧长期承受固定的压力，造成不同程度的颌骨及牙齿畸形，出现两侧面颊不对称等情况。

下颌前伸：即将下巴不断地向前伸着玩，可形成前牙反颌，俗称“地包天”。

含空奶头：一些婴儿喜欢含奶瓶的空奶头睡觉或躺着吸奶，这样奶瓶易压迫上颌骨，而婴儿的下颌骨则不断地向前吮奶，长期反复地保持此动作，可使上颌骨受压，下颌骨过度前伸，形成下颌骨前突的畸形。

本阶段的喂养要点

这一阶段，母乳和配方奶类仍是孩子的主食。经过前一阶段的辅食添加尝试，多数孩子已经逐渐适应并接受泥状、糊状等食品，且食量日益增加，从一勺两勺到小半碗，甚至是一小碗，慢慢能用辅食来代替某一时间段的母乳或奶粉。

7个月大的婴儿每天进食的奶量总体不变。此时，大部分孩子夜间能睡整夜觉而不必喂奶，因此，可以在白天时分3～4次喂食母乳或奶粉。这一阶段，孩子的乳牙开始萌出，咀嚼食物的能力逐渐增强，因此，辅食的品种可以更丰富一些。除了前一阶段添加的泥状、糊状等食品外，还可以喂孩子一些米粥、鸡肉末、鱼肉末等。

孩子8个月大的时候，母乳的分泌开始减少，质量开始下降。而这个阶段的孩子正处于长身体的时期，需要大量的钙才能满足身体发育的需要，因此，不应再把母乳或奶粉作为孩子单一的主食来源。这一时期，在保持孩子的奶量不变的同时（每天500毫升左右），要加大孩子的辅食量和辅食的次数。每天给孩子喂辅食的次数可以增加到2次，喂食的时间可以分别安排在10时和14时。辅食次数和数量增加的同时，母乳或奶粉喂养的次数要相应减少到3～4次，喂养的时间可以分别安排在孩子早起、中午、下午和晚上临睡前。此时，孩子消化道内的消化酶已经可以充分消化蛋白质，因此，可以给孩子多添加一些含蛋白质丰富的辅食，如口感较软的豆制品及奶制品等。

9个月的孩子已经可以和大人一样按时进食，每天吃早、中、晚三餐辅食。有的孩子已经有3～4颗小牙，咀嚼能力又进一步提升。此时的辅食可以适当添加一些相对较硬的食品，如面条、面片、碎菜叶等。此时，母乳或奶粉的喂养次数可以从4次减少到3次，可分别安排在孩子早起、中午和晚睡时进行。对于9个月的孩子，食材的选择更加丰富，爸爸妈妈要注意辅食中蛋白质、淀粉、维生素、脂肪等营养物质间的平衡。

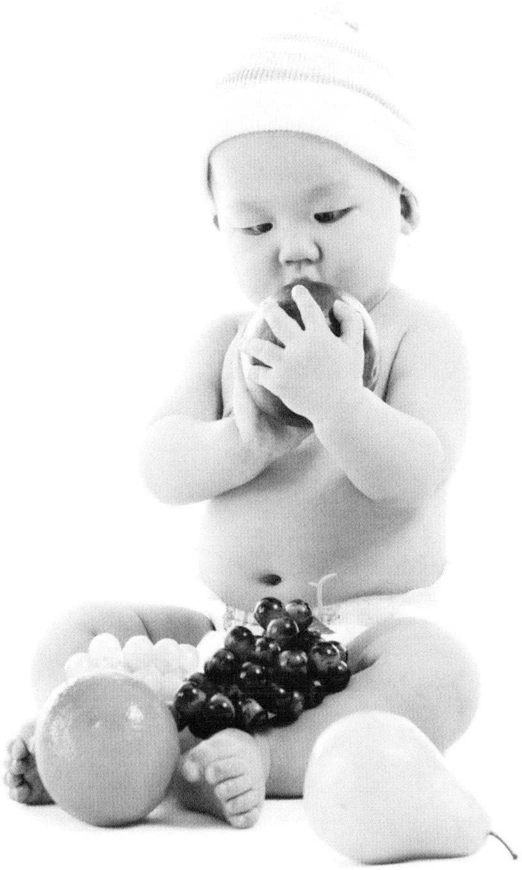

7~9月孩子，水果可安排在两餐之间。

孩子宜吃的食物

7~9个月的孩子，在食材的选择方面还有很多禁忌。哪些食材适合作为孩子的食物，如何制作能给孩子提供更多的营养，爸爸妈妈一起来了解一下吧。

小白菜

别名：青菜、不结球白菜。

性味归经：性温，味甘。归肺、胃、大肠经。

热量：104千焦/100克

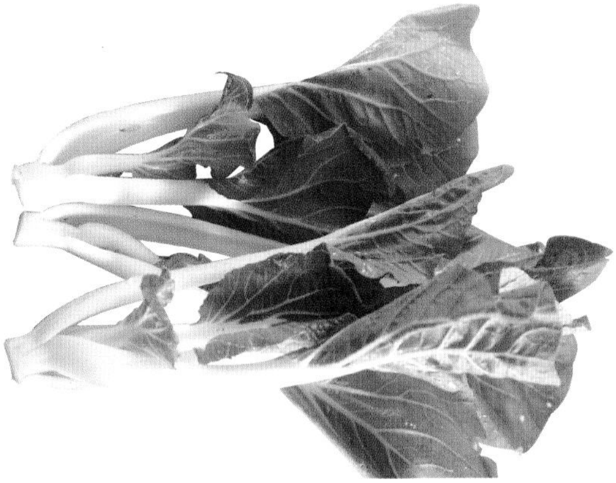

主要营养素

粗纤维、胡萝卜素、维生素C

小白菜中的粗纤维可促进大肠蠕动，保持大便通畅，增加大肠内毒素的排出。小白菜中所含的维生素C可防止皮肤粗糙，使孩子皮肤保持水嫩。

食疗功效

小白菜富含抗过敏的维生素A、维生素C、B族维生素、钾、硒等，它含钙量高，是防治维生素D缺乏症（佝偻病）的理想蔬菜。其含有的维生素B_1、维生素B_6、泛酸等，具有缓解精神紧张的功能。

选购保存

新鲜的小白菜呈绿色、鲜艳而有光泽、无黄叶、无腐烂、无虫蛀现象。小白菜因质地娇嫩，容易腐烂变质，一般是随买随吃。如保存在冰箱内，最多能保鲜1～2天。需保存的小白菜忌用水洗，水洗后，茎叶细胞外的渗透压和细胞呼吸均发生改变，易造成茎叶溃烂、营养成分大损。

♥ 温馨提示

用小白菜制作菜肴时，炒或煮的时间不宜过长，以免损失营养。脾胃虚寒、大便稀薄及腹泻者不宜多吃。另外，由于现在农药普遍作用于农作物，因此在制作小白菜前，最好先用盐水浸泡清洗。

搭配宜忌		
宜	小白菜+虾皮	营养全面
	小白菜+猪肉	促进成长发育
忌	小白菜+兔肉	引起腹泻和呕吐
	小白菜+醋	营养流失

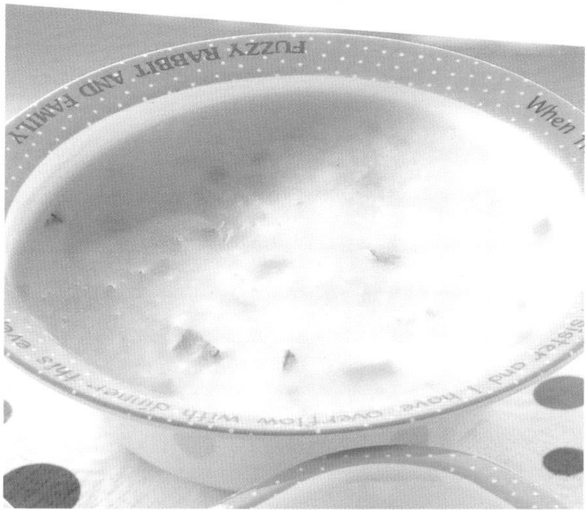

小白菜核桃粥

原料

泡好的粳米15克，小白菜10克，胡萝卜5克，磨碎的核桃1大匙，水90毫升

做法

❶ 粳米磨碎。

❷ 小白菜洗净剁碎，胡萝卜去皮，洗净磨碎。

❸ 平底锅中放进粳米和水后煮熟，再放进蔬菜和核桃煮熟即可。

专家点评

小白菜又甜又清淡，富含的维生素 C 能够帮助孩子的骨骼和牙齿健康生长，还能够提升孩子的免疫力。小白菜中还含有大量的粗纤维，能促进孩子的肠胃蠕动，帮助消化，防止孩子便秘。核桃含有 B 族维生素和钙、磷、铁等多种矿物质，特别是核桃中的磷脂，对脑神经有很好的保健作用，对孩子的大脑发育有好处。

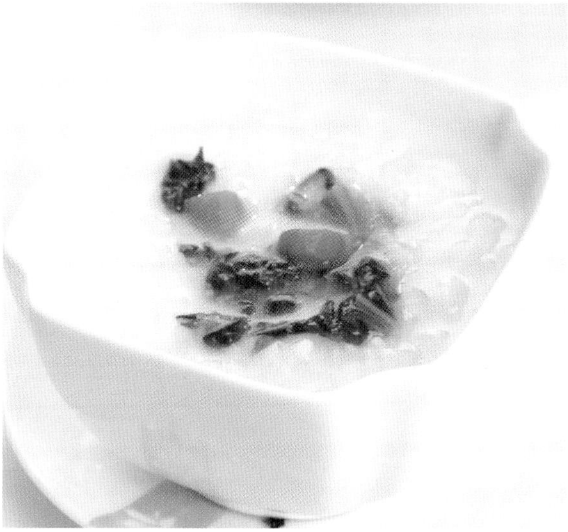

小白菜胡萝卜粥

原料

小白菜30克，胡萝卜少许，粳米100克

做法

❶ 小白菜洗净，切丝；胡萝卜洗净，切小块；粳米洗净浸泡。

❷ 锅置火上，注水后放入粳米，用大火煮至米粒绽开。

❸ 放入胡萝卜块、小白菜丝，用小火煮至粥成即可。

专家点评

小白菜的含钙量较高，几乎等于大白菜含钙量的 2 ~ 3 倍，能够促进孩子的骨骼生长，防止孩子因缺钙而出现生长迟滞的症状。冬季温度较低，小白菜的碳水化合物转为糖，油脂含量增加，更富营养性，吃起来软糯可口、清香鲜美、带有甜味，会增加孩子的食欲。胡萝卜富含维生素，并有轻微而持续发汗的作用，可刺激皮肤的新陈代谢，增进血液循环，从而使孩子的皮肤细嫩光滑，肤色红润。

豆腐

别名：水豆腐、老豆腐。

性味归经：性凉，味甘。归脾、胃、大肠经。　　热量：336千焦/100克

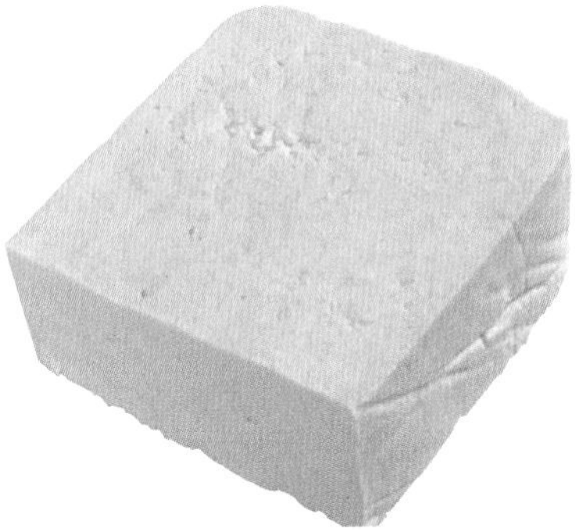

营养成分表

营养素	含量（每100克）
蛋白质	8.1克
脂肪	3.7克
碳水化合物	3.8克
膳食纤维	0.4克
维生素A	—
维生素C	—
维生素E	2.71毫克
烟酸	0.2毫克
钙	164毫克
铁	1.9毫克
锌	1.11毫克
磷	119毫克

搭配宜忌		
宜	豆腐+鱼	补钙
宜	豆腐+西红柿	补脾健胃
忌	豆腐+木耳菜	破坏营养素

主要营养素

钙、蛋白质

豆腐中含有大量的钙，孩子身体正在成长期，食用适量的豆腐能够满足孩子骨骼生长发育的需要。豆腐富含优质蛋白，能促进孩子的新陈代谢，增强孩子的体质。

食疗功效

豆腐能生津润燥、清热解毒、调和脾胃，还可以保护肝脏、促进机体的新陈代谢。豆腐除有增加营养、帮助消化、增进食欲的功能外，对齿、骨骼的生长发育也颇为有益。豆腐中含有丰富的大豆卵磷脂有益于神经、血管、大脑的生长发育。豆腐中的甾固醇、豆甾醇均是抑癌的有效成分。

选购保存

好的豆腐颜色呈均匀的乳白色或淡黄色，稍有光泽，块形完整，软硬适度，富有一定的弹性，质地细嫩，结构均匀，无杂质。新鲜豆腐买回后，应立刻浸泡于清水中，并置于冰箱中冷藏，待烹调前取出。

♥ 温馨提示

豆腐营养丰富，口感绵软，很适合孩子食用。但是，豆腐中含有极为丰富的蛋白质，一次食用过多不仅阻碍人体对铁的吸收，还容易引起蛋白质消化不良，出现腹胀、腹泻等不适症状，因此，不宜让孩子一次性食用过多。

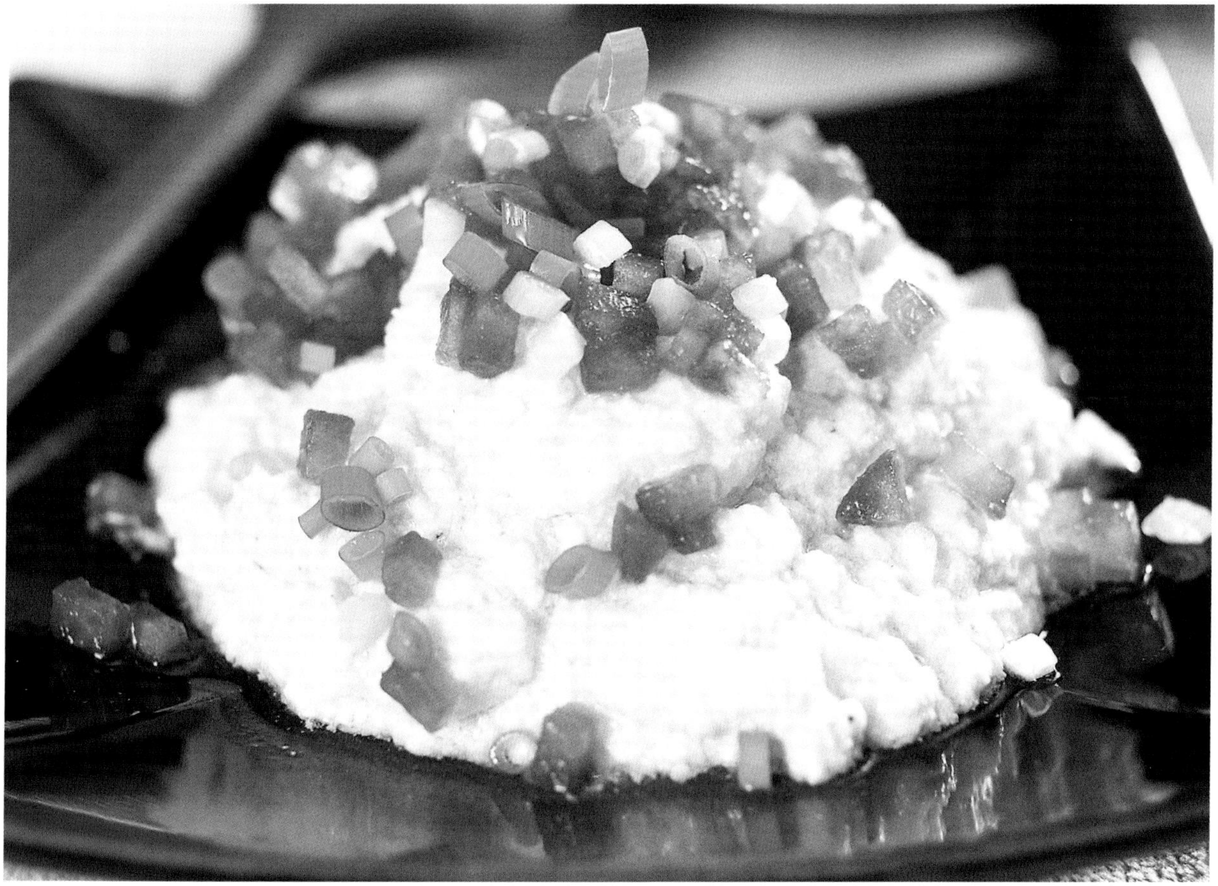

西红柿豆腐泥

原料

西红柿250克，豆腐2块

调料

花生油少许，葱花适量

做法

❶ 将豆腐洗净按成蓉状；西红柿洗净，入沸水后去皮、去籽，切成粒。

❷ 将豆腐入锅，加入西红柿搅匀成西红柿豆腐泥，盛出。

❸ 油锅烧热，倒入西红柿豆腐泥翻炒至香熟，加入葱花拌匀，起锅上桌。

专家点评

豆腐中富含钙，可促进孩子的身体发育，有利于孩子的健康成长。豆腐还可以清热解毒，孩子平时吃奶容易上火，适当地食用这道汤，有助于孩子清热降火。西红柿内的苹果酸和柠檬酸等有机酸，有增加胃液酸度、帮助孩子消化、调整胃肠功能的作用。

木瓜

别名：木瓜实、铁脚梨、宣木瓜、乳瓜、番瓜、万寿果。

性味归经：性温，味酸。归肝、脾经。

热量：108千焦/100克

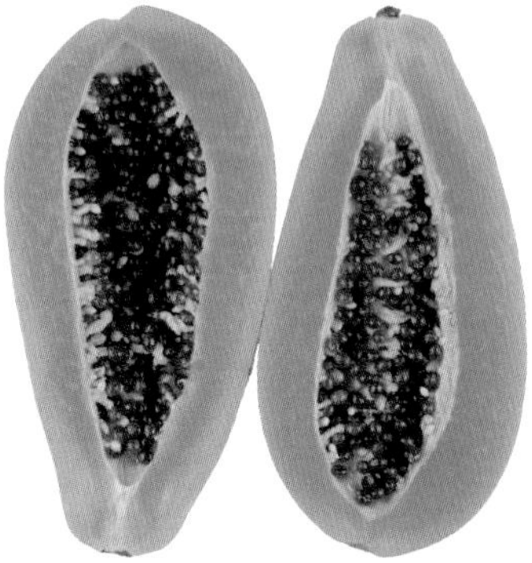

主要营养素

维生素C、酶

木瓜中维生素C的含量非常高，能够增强机体对外界环境的抗应激能力和免疫力，促进孩子牙齿和骨骼的健康生长。木瓜里的酶会帮助分解肉食，帮助消化，防治便秘。

食疗功效

木瓜是一种营养丰富的水果，具有平肝和胃、抗菌消炎、抗癌防癌、增强体质的保健功效，助消化之余还能消暑解渴、润肺止咳。木瓜中特有的木瓜蛋白酶能帮助消化、治胃病，它独有的木瓜碱具有抗肿瘤功效。

搭配宜忌		
宜	木瓜+牛奶	消除疲劳、润肤养颜
	木瓜+猪肉	有助于蛋白质吸收
忌	木瓜+南瓜	降低营养价值

木瓜泥

原料

木瓜200克

调料

白糖少许

做法

1. 木瓜洗净，切开去籽。
2. 用汤匙掏出果肉，放入研钵中，用汤匙碾压成泥。
3. 加入白糖拌匀即可。

专家点评

木瓜是营养极其丰富的水果，制作好的木瓜泥中包含酶元素、维生素及矿物质，尤其是维生素 A、B 族维生素、维生素 C 及维生素 E 等维生素类的含量非常丰富。食用木瓜泥能帮助消化，促进肠胃蠕动，对有便秘的孩子大有益处。同时，木瓜还能维持头皮和头发的健康，保护骨骼和牙齿的健康生长。孩子食用时要适量，多食用对人体不利。

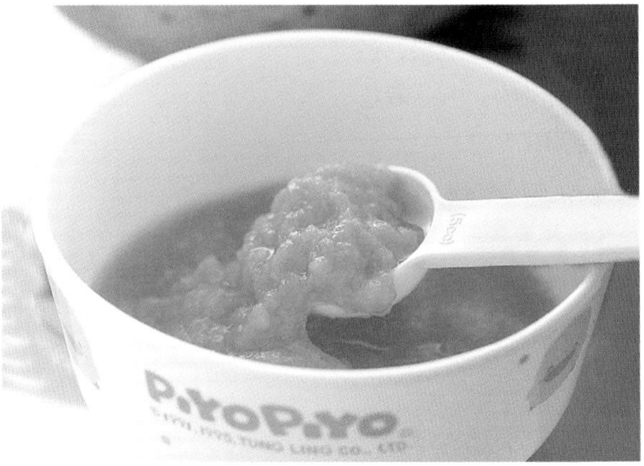

梨

别名：快果、沙梨、玉乳、白梨。

性味归经：性寒，味甘、微酸。归肺、心、胃经。 热量：200千焦/100克

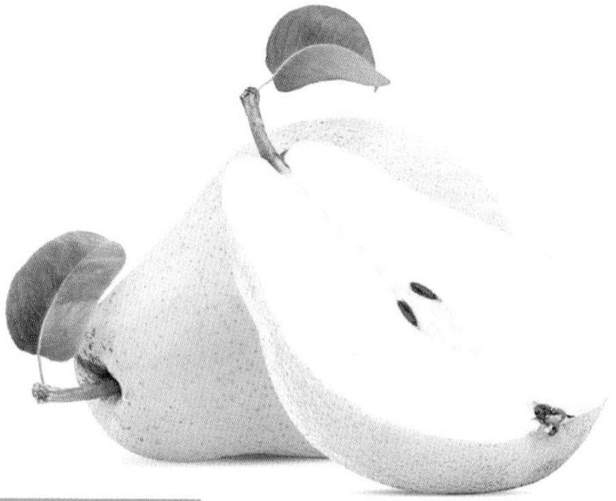

主要营养素

B族维生素、碳水化合物

梨水分充足，含有丰富的B族维生素，可以促进孩子肝脏的代谢。梨中还富含碳水化合物，是维持大脑功能必需的能源。梨还可以提供膳食纤维，有利于肠道的健康。

食疗功效

梨具有止咳化痰、清热降火、生津止渴、润肺去燥等功效，对反胃吐食、口渴便秘、目赤肿痛也有很好的辅助治疗效果，还能利大小便、醒酒解毒。尤其对小儿风热、咽干喉痛、大便燥结等症有很好的食疗效果。梨中富含的多种维生素、矿物质和碳水化合物能够帮助器官排毒，促进血液循环和钙质的输送，从而维持机体的健康。

搭配宜忌		
宜	梨+姜汁	止咳去痰
忌	梨+开水	刺激肠胃，导致腹泻

白萝卜梨汁

原料

白萝卜半个，梨半个

做法

1. 将白萝卜和梨洗净，白萝卜切丝，梨去核，切薄片。
2. 将白萝卜丝倒入锅中，加适量水烧开，用小火煮10分钟，放入梨片再煮5分钟，取汁即可。

专家点评

白萝卜富含蛋白质、维生素C等营养成分，具有止咳润肺、帮助消化等保健作用。梨含有一定量的蛋白质、脂肪、胡萝卜素、维生素 B_1、维生素 B_2 及苹果酸等营养成分，不仅可以帮助孩子补充维生素和矿物质，对咳嗽的孩子也有辅助治疗作用。

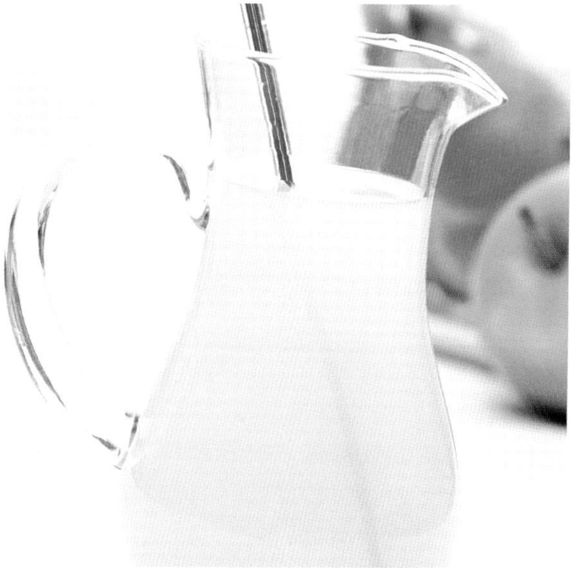

猕猴桃

别名：奇异果、藤梨、杨桃藤、猕猴梨、猴子梨、羊桃、野梨。

性味归经：性寒，味甘、酸。归胃、肾、膀胱经。　　热量：224千焦/100克

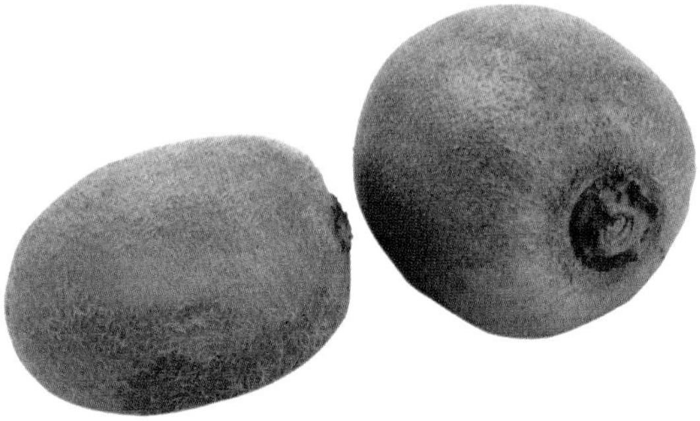

营养成分表

营养素	含量（每100克）
蛋白质	0.8克
脂肪	0.6克
碳水化合物	11.9克
膳食纤维	2.6克
维生素A	22微克
维生素C	62毫克
维生素E	2.43毫克
烟酸	0.3毫克
钙	27毫克
铁	1.2毫克
锌	0.57毫克
磷	26毫克

搭配宜忌		
宜	猕猴桃+蜂蜜	清热生津、润燥止渴
	猕猴桃+姜	清热和胃
忌	猕猴桃+黄瓜	破坏维生素C
	猕猴桃+胡萝卜	破坏维生素C

主要营养素

维生素C、膳食纤维

猕猴桃含有丰富的维生素C，维生素C可强化机体的免疫系统，促进伤口愈合和对铁质的吸收。猕猴桃还含可溶性膳食纤维，不但能够促进孩子消化吸收，还能清热降火、润燥通便。

食疗功效

猕猴桃具有生津解热、止渴利尿、滋补强身的功效，还有助于提高免疫力及抗肿消炎，对食欲不振、消化不良等症有良好的改善作用。猕猴桃含有的血清促进素具有稳定情绪、镇静心情的作用。猕猴桃中富含的肌醇及氨基酸还可补充脑力所消耗的营养。

选购保存

要选择果实饱满、绒毛尚未脱落的果实，过于柔软的果实不要买。还未成熟的果实可以和苹果放在一起，有催熟作用。猕猴桃保存时间不宜太长，应尽快食用。存放时应挑选出柔软可食用的猕猴桃，将硬的猕猴桃放入箱子中保存。

♥ 温馨提示

虽然猕猴桃能补充人体所需的多种营养素，但是猕猴桃性寒，易引起腹泻，因此不宜多食，脾胃虚寒者更应慎食。另外，个别孩子会对猕猴桃产生过敏反应，父母第一次喂食时，应少量喂食，注意观察孩子食用后的反应。

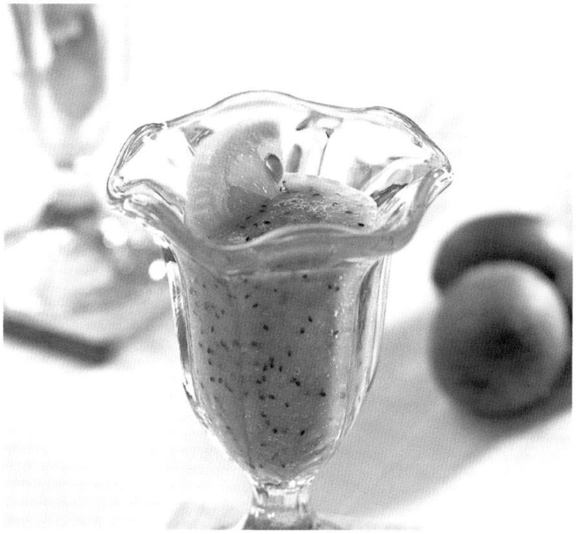

猕猴桃汁

原料

猕猴桃3个

做法

❶猕猴桃用水洗净去皮，每个切成4块。

❷果汁机中放入猕猴桃块搅打均匀。

❸把搅打好的果汁倒入杯中即可。

专家点评

猕猴桃美味可口，营养丰富、均衡，被人们称之为“超级水果”。猕猴桃果实肉肥汁多、清香鲜美，它不仅含有丰富的维生素 A、维生素 E 以及钾、镁、膳食纤维，还含有其他水果比较少见的营养成分——胡萝卜素、钙、黄体素、氨基酸、天然肌醇，孩子适量食用，可强化免疫系统，促进伤口愈合和对铁质的吸收。

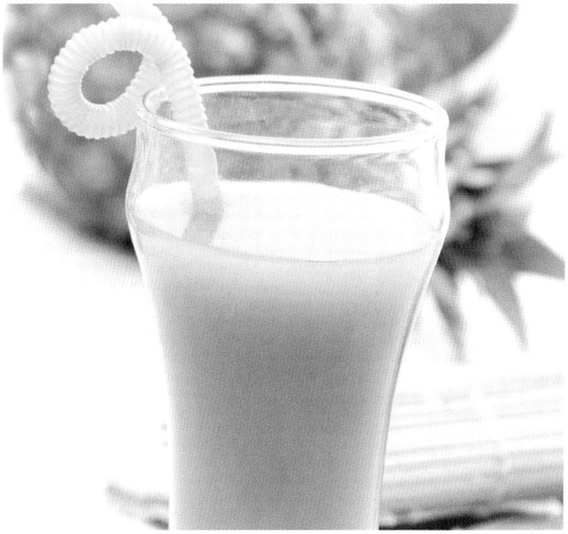

猕猴桃柳橙汁

原料

猕猴桃2个，柳橙2个

调料

糖水30毫升

做法

❶将猕猴桃洗净，对切，挖出果肉；柳橙洗净去皮，切成块。

❷将猕猴桃果肉、柳橙块以及糖水放入榨汁机中榨汁即可。

专家点评

猕猴桃含有优良的膳食纤维和丰富的抗氧化物质，可润燥通便，帮助快速清除体内堆积的有害代谢产物，预防孩子大便秘结。柳橙也含有丰富的膳食纤维、维生素 A、B 族维生素、维生素 C、磷、苹果酸等，还含有抗氧化成分，可以增强人体免疫力。猕猴桃和柳橙一起榨的果汁，味道甜美，能促进孩子消化和吸收，增强孩子身体免疫力。

猪肝

别名：血肝。

性味归经：性温，味甘、苦。归肝经。

热量：539千焦/100克

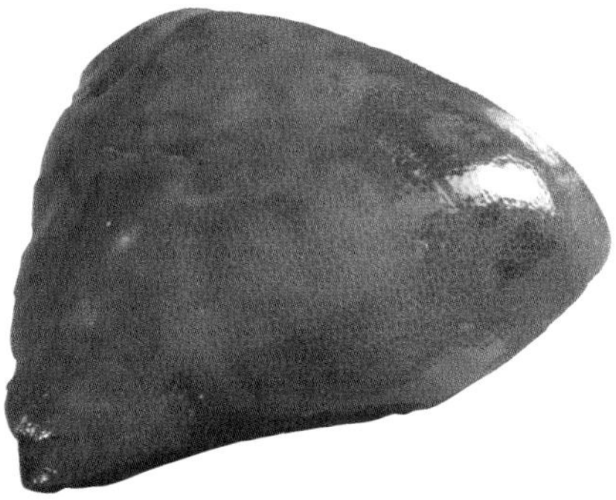

营养成分表

营养素	含量（每100克）
蛋白质	19.3克
脂肪	3.5克
碳水化合物	5克
膳食纤维	—
维生素A	4972微克
维生素C	20毫克
维生素E	0.86毫克
烟酸	15毫克
钙	6毫克
铁	22.6毫克
锌	5.78毫克
磷	310毫克

搭配宜忌		
宜	猪肝+松子	促进营养物质的吸收
	猪肝+腐竹	提高人体免疫力
忌	猪肝+鲤鱼	影响消化
	猪肝+山楂	破坏维生素C

主要营养素

卵磷脂、维生素A

猪肝中含有卵磷脂，能分解体内的毒素，为孩子的皮肤提供充分的水和氧气，使皮肤变得光滑柔润。猪肝中含有丰富的维生素A，能维持骨骼正常生长发育，促进牙齿生长。

食疗功效

猪肝可预防眼睛干涩，可调节和改善贫血，还能帮助机体排毒。猪肝中含有一般肉类食品中缺乏的维生素C，能增强人体的免疫能力。猪肝中铁质丰富，食用猪肝可改善贫血。其含有的维生素A能保护眼睛，维持健康的肤色。

选购保存

新鲜的猪肝呈褐色或紫色，用手按压坚实有弹性，有光泽，无腥臭异味。色赫红显白，手指压迫处会下沉，片刻复原。切开后有水外溢的猪肝一般都是灌水猪肝。切好的猪肝一时吃不完，可用豆油将其涂抹搅拌均匀，然后放入冰箱内保存。

♥ 温馨提示

肝脏是动物的排毒系统，一般会有大量的毒素堆积，因此，在用肝加工做菜之前，最好将其在水龙头下冲洗5~10分钟，然后用盐水浸泡半小时左右。炒猪肝不要一味求嫩，否则既不能有效去毒，又不能杀死病菌、寄生虫卵。

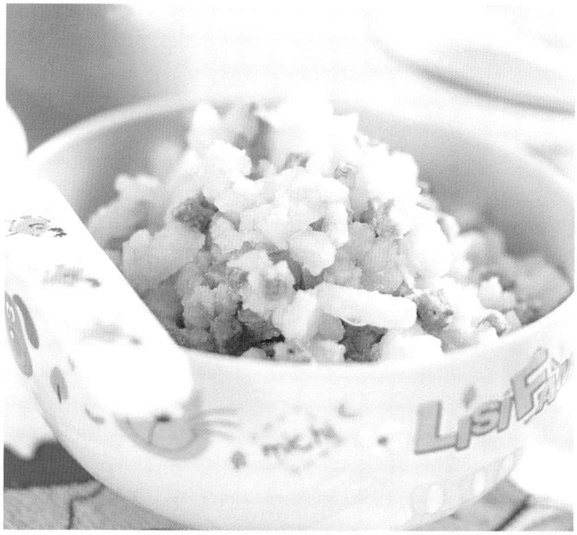

猪肝土豆末

原料

猪肝30克，土豆80克

做法

❶ 新鲜猪肝洗净，水入锅，待水烧开后，将洗净的猪肝放入沸水中煮熟。

❷ 土豆去皮洗净，放入锅中蒸熟。

❸ 将煮熟的猪肝切成碎末混入切碎的土豆中，加少许温开水搅拌均匀即可。

专家点评

动物的肝脏含有丰富的蛋白质、维生素、矿物质和胆固醇等营养物质，对促进孩子的生长发育、维持孩子的身体健康有一定的益处。此外，肝脏中还含有丰富的维生素 A，因此，食用肝脏还可以防治因缺乏维生素 A 所引起的夜盲症、角膜炎等眼部疾病。用猪肝和土豆制作的食物，易消化且营养丰富，因此，这道菜可以作为孩子断奶初期辅食添加的一道常用菜。

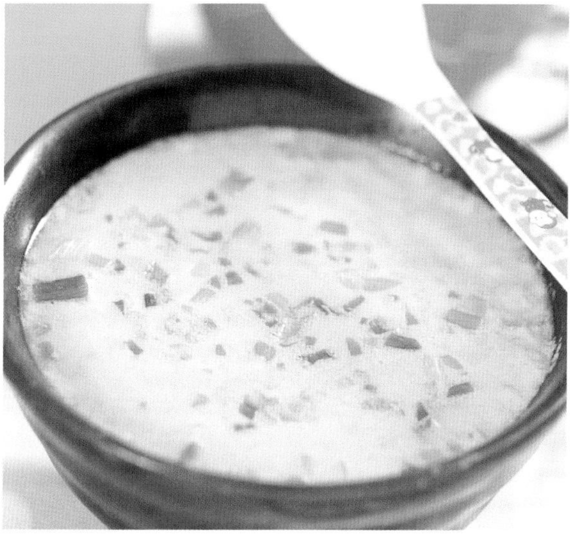

蛋蒸肝泥

原料

猪肝80克，鸡蛋2个

调料

香油、盐、葱花各少许

做法

❶ 将猪肝中的筋膜去除，切成小片，和葱花一起炒熟。

❷ 将熟制的肝片剁成细末，备用。

❸ 把猪肝末、鸡蛋、香油、盐、葱花搅拌均匀，上蒸锅蒸熟即可。

专家点评

猪肝富含维生素A和微量元素铁、锌等，适量食用，对维持孩子眼部健康极为有益。鸡蛋是蛋白质的优质来源，是孩子成长中所需的一项重要的营养食材。此菜可以预防并改善孩子缺铁性贫血等多种症状。

猪肉

别名：豚肉、豕肉。

性味归经：性温，味甘、咸。归脾、胃、肾经。

热量：594千焦/100克

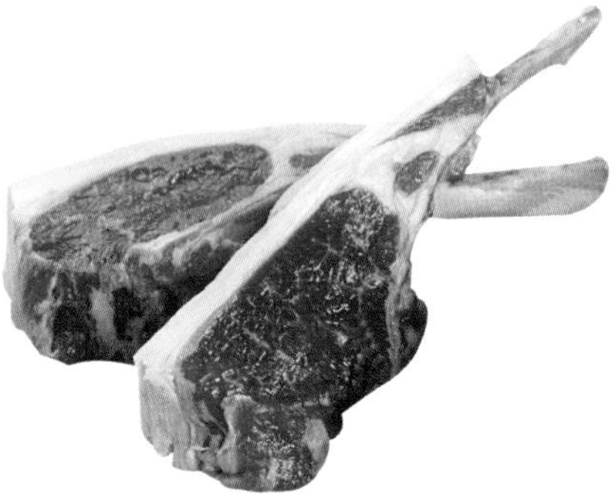

主要营养素

脂肪

猪肉中的脂肪含量高，对人体健康非常重要，可以满足孩子生长发育所需的热量。

食疗功效

猪肉具有滋阴润燥、养血的功效，对于消渴、热病伤津、便秘、燥咳等病症有食疗作用。猪肉既可提供促进铁吸收的半胱氨酸，又能提供人体所需的脂肪酸，经常食用猪肉可改善缺铁性贫血。猪肉还含有丰富的B族维生素，可以使身体感到更有力气。

搭配宜忌		
宜	猪肉+白萝卜	消食、除胀、通便
	猪肉+白菜	开胃消食
忌	猪肉+杏仁	引起腹痛
	猪肉+豆类	降低营养

鱼蓉猪肉粥

原料

鱼肉25克，猪瘦肉20克，鸡蛋50克，粳米50克

调料

盐、葱花少许

做法

❶ 鱼肉入锅煮熟，取出待凉，制成蓉状；猪瘦肉洗净后切碎。

❷ 砂锅中注水，放入粳米熬煮，待水烧开后加入鱼蓉、碎肉，打入蛋黄，煮至米和肉都熟烂，加入盐和葱花即可。

专家点评

鱼肉、猪瘦肉含有丰富的营养，二者一同熬煮的粥富含人体所需的多种微量元素，能均衡孩子的营养需求。同时，鱼肉中富含对神经系统和身体发育有利的二十二碳六烯酸（DHA）、卵磷脂和卵黄素，能提高孩子的记忆力，具有健脑益智的功效。

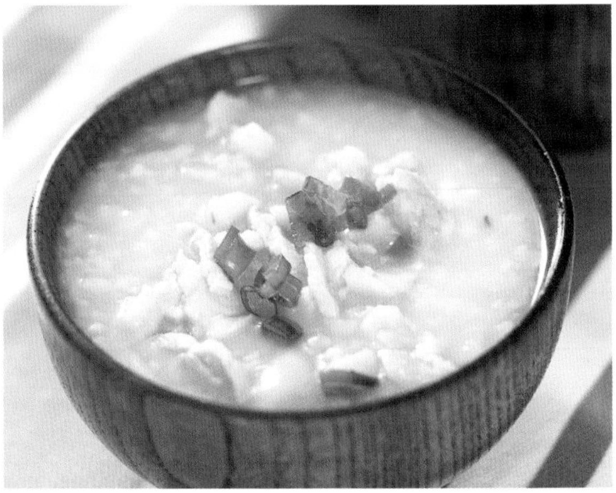

鸡肉

别名：家鸡肉、母鸡肉。

性味归经：性平、温，味甘。归脾、胃经。

热量：648千焦/100克

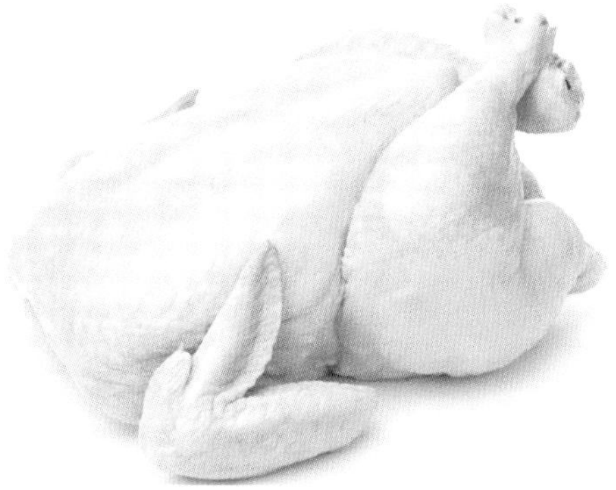

主要营养素

蛋白质、维生素E

鸡肉内含有的蛋白质是促进体内新陈代谢的重要物质，有利于孩子骨骼和牙齿的健康生长。鸡肉中还含有大量的维生素E，能够保护孩子的皮肤免受紫外线和其他污染带来的伤害。

食疗功效

鸡肉具有健脾胃、益五脏、补精添髓等功效，可以增强体力、强壮身体。冬季多吃可以提高自身的免疫力，还有助于缓解感冒引起的鼻塞、咳嗽等症状。鸡皮中还含有大量的胶原蛋白，能保持肌肤的弹性和水嫩。鸡肉对营养不良、畏寒怕冷、乏力疲劳、虚弱等症有很好的食疗作用。

选购保存

新鲜的鸡肉肉质紧密，颜色粉红且有光泽，鸡皮呈米色，并有光泽和张力，毛囊突出。注过水的鸡，翅膀下一般有红针点或乌黑色点，其皮层有打滑的现象，肉质也显得特别有弹性。购买的鸡肉若一时吃不完，最好将剩下的鸡肉煮熟保存。

♥ 温馨提示

鸡屁股是淋巴结集中的地方，含有多种病毒、致癌物质，所以不宜食用。鸡肉中磷的含量较高，为避免影响铁元素的吸收，患者在服用补铁剂时暂不要食用鸡肉。

营养成分表

营养素	含量（每100克）
蛋白质	19.3克
脂肪	9.4克
碳水化合物	1.3克
膳食纤维	—
维生素A	48微克
维生素C	—
维生素E	0.67毫克
烟酸	5.6毫克
钙	9毫克
铁	1.4毫克
锌	1.09毫克
磷	156毫克

搭配宜忌		
宜	鸡肉+人参	止渴生津
	鸡肉+金针菇	增强记忆力
忌	鸡肉+大蒜	引起消化不良
	鸡肉+芹菜	易伤元气

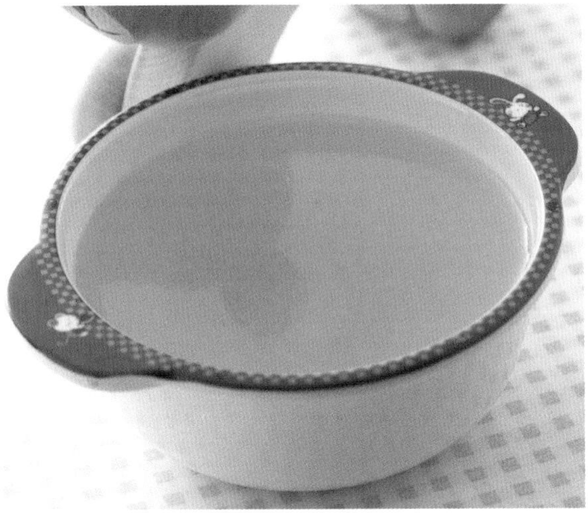

鸡骨高汤

原料

鸡胸骨400克

调料

盐少许

做法

❶ 鸡胸骨洗净，用刀背稍打裂。

❷ 净锅倒入水，下鸡胸骨汆水去血渍，捞出洗净。

❸ 在煲内倒入500毫升清水，放入鸡胸骨煮透，过滤出汤汁，加盐调味，凉后去除表面油脂即可饮用。

专家点评

鸡肉中含有维生素E，蛋白质的含量也较高，对营养不良、畏寒怕冷、乏力疲劳有很好的食疗作用。鸡肉还可以增强孩子自身对病毒的抵抗力。此汤孩子喝起来不会感觉油腻，这是一款有助于孩子骨骼健康生长的汤品。

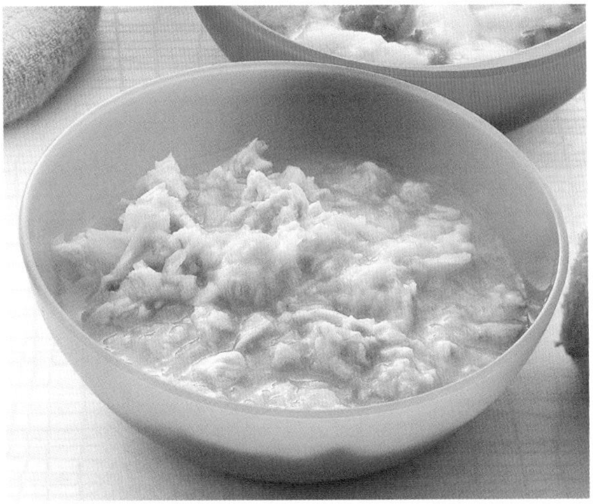

蔬菜鸡肉麦片糊

原料

速溶麦片50克，白菜、鸡肉各适量

调料

鸡骨高汤100毫升，盐0.5克

做法

❶ 白菜洗净，撕成小片；鸡肉收拾干净，剁细后加盐腌渍入味。

❷ 将白菜与鸡肉放入碗中抓匀，上蒸笼蒸熟，取出。

❸ 将鸡骨高汤加热，加入速溶麦片，倒入蒸熟的白菜与鸡肉，搅成糊即可。

专家点评

白菜含有丰富的粗纤维，不但能起到润肠、促进排毒的作用，还能刺激肠胃蠕动、促进大便排泄、帮助消化。鸡肉中富含大量的蛋白质和维生素，能增强孩子的食欲，促进孩子的骨骼发育。麦片又是粗粮食品，也含有大量的膳食纤维，有助于孩子排便，是孩子健康成长发育的重要辅食之一。

粳米

别名：白米、粳粟米、稻米、硬米。

性味归经：性平，味甘。归脾、胃、肺经。　热量：1435千焦/100克

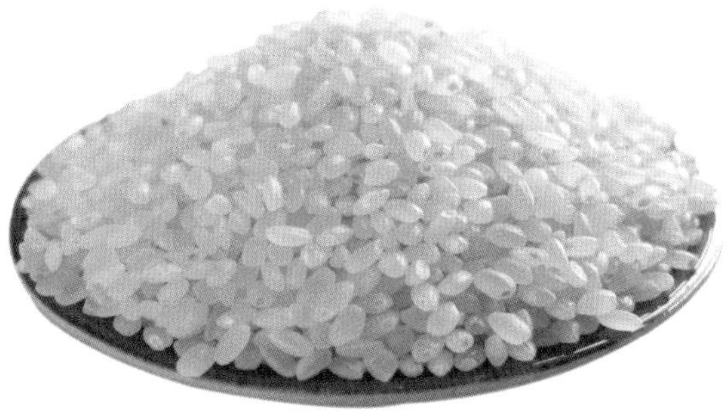

主要营养素

粗纤维、蛋白质

粳米米糠层的粗纤维分子有助于胃肠蠕动，对胃病、便秘、痔疮等疗效很好。粳米中的蛋白质含量丰富，蛋白质是构成身体和生理功能的重要物质，是成长中不可或缺的营养物质。

食疗功效

粳米能提高人体免疫功能，促进血液循环。粳米有健脾和胃、补中益气、除烦渴、止泻痢的功效，能使五脏血脉精髓充盈、筋骨肌肉强健，它可刺激胃液分泌，有助于消化，且能帮助脂肪的吸收。粳米对脾胃虚弱、烦渴、营养不良、病后体弱等病症也有很好的食疗效果。

搭配宜忌		
宜	粳米+牛奶	补虚损、润五脏
忌	粳米+马肉	易引发瘤疾

红枣鱼肉粥

原料

粳米150克，红枣（干）25克，鱼肉50克

调料

白糖、葱段适量

做法

❶ 将粳米淘洗干净，用冷水浸泡30分钟，捞出，沥干水分；红枣洗净，去核 。

❷ 鱼肉清洗干净后，切小片，将鱼刺挑出。

❸ 锅中加适量水，放入粳米、鱼肉和红枣，先用大火烧沸，再转小火熬煮。

❹ 待米粥烂熟时，下白糖和葱段，再稍煮片刻即可。

专家点评

红枣含有大量的铁、维生素 C 等营养素，有助于孩子身体和大脑发育，可防治孩子缺铁性贫血。粳米米糠层的粗纤维分子有助胃肠蠕动，对孩子便秘有很好的疗效。鱼肉含有促进大脑发育的物质。

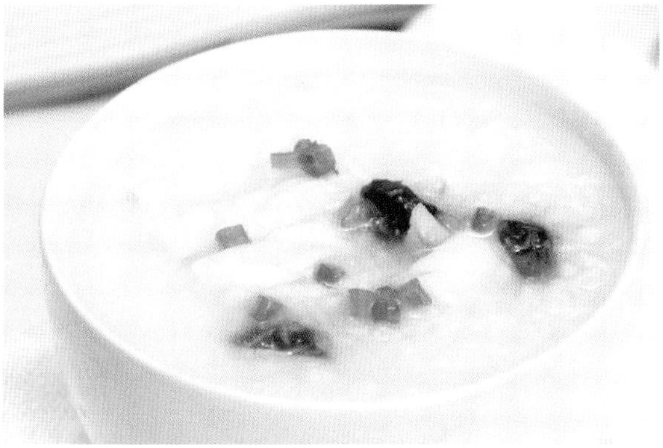

玉米

别名：苞谷、珍珠米、玉高粱、御麦、西番麦、苞米。

性味归经：性平，味甘、淡。归胃、大肠经。 热量：820千焦/100克

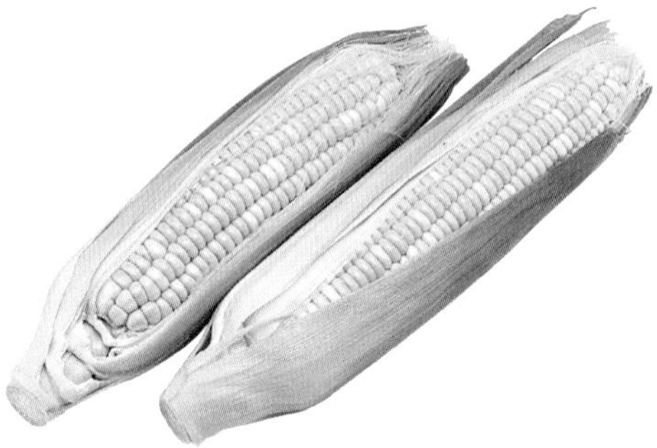

营养成分表

营养素	含量（每100克）
蛋白质	4克
脂肪	1.2克
碳水化合物	19.9克
膳食纤维	2.9克
维生素A	—
维生素C	16毫克
维生素E	0.46毫克
烟酸	1.8毫克
铁	1.1毫克
锌	0.9毫克
磷	117毫克
镁	32毫克

搭配宜忌		
宜	玉米+大豆	提高营养价值
宜	玉米+花椰菜	健脾益胃、助消化
忌	玉米+田螺	引起中毒
忌	玉米+红薯	造成腹胀

主要营养素

镁

玉米中富含的镁能够促进骨骼形成，对维持骨骼和牙齿的强度和密度具有重要作用。

食疗功效

玉米具有开胃益智、增强记忆力的作用，玉米中含有一种特殊的抗癌物质——谷胱甘肽，它进入人体内可与多种致癌物质结合，使其失去致癌性。玉米含有丰富的膳食纤维，不但可以刺激肠蠕动，防止便秘，还可以促进胆固醇的代谢，加速肠内毒素的排出。玉米还含有丰富的B族维生素、烟酸等，能保护神经传导和胃肠功能。

选购保存

玉米以玉米粒整齐、饱满、无缝隙、色泽金黄、表面光亮的为佳。玉米棒可风干水分保存。如需保持新鲜的玉米，可留3层玉米的内皮，不去玉米须，不清洗，放入保鲜袋或塑料袋中，封口，放入冰箱储存即可。

♥ 温馨提示

玉米的营养并不全面，如果把玉米作为孩子的主食容易导致营养不良，不利于孩子的成长。但是，玉米中的某些营养成分又是其他食物无法替代的，因此，父母可将玉米制作为点心或零食让孩子食用。但玉米不易消化，孩子不宜多食。

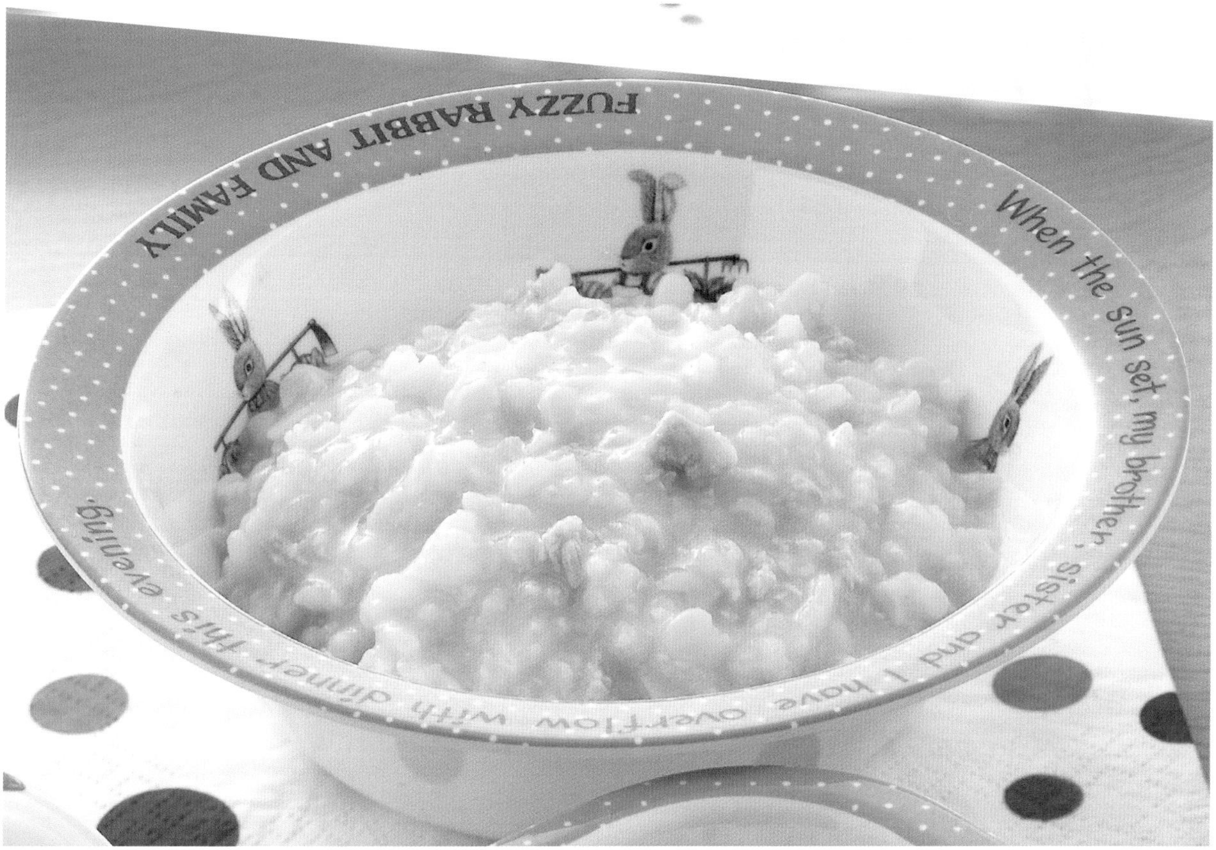

玉米碎肉粥

原料

粳米10克，玉米粒、猪瘦肉各50克

调料

盐少许

做法

❶ 粳米洗净，加水浸泡10分钟；玉米粒洗净；猪瘦肉洗净剁碎。

❷ 水入锅，烧开后放入粳米、玉米粒和猪瘦肉。

❸ 煮稠成粥后，加少许盐调味，盛碗即可。

专家点评

这个阶段的孩子消化能力还不是很好，猪瘦肉相对肥肉而言，更容易被消化吸收。另外，猪瘦肉中含有丰富的蛋白质和脂肪，能补充孩子身体所需的热量和脂肪。玉米是粗粮中的佳品，含有蛋白质、脂肪、淀粉、磷、铁、维生素等身体所需的营养素，且颜色艳丽，更容易引起孩子的食欲。此款粥含有人体所需的淀粉、碳水化合物、维生素等多种营养成分，能帮助孩子的身体更强壮。

黑米

别名：血糯米。

性味归经：性平，味甘。归脾、胃经。

热量：276千焦/100克

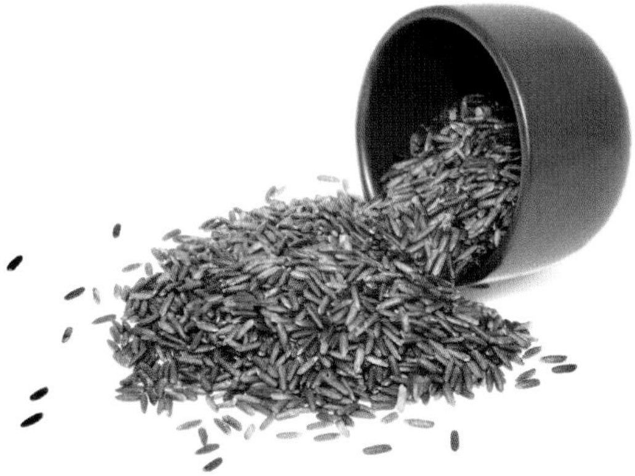

主要营养素

无机盐、维生素C

黑米所含无机盐比粳米高1~3倍。这些无机盐对孩子的骨骼和牙齿的发育都很重要。黑米还含有丰富的膳食纤维，可促进肠胃蠕动。黑米中含有的维生素B_1能保护孩子的手、足、神经。

食疗功效

黑米具有健脾开胃、益气强身、补肝补肾等功效，是防病强身的滋补佳品。同时，黑米中还含B族维生素、蛋白质等，对于流感、咳嗽都有食疗保健作用。此外黑米还具有健脾暖肝、明目活血的作用，可以辅助治疗贫血、头昏、视物不清、头发早白等多种病症。

搭配宜忌		
宜	黑米+牛奶	益气、补血、生津、健脾胃
	黑米+红豆	可气血双补

黑米粥

原料

黑米80克

调料

白糖少许

做法

❶ 黑米洗净，置于冷水锅中浸泡半小时，捞出沥干水分。

❷ 锅中加入适量清水，放入黑米以大火煮至开花。

❸ 再转小火将粥煮至呈浓稠状，调入少许白糖即可。

专家点评

黑米是一种蛋白质、维生素及纤维素含量丰富的食品，还含有人体不能自然合成的多种氨基酸和微量元素，具有滋阴补肾、明目聪耳的功效。黑米中富含的粗纤维也能促进孩子的肠胃蠕动，有助于孩子的排便。此粥对孩子有很好的食补作用。

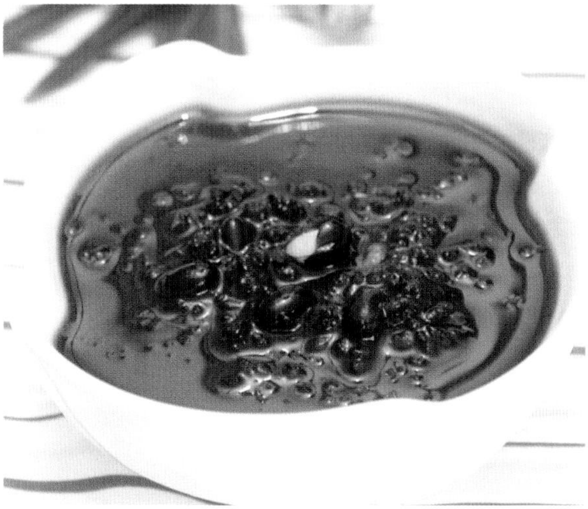

紫米

别名：紫鹊界贡米、云南香紫米、墨江紫米。

性味归经：性平，味甘。归脾、胃、肺经。　　热量：1332千焦/100克

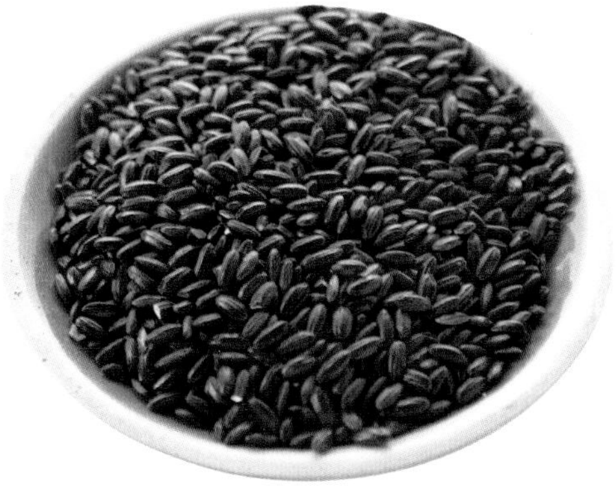

主要营养素

膳食纤维、钙

紫米中膳食纤维含量高，有充盈肠道、促进肠道蠕动等作用。紫米中的钙能保证孩子体内钙质平衡，对维持强健的骨骼和健康的牙齿等都有一定作用。

食疗功效

紫米含有淀粉、蛋白质、脂肪、膳食纤维、多种维生素，同时含有钙、镁、钾、钠等多种矿物质，且氨基酸含量丰富，对改善儿童的精神状态、使注意力集中、防治缺铁性贫血、促进发育、增强抗病能力有一定的效用。

搭配宜忌		
宜	紫米+牛奶	益气补血、健脾胃
	紫米+粳米	开胃益中、明目
忌	紫米+绿豆	作用相反

紫糙米甜南瓜粥

原料

泡好的粳米15克，泡好的紫米、糙米各5克，甜南瓜20克，水适量

做法

1. 粳米和糙米洗净备用。
2. 煮熟的南瓜磨碎。
3. 碎南瓜加水熬煮，再倒入粳米和糙米煮熟，最后再放入紫米熬煮。

专家点评

糙米中的蛋白质质量较好，氨基酸的组成比较完全，孩子容易消化吸收，含有较多的脂肪和碳水化合物，短时间内可以为人体提供大量的热量。南瓜中含有丰富的锌，参与人体内核酸、蛋白质的合成，是肾上腺皮质激素的固有成分，为孩子生长发育的重要物质。紫米中含有大量的钙质，可以促进孩子骨骼、牙齿的健康发育，还可增强孩子的免疫力。

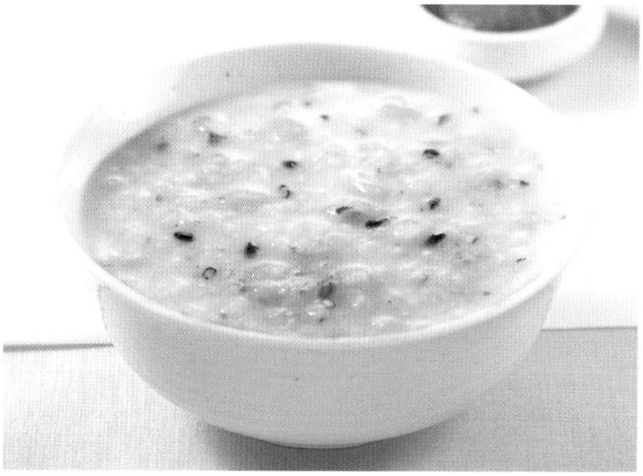

鳕鱼

别名：鳘鱼、大头青、大口鱼、大头鱼。

性味归经：性平，味甘。归肠、胃经。

热量：352千焦/100克

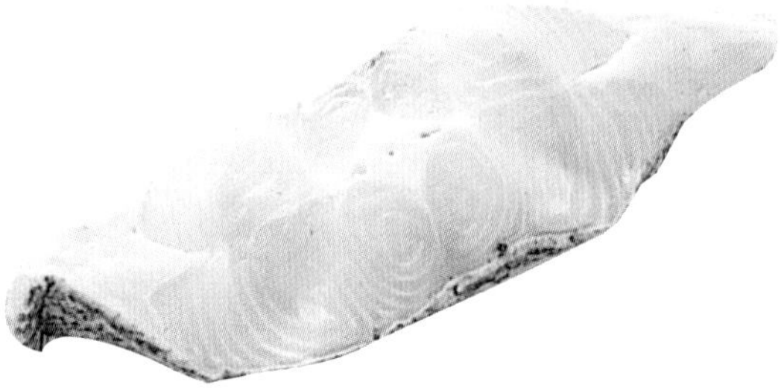

主要营养素

蛋白质、镁

鳕鱼的鱼脂中含有球蛋白、白蛋白及磷的核蛋白，还含有儿童发育所必需的各种氨基酸，易被消化吸收，对孩子的大脑发育、智力和记忆力都有促进作用。

食疗功效

鳕鱼含丰富的蛋白质、维生素A、钙、镁、硒等营养素，营养丰富、肉味甘美。鳕鱼低脂肪、高蛋白、刺少，具有高营养、低胆固醇、易于被人体吸收等优点。鳕鱼的肝脏含油量高，除了富含普通鱼油所含有的二十二碳六烯酸（DHA）、二十二碳五烯酸（DPA）外，还含有人体所必需的维生素A、维生素D、维生素E和其他多种维生素。鳕鱼鱼肝油中这些营养成分的比例，正是人体每天所需要营养量的最佳比例。

搭配宜忌		
宜	鳕鱼+咖喱	帮助消化
	鳕鱼+辣椒	增进食欲
忌	鳕鱼+香肠	损害肝功能

鳕鱼蘑菇粥

原料

粳米80克，冷冻鳕鱼肉50克，蘑菇20克，青豆20克，枸杞子少许

调料

盐、姜丝少许

做法

1. 粳米洗净；鳕鱼肉洗净，用盐腌渍去腥；青豆、蘑菇洗净。
2. 锅置火上，放入粳米，加适量的清水煮至五成熟。
3. 放入鳕鱼、青豆、蘑菇、姜丝、枸杞子煮至粥黏稠即可。

专家点评

蘑菇中维生素 D 的含量很丰富，有益于孩子的骨骼健康。蘑菇中膳食纤维含量也超过一般蔬菜，能有效防止便秘，其还含有一种蛋白，能有效地阻止癌细胞合成，具有一定的抗癌作用。鳕鱼中也含有促进孩子智力发育的营养素，食用后有益于孩子的大脑健康发育。经常食用这款粥，能促进孩子的大脑发育及增强孩子的抵抗力。

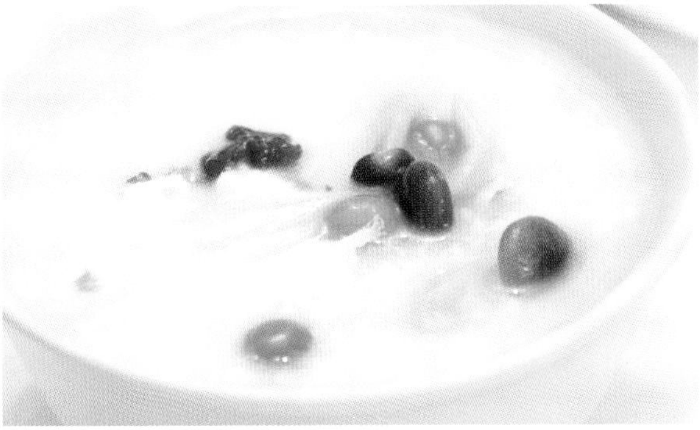

鲢鱼

别名：鲢子、白鲢、水鲢、跳鲢、白胖头。

性味归经：性温，味甘。归脾、胃经。

热量：435千焦/100克

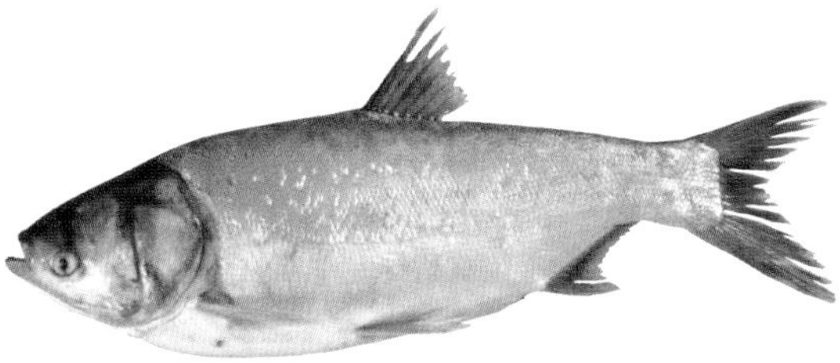

主要营养素

胶原蛋白、钙

鲢鱼能给人体提供丰富的胶原蛋白，对于孩子皮肤粗糙、头发干脆易脱落等症有一定疗效，还可让皮肤免受太阳光紫外线的损害。鲢鱼中也含有孩子骨骼和牙齿发育的钙。

食疗功效

鲢鱼能治疗脾胃虚弱、食欲减退、瘦弱乏力、腹泻等症，还具有温中暖胃、散热、补气、泽肤、乌发、养颜等功效，对于脾胃虚寒体质、溏便、皮肤干燥者也有很大的作用，特别适合在冬天食用。鲢鱼富含蛋白质、脂肪酸，能促进智力发育，对于心脑血管疾病、癌症等具有明显的食疗作用。

搭配宜忌		
宜	鲢鱼+豆腐	解毒美容
	鲢鱼+白萝卜	利水消肿
忌	鲢鱼+西红柿	不利于营养的吸收
	鲢鱼+甘草	引起中毒

鲢鱼豆腐汤

原料

鲢鱼350克，豆腐125克，杏仁25克，枸杞子少许

调料

姜片少许，花生油各适量

做法

❶ 将鲢鱼杀洗干净，斩块；豆腐洗净切块；杏仁洗净备用。

❷ 汤锅上火，倒入花生油、姜片炝香，下鲢鱼稍煎一下，倒入水烧沸，下入豆腐、杏仁用小火煲至熟，最后加入枸杞子即可。

专家点评

杏仁富含蛋白质、脂肪、糖类、胡萝卜素、B族维生素、维生素C、维生素P以及钙、磷、铁等营养成分，具有生津止渴、润肺定喘、润肠通便的功效，能够促进皮肤微循环，使皮肤红润光泽。鲢鱼富含大量的蛋白质以及卵磷脂，对孩子的智力发育很有帮助。孩子经常食用这道汤，有助于健康成长。

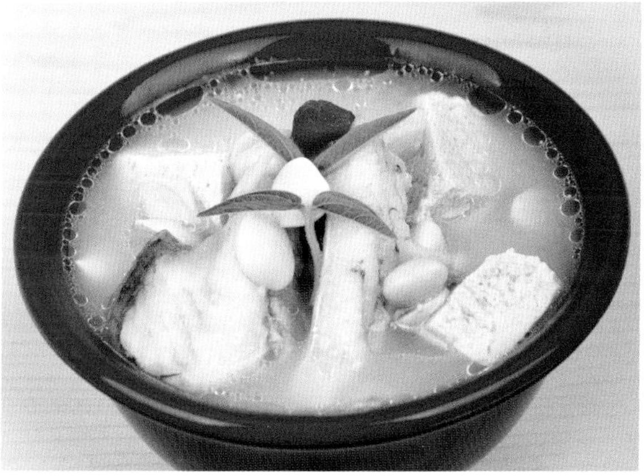

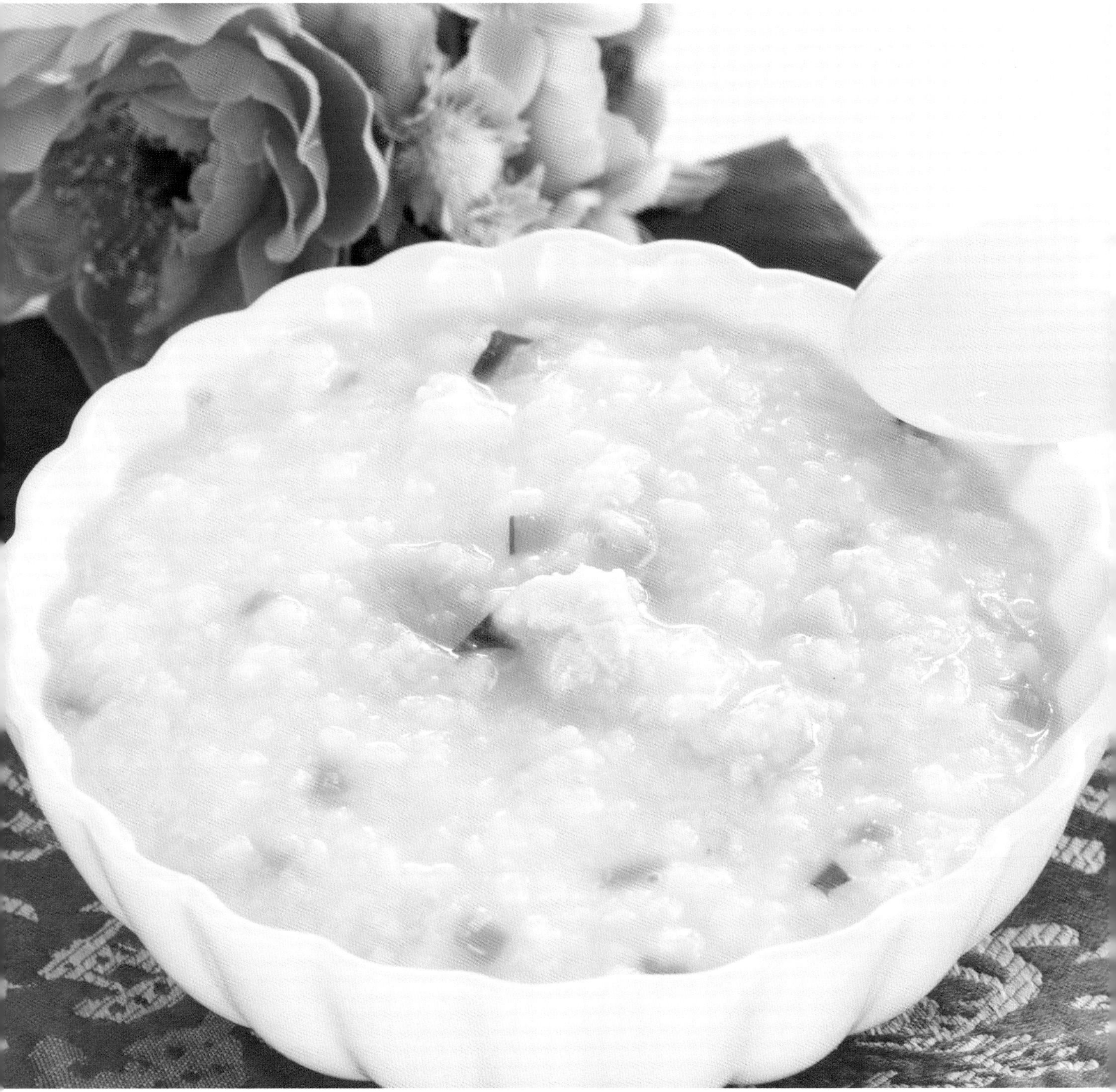

CHAPTER 04

10～12个月孩子的喂养指南

孩子10～12个月的时候，爸爸妈妈可以为孩子制作一些烂饭、馒头、肉末、碎菜和水果等食物，丰富食物种类。还可以适当提高孩子的食量，每天喂食2～3次辅食代替1～2次母乳，以补充孩子身体发育所需的营养素。

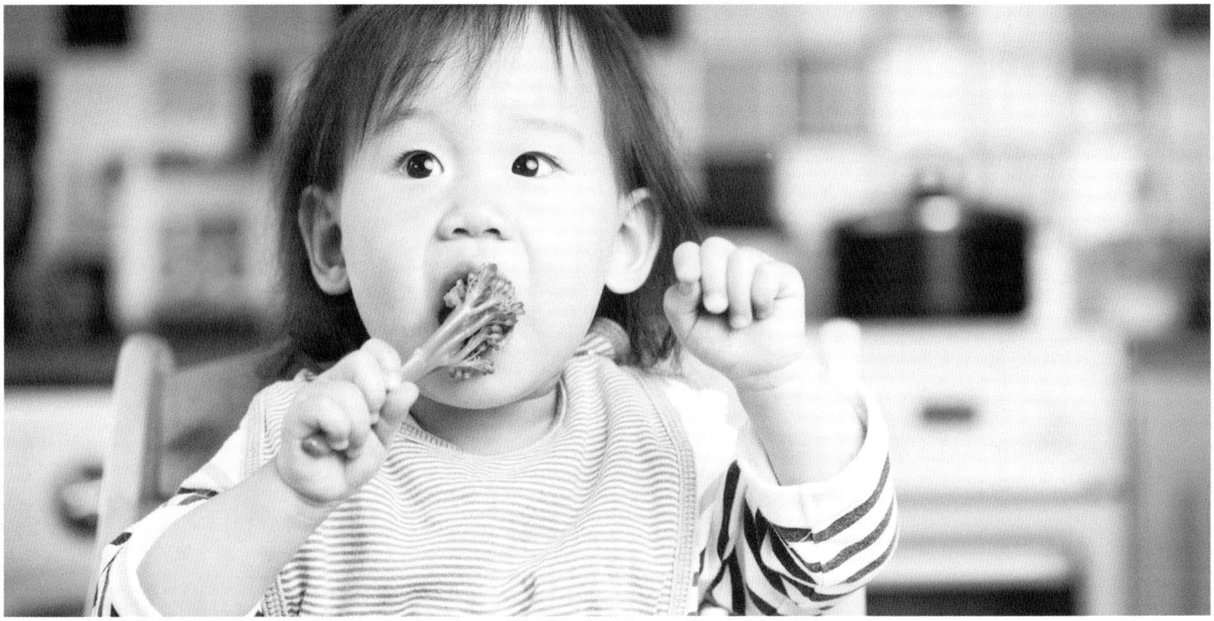

喂养须知

孩子快1岁了，身体各方面有了显著的变化。对于此阶段孩子的喂养，有什么需要注意的呢？爸爸妈妈可以仔细了解一下。

培养孩子良好的饮食习惯

培养孩子良好的饮食习惯要从辅食添加开始，训练孩子规律饮食，要给孩子创造安静的饮食环境，还要在固定的饮食地点进食。那么，培养孩子良好的饮食习惯究竟要怎么做呢？

如果孩子拒绝吃饭，父母不要强迫他进食，不能将吃饭变为一场“战争”。在尊重孩子的同时，先去了解他不愿意进食的原因。如果是因为吃太多零食，妈妈就要控制他的零食摄取量了，到正常进餐之前，不让他吃任何零食。如果是因为贪玩或被某一事物吸引而不愿意吃饭，可以给予适当的惩罚。

10～12个月的孩子颈部和背部的肌肉已经明显成熟，能够稳稳地坐在专属的婴儿高背椅上，手和嘴的配合协调性已经有了一定的进步，已经具备了自己进食的基本能力。此时，妈妈可以为孩子准备专属座椅和婴幼儿专用的餐具，创造孩子自己进食的环境，鼓励孩子自己进食。

在孩子自己进食的过程中，爸爸妈妈要有耐心，如果孩子能够顺利完成，这不仅能锻炼孩子的综合能力，还可以增强孩子的自信心。妈妈还可以邀请孩子到餐桌上和家人共同进餐，大家一起享受美食，孩子会受到感染，从而增加食欲。在进餐时，注意不要让他成为全桌人关注的中心。

如何应对孩子的挑食、厌食

经过前一阶段的辅食喂养，这一阶段的孩子表达自我的意识更加强烈了，尤其是在饭桌上。有些孩子开始对妈妈精心制作的辅食挑三拣四：只吃某一样食物，或者只吃几口就拒绝再吃……整个饭桌就像是一场以妈妈和孩子为主角展开的持久战。妈妈常在喂食时使出浑身解数，就为了孩子能多吃两口，保证营养均衡，使孩子健康成长。其实，孩子挑食与妈妈的喂养方法有很大关系，妈妈们不妨试试下面这些方法，及时纠正孩子的挑食、厌食行为。

丰富食物种类

为孩子准备辅食的时候，妈妈应经常变换辅食的种类和口味。不同口味和颜色的辅食，能够从视觉和味觉上吸引孩子的注意力，提高他们进食的兴趣。如果每天都是同样的食物，即使是成人也会因每天一成不变的食物而感到厌烦。相反，如果妈妈在菜色和口感上多做一些改变，不仅能满足孩子的营养添加需求，还能提高孩子对食物的兴趣。孩子每餐食物种类以2～3种为宜，这样不仅能满足孩子生长发育对营养的需求，还有益于消化和吸收。

及时鼓励和表扬

任何一个孩子都希望得到父母的鼓励。父母的夸奖和鼓励，不仅可以激励孩子下一次吃饭时好好表现，还能培养他的自信心。当孩子在饭桌上有不错的表现时，妈妈一定要及时表扬他。在以后进餐时，妈妈还可以以某一次孩子的良好表现作为范例来激励孩子，甚至还可以以比赛的形式来鼓励孩子进餐。

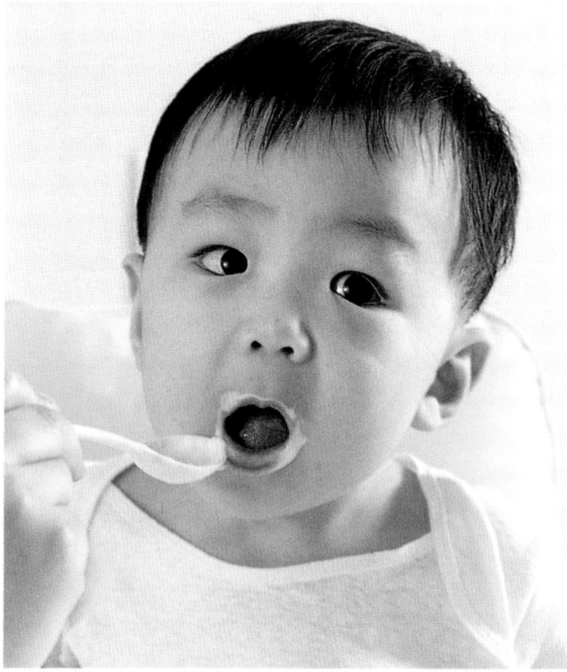

妈妈应该经常变换孩子的辅食种类、辅食口味。

父母要做好榜样

偏食不是天生的，很多孩子都是因受家人不良饮食习惯的影响造成的。例如，父母对某一种蔬菜或水果表现出不喜欢甚至厌恶的情绪，那么，孩子会在父母的影响下也讨厌这种蔬菜或水果。因此，培养孩子不挑食的饮食习惯，首先父母在饭桌上不要挑食，以免给孩子造成某些菜不好吃的印象。其次，如果父母想让孩子喜欢新鲜的水果和蔬菜，自己也要喜欢并常吃这些食物，在饭桌上给孩子树立好的榜样。

控制孩子的零食

吃饭前要控制好孩子的零食摄取量，特别是在饭前1小时内。因为零食吃多了，会影响孩子正餐时的食欲。虽然控制孩子饭前的零食是必需的，但并不是说要禁止孩子吃零食，这样往往容易引起反效果。在正常饮食之间添加零食喂养的孩子比只吃正餐的孩子在营养方面会更均衡一些。妈妈需要做的是正确地引导孩子的零食时间、控制零食的摄取量、制定健康的零食方案。

不要逼迫进食

很多父母以孩子的健康为目的，从经验出发，经常逼迫孩子再多吃一口。其实，孩子食量时大时小是很正常的，不应以孩子哪次吃得多作为孩子进食的标准。逼迫进食不仅容易损伤脾胃功能，导致营养不良，还容易伤害孩子的心理健康，对进食产生恐惧感。正确的喂食方法是：用几天的时间仔细观察孩子的日均进食量，如果孩子的进食量在平均值附近，身高体重也正常，就说明孩子的生长发育正常，妈妈就不用为孩子某天吃得少而担心着急。

用饮食调理孩子的体质

孩子的体质由先天遗传和后天调养而决定。先天的条件与妈妈的体质和孕育时的营养补充等各方面有关，后天调养则与生活环境、季节气候、食物调养、药物、运动等多种因素相关，其中，饮食调养是最重要的，也是父母最容易掌控的。出生时体质较好的孩子，会因为喂养不当而使体质变弱，而先天不足的孩子，如果在后天的喂养中，能够调理得当，体质也会逐渐增强，因此，家长根据孩子的具体情况调整饮食，对孩子的体质强弱有很重要的作用。

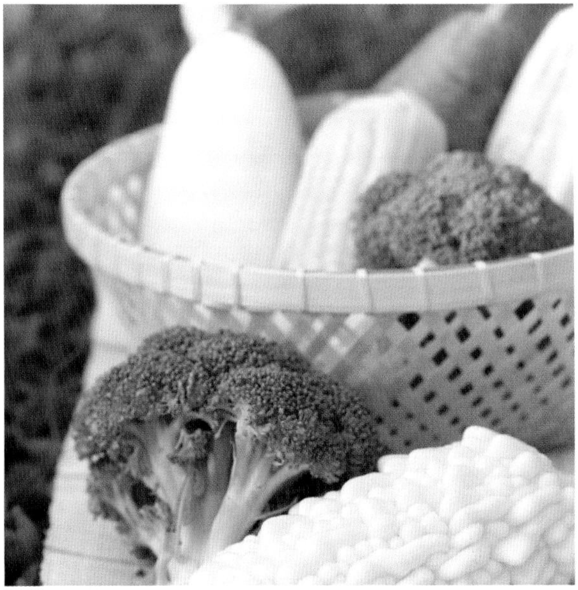

根据体质选择食物。

孩子的体质分为以下几种，家长可针对孩子的体质进行调整。

健康型体质：健康型体质的孩子身体壮实、面色红润、精神饱满、胃口好、大小便规律。饮食调养的原则是保证食物多样化和营养均衡。

寒型体质：寒型体质的孩子形寒肢冷、面色苍白、不爱说话、胃口不好，吃生冷食物后容易腹泻。饮食调养原则是温养胃脾，妈妈可多给孩子吃如羊肉、牛肉、鸡肉、核桃、桂圆等性温的食物，不要给孩子食用西瓜、冬瓜等寒凉的食品。

热型体质：热型体质的孩子形体壮实、面赤唇红、畏热喜凉、口渴多饮、烦躁易怒、胃口欠佳且大便易秘结。这一类型的孩子易患咽喉炎，外感后容易发高热。饮食调理的原则应以清热为主，要多吃性寒凉的食物，如苦瓜、冬瓜、白萝卜、绿豆、芹菜、鸭肉、梨、西瓜等。

虚弱体质：虚型体质的孩子的特征为面色萎黄、少气懒言、神疲乏力、不爱活动、汗多、胃口差、大便稀溏。此类孩子易患贫血和反复呼吸道感染，饮食调养的原则是气血双补，要多吃羊肉、鸡肉、牛肉、海参、鱼虾、黑木耳、核桃、桂圆等。不要给孩子食用苦寒生冷食品，如苦瓜、绿豆等。

湿型体质：湿型体质孩子的特征为爱吃肥甘厚腻的食物，形体多肥胖、动作迟缓、大便稀溏。饮食调养原则以健脾运湿、化痰为主，可以多给孩子吃高粱、扁豆、海带、白萝卜、鲫鱼、橙等食物。不要给孩子食用甜腻酸涩的食物，如石榴、蜂蜜、红枣、糯米、冰镇饮料等。

根据季节给孩子添加辅食

一年四季，气候各有不同，有春暖、夏热、秋燥、冬寒之特点，孩子的饮食也要根据季节的轮换而进行适当调整。

春季，气候由寒转暖，万物复生，是传染病和咽喉疾病易发季节，在饮食上应清温平淡，主食可选用粳米、小米、赤小豆等，牛肉、羊肉、鸡肉等副食品不宜过多。春季蔬菜品种增多，除应多选择绿叶蔬菜如小白菜、油菜、菠菜等外，还应给孩子吃些白萝卜汁、凉拌白萝卜丝等。这样不仅能清热，而且可以利咽喉，预防传染病。

夏季，气候炎热，体内水分蒸发较多，加之易食生冷食物，胃肠功能较差，此时不仅要注意饮食卫生，还要少食油腻食物，可适当多吃些瘦肉、鱼类、豆制品、酸奶等高蛋白食物，还可多食新鲜蔬菜和瓜果。

秋季，气候干燥，也是瓜果旺季，宜食生津食品，可多给孩子吃些梨，以防秋燥。还要注意饮食品种多样化，不要过多食用生冷的食物。

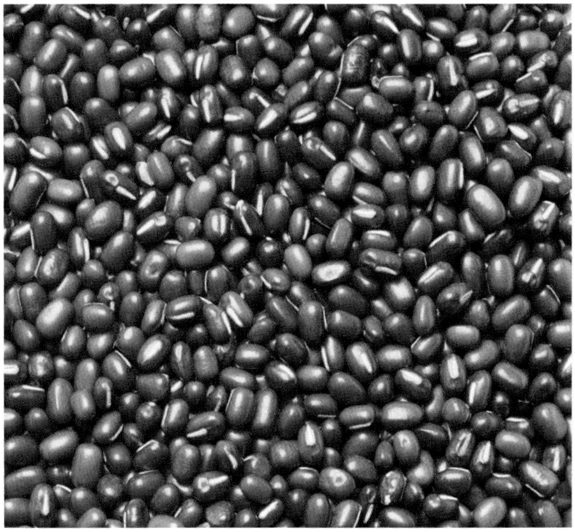

赤小豆味甘，性平，可在春季煮汤给孩子食用。

冬季，气候寒冷，膳食要有足够的热能，可多食些牛肉、羊肉等厚味食物。避免食用西瓜等寒冷食物，同时要多吃些绿叶蔬菜和柑橘等。

防止孩子营养过剩

随着生活水平的提高，孩子营养过剩的现象也越来越普遍了。这不仅影响孩子的大脑发育，还会威胁孩子的身体健康。

营养过剩的孩子，最明显的表现为体形肥胖，这是因为孩子能量摄取超过消耗和生长发育的需要，体内剩余的能量转化为脂肪堆积在体内所造成的。而之所以会这样，喂养不合理是主要原因。例如，用过多、过浓的配方奶粉代替母乳喂养；辅食添加不合理，养成孩子不喜欢吃蔬菜，而喜爱高脂、高糖食物的偏好；喂养过于随意，未遵循定时定量、循序喂养的原则；家长为省事，降低看护难度，让孩子缺乏足够的运动机会等。

那么，体重究竟多少才算肥胖呢？

孩子的体重超过标准体重的10%为超重，超过20%为肥胖，超过40%为过度肥胖，爸爸妈妈可以用下面的公式测量孩子的体重是否正常。

出生后1～6个月：

体重（千克）=出生体重+月龄×0.6

出生后7～12个月：

体重（千克）=出生体重+月龄×0.5

出生后13～36个月：

体重（千克）=年龄×2+8

预防营养过剩，防治单纯性肥胖的主要方法是控制孩子饮食并增加孩子的运动量。控制饮食可以使吸收和消耗均衡，减少体内脂肪堆积；增加运动可以促进皮下脂肪的消耗，使肥胖程度逐渐减轻，还能增强孩子体质。需要注意的是，营养过剩的孩子，因为体重增加，心肺的负担加重，体力较差，所以即使增加运动量，父母也切忌急于求成，应该循序渐进地控制孩子的饮食，加强锻炼。

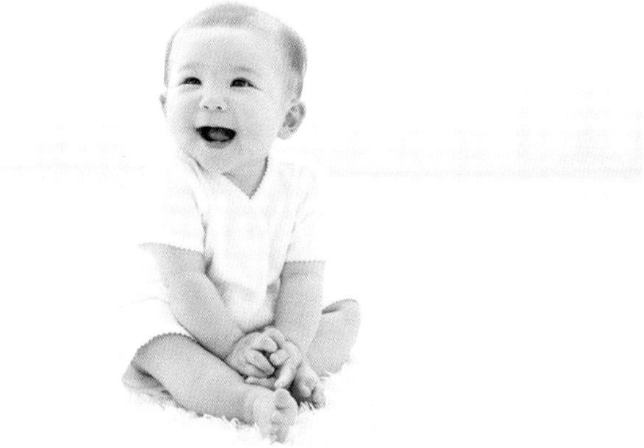

单纯性的肥胖主要是因为营养过剩，那么，瘦孩子就肯定不用担心营养过剩了吗？答案是否定的。

瘦孩子的体形较为瘦弱，有些父母会为他们额外补充营养，以免因为营养不良、能量不足而影响生理发育。然后，在补充营养时，一不注意，就会造成孩子维生素、矿物质过剩，相比肥胖而言，这类型的“营养过剩”对孩子的危害更大。例如，补钙过度易患低血压，并增加孩子日后患心脏病的危险；补锌过度可造成中毒，同时，锌还会抑制铁的吸收和利用，造成孩子缺铁性贫血；补充鱼肝油过度易导致维生素A、维生素D中毒，孩子会出现厌食、表情淡漠、皮肤干燥等多种症状。

对于体形瘦弱的孩子，如何预防营养过剩呢？

一方面，爸爸妈妈必须要知道，体形瘦弱不一定是营养不良，爸爸妈妈如果想要改善孩子的体形，需要做的是调整孩子的饮食，培养孩子良好的饮食习惯。另一方面，除非有明显的营养缺乏，经医生确诊，才可为孩子专门配备补充的营养素，若贸然为孩子补充营养，非但不必要，还有可能对孩子的健康造成威胁。

有的爸爸妈妈发现自己的孩子比其他的同龄孩子瘦小，心里焦急，就不断给孩子增加营养因而引起孩子肥胖。实际上每个孩子的个体差异很大，有各自的生长轨迹，只要孩子在正常范围内生长，生长速度正常，则无需过虑。

为预防孩子的营养过剩所引起的肥胖，爸爸妈妈要定期给孩子做检查，测量体重、身高，当发现体重增加过快时，爸爸妈妈应及时注意，并要适当控制孩子的饮食。此外，要从小培养孩子热爱运动的兴趣，让孩子多爬行，保持活泼好动的兴趣，这样也能促进孩子对食物的消化吸收。

本阶段的喂养要点

10～12个月的孩子，每天的营养绝大多数来源于辅食，而此时的孩子，已经有了5～6颗乳牙，咀嚼能力进一步提升。在孩子学会咀嚼食物、学会用牙龈磨碎食物的前提下，孩子的辅食可由原来每天2次增加到3次，可分别在一天中10时、14时和18时进行。此时，要注意控制孩子的进餐时间和进餐习惯，以培养孩子良好的饮食习惯，如进餐时间以20～30分钟为限，让孩子坐在儿童餐椅上，和大人一同吃饭等。

在此期间，父母要注意孩子的营养平衡，在制作辅食时，要考虑到均衡膳食，保证蛋白质和热量的供应，蔬菜和水果以及荤素的合理搭配，并密切关注孩子有无偏食的倾向。由于此时孩子的个体差异性已经越来越明显，在食物制作和进食量上需要根据孩子的实际情况进行调整，父母切忌与其他孩子进行比较，进而影响孩子的饮食。

这一阶段的孩子由于辅食次数和食量的增加，对母乳和配方奶类的需求量可以相应减少了。一般情况下，此阶段孩子的食量是成人食量的1/3～1/2，每餐的辅食量可增加到半小碗左右，将母乳和配方奶类喂养作为补充即可。

父母在为这一阶段的孩子制作辅食时，可以不必像之前一样，做得那么细、软、烂，但也不能过硬。有些蔬菜只要切成丝或薄片即可，主食也可用一些稀饭、软面条，甚至可以在稀饭中加入肉末、鱼末、土豆、胡萝卜等。因为经过不断的咀嚼训练，此时的孩子已经会用牙龈咀嚼并磨碎食物了，且经过一段时间的咀嚼食物，孩子可能已经不喜欢太软的流食或半流食了。

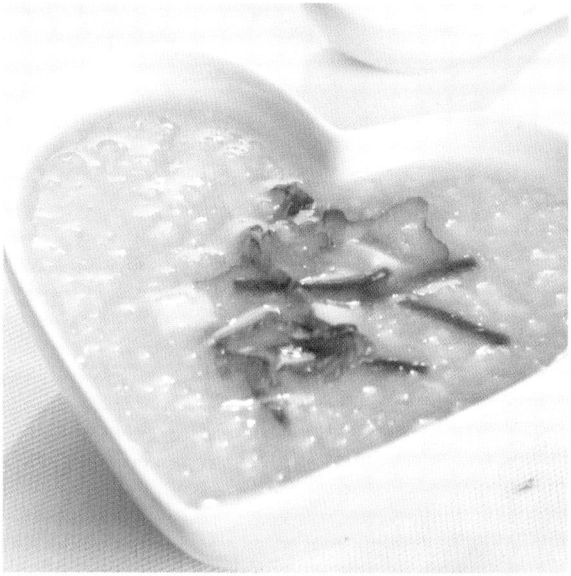

孩子的稀饭中可以添加一些切成丝或薄片的蔬菜。

9个月后是孩子建立进餐规律的阶段，他们开始在餐桌上占有一席之地了。他们正式进入离乳期，规律的进食将会慢慢替代乳品的营养地位。经过几个月的辅食添加训练，孩子耐受的食物范围扩大了，常见的食物已不在话下。虽然宝贝在餐桌上仍是个“小麻烦”，但这是让他们领会正常进食规律的一个重要过程。

如果辅食添加正常，9~12个月大的孩子每天应保持300~500毫升奶量，以满足生长发育的需要。很多父母担心孩子的心脏、肾脏功能发育不完善，不敢让孩子品尝咸、酸、甜、油的食物，实际上，适当的味觉刺激能够调动宝贝的食欲，甚至可让他们更快乐、更聪明。

孩子宜吃的食物

这个阶段孩子可以食用的食材更多了，爸爸妈妈可以采用的制作方式也更丰富了。来了解一下如何为孩子制作健康又营养的辅食吧！

豆浆

别名：豆腐浆。

性味归经：性平，味甘。归心、脾、肾经。　热量：48千焦/100克

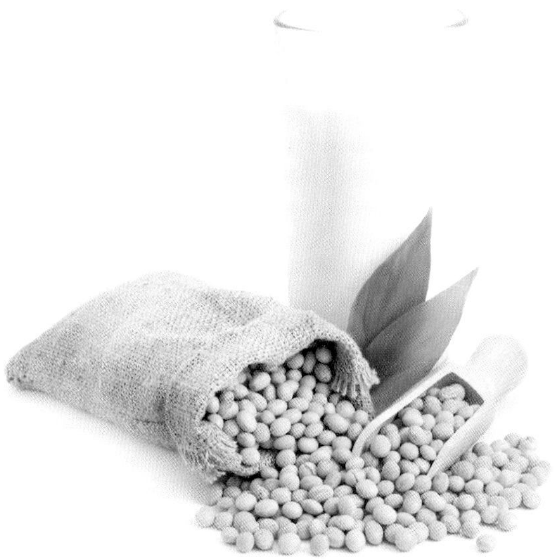

主要营养素

蛋白质、矿物质、维生素

豆浆含有丰富的植物蛋白、维生素B_1、维生素B_2、烟酸。豆浆还含有铁、钙、硒等元素，其所含的钙，比其他任何乳类都高，对孩子十分有益。

食疗功效

豆浆可维持人体正常的营养平衡，全面调节人体内分泌系统，降低血压、血脂，减轻心血管负担，增强心脏活力，促进血液循环，保护心血管，并有抗癌、增强免疫力等功效。常饮鲜豆浆能补充孩子身体所需的钙质，维持孩子骨骼和牙齿的正常发育，对有便秘症状的孩子还有很好的食疗功效。

选购保存

好的豆浆应有股浓浓的豆香味，浓度高，略凉时表面有一层油皮，口感滑爽。豆浆不能放在保温瓶里存放，否则会滋生细菌，使豆浆里的蛋白质变质，影响人体健康。

♥ 温馨提示

孩子喝豆浆是防治缺铁性贫血等多种病症的有效措施之一。个别孩子对黄豆豆浆有过敏反应，在喂食孩子的时候，一定要多加注意。有胃病等疾病的孩子，最好不要喝豆浆。

搭配宜忌		
宜	豆浆+花生	可润肤补虚、降糖降脂
宜	豆浆+核桃	可增强免疫力
宜	豆浆+莲子	滋阴清热、益气安神、降糖降压
忌	豆浆+红糖	会破坏营养成分

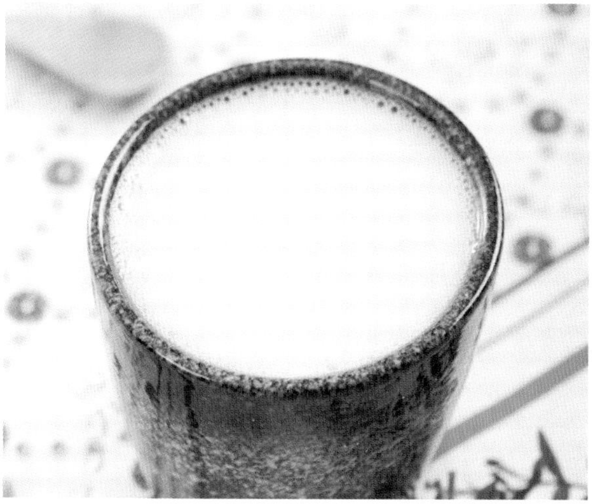

黄豆豆浆

原料

黄豆75克

调料

白糖适量

做法

❶ 黄豆加水浸泡6~16小时，清洗干净备用。

❷ 将泡好的黄豆装入豆浆机中，加适量清水搅打成豆浆，再将豆浆煮熟。

❸ 将煮好的豆浆过滤，加入白糖调匀即可。

专家点评

黄豆富含的优质蛋白质是植物中唯一类似于动物蛋白质的完全蛋白质，并且大豆蛋白不含胆固醇，可降低人体血清中的胆固醇，而且大豆蛋白中人体必需的氨基酸配比均衡，非常适合人体的需要。豆浆中还含有孩子大脑发育所需的卵磷脂，适量饮用，对孩子的大脑发育也很有益处。

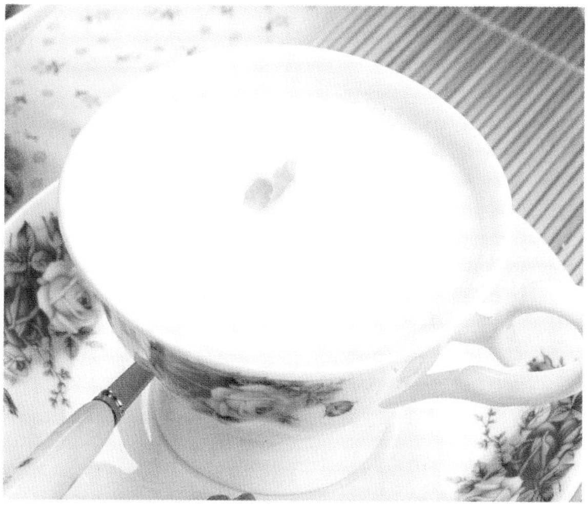

核桃豆浆

原料

黄豆100克，核桃仁30克

调料

白糖适量

做法

❶ 将黄豆泡软，清洗干净；核桃仁清洗干净。

❷ 将黄豆、核桃仁放入豆浆机中，添水搅打成豆浆，煮沸后滤出豆浆，加入白糖搅拌均匀即可。

专家点评

黄豆中富含蛋白质、钙、锌、铁、膳食纤维、卵磷脂、维生素 B_1 和维生素 E 等营养素，其所富含的钙能促进孩子骨骼和牙齿的发育，卵磷脂能促进孩子脑部的发育。核桃仁中含有较多的蛋白质及人体营养必需的不饱和脂肪酸，这些成分皆为大脑组织细胞代谢的重要物质，能滋养脑细胞，增强脑功能，对脑神经有良好的保健作用。用黄豆和核桃仁搅打的豆浆，可为孩子提供大脑及身体发育所需的营养。

樱桃

别名：莺桃、含桃、荆桃、樱珠、朱樱、朱果。

性味归经：性温，味甘、微酸。归脾、胃经。　　热量：184千焦/100克

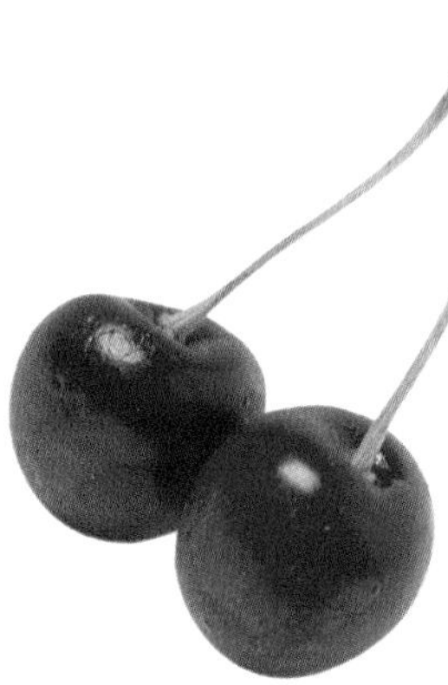

营养成分表

营养素	含量（每100克）
蛋白质	1.1克
脂肪	0.2克
碳水化合物	9.9克
膳食纤维	0.3克
维生素A	35微克
维生素C	10毫克
维生素E	2.22毫克
烟酸	0.6毫克
钙	11毫克
铁	0.4毫克
锌	0.23毫克
磷	27毫克

搭配宜忌		
宜	樱桃+蜂蜜	补中益气
	樱桃+银耳	补虚强身
忌	樱桃+牛肝	破坏维生素C
	樱桃+黄瓜	破坏维生素C

主要营养素

铁、维生素C

樱桃含铁量高，其含量位于各种水果之首，常食樱桃可补充身体对铁元素的需求，促进血红蛋白再生，可防治孩子缺铁性贫血。樱桃中维生素C含量也较多，能促进孩子骨骼和牙齿成长。

食疗功效

樱桃营养特别丰富，富含糖、蛋白质、维生素及钙、铁、磷、锌等多种元素。樱桃具有益气、健脾和胃、健脑益智的功效，还能使皮肤红润嫩白。此外，樱桃对调气活血、平肝祛热也有较好疗效，并有促进血红蛋白再生的作用。长期食用，可补充孩子身体所需的多用营养素，提高孩子的免疫力。

选购保存

应选颜色鲜艳、果粒饱满、表面有光泽、有弹性的樱桃，表皮稍硬为宜。樱桃通常最多保存3～7天。存放时，用纸盒存放在冰箱里，以保持鲜嫩的口感。储存时应该带着果梗保存，否则极易腐烂。

♥ 温馨提示

樱桃是孩子的理想水果，既可预防缺铁性贫血，又可增强体质。樱桃还具有消炎止痛的作用。发热、哮喘、咳嗽等患者不宜多食，以免对人体健康产生不利影响。

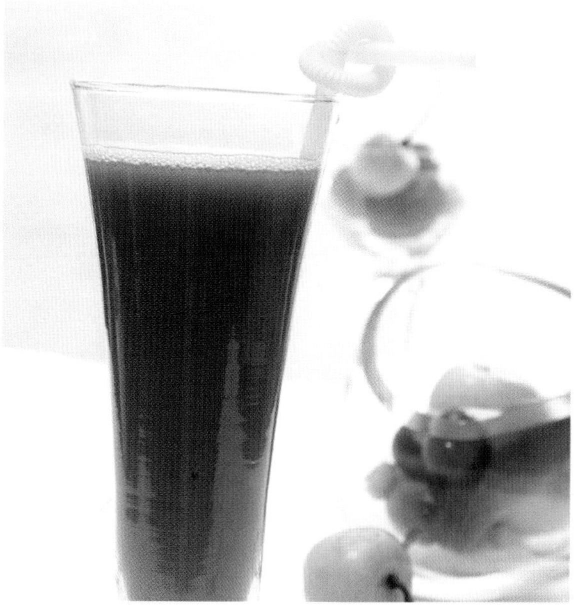

樱桃奶汁

原料

樱桃10颗，配方奶200 毫升

做法

❶ 将樱桃洗净去核，放入榨汁机中，倒入配方奶。

❷ 搅打均匀即可饮用。

专家点评

配方奶中含有大量的钙，能够满足孩子成长发育的需要。如果孩子缺钙不仅会影响牙齿的发育和骨骼的生长，严重者还可能导致肌肉痉挛、失眠等症状，而充足的钙质能够帮助孩子正常发育，也可稳定情绪，减少焦躁不安，以保证良好的睡眠。樱桃中富含铁，能够强化孩子的免疫功能，促进血液的带氧功能。所以，这道饮品能够很好地补充孩子的钙质和铁质。

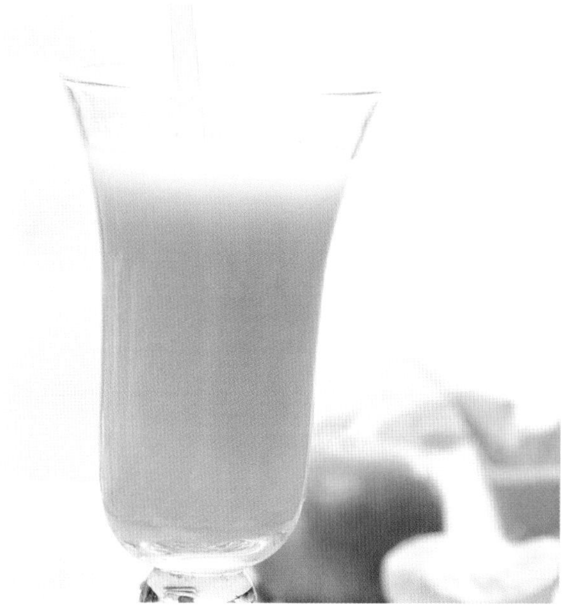

樱桃柚子汁

原料

柚子半个，樱桃100克，糖水、温开水各30毫升

做法

❶ 将柚子、樱桃洗净，去核切块。

❷将所有材料放入榨汁机，搅打1分钟后倒入杯中即可。

专家点评

樱桃含有丰富的铁元素。铁是合成人体血红蛋白、肌红蛋白的原料，还在人体血液中起着运输氧和营养物质的作用，可以提高人体免疫力，促进蛋白质合成以及能量代谢。柚子有增强体质的功效，它能使身体更易吸收钙及铁质。孩子适量地饮用本品，能够增强其自身抗病毒的能力，使其更加健康地成长。

草莓

别名：洋莓、红莓。

性味归经：性凉，味甘、酸。归脾、胃、肺经。　　热量：122千焦/100克

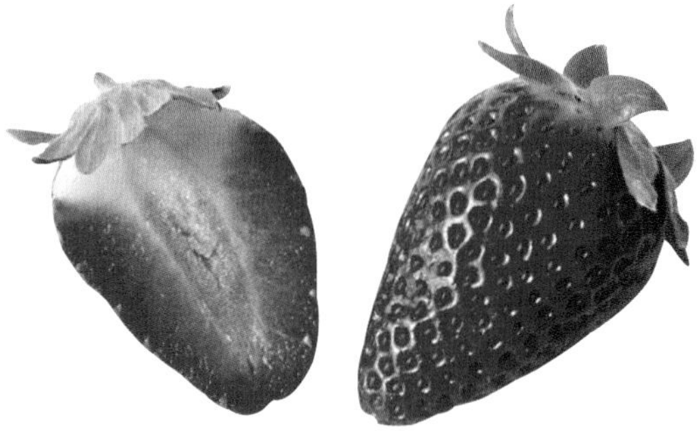

主要营养素

维生素C、膳食纤维

维生素C能消除细胞间的松弛与紧张状态，使脑细胞结构坚固，皮肤细腻有弹性，对孩子的大脑和智力发育有重要作用。膳食纤维可促进孩子的胃肠蠕动、帮助消化、改善便秘。

食疗功效

草莓具有生津润肺、养血润燥、健脾的功效，可以用于烦躁干渴、积食腹胀等，很适合给孩子食用，对食欲不振、消化不良等症状，也有一定的食疗功效。

搭配宜忌		
宜	草莓+冰糖	解渴除烦
宜	草莓+山楂	补虚养血
忌	草莓+黄瓜	破坏维生素C

草莓蛋乳汁

原料

草莓80克，配方奶150毫升，新鲜蛋黄1个

做法

❶ 将草莓洗净去蒂，放入榨汁机中。

❷ 加入配方奶、蛋黄，搅打均匀即可。

专家点评

草莓中富含铁、果糖、葡萄糖、柠檬酸、苹果酸等，还含有铁，能够预防孩子出现缺铁性贫血。配方奶中虽含铁量很少，却含有大量的钙，可以促进孩子的骨骼生长，能够满足孩子成长发育的需要。食用这道饮品后，补铁又补钙，是帮助孩子健康成长的佳品。

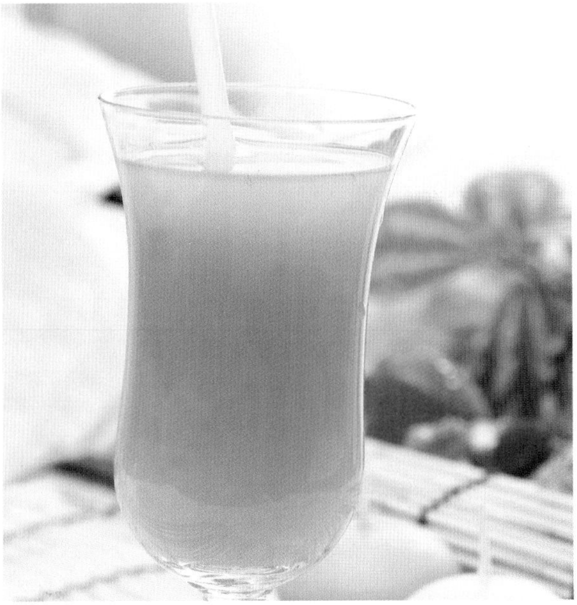

木耳菜

别名：藤菜、篱笆菜、胭脂菜、豆腐菜。
性味归经：性寒，味甘、酸。归心、大肠、小肠经。 热量：125千焦/100克

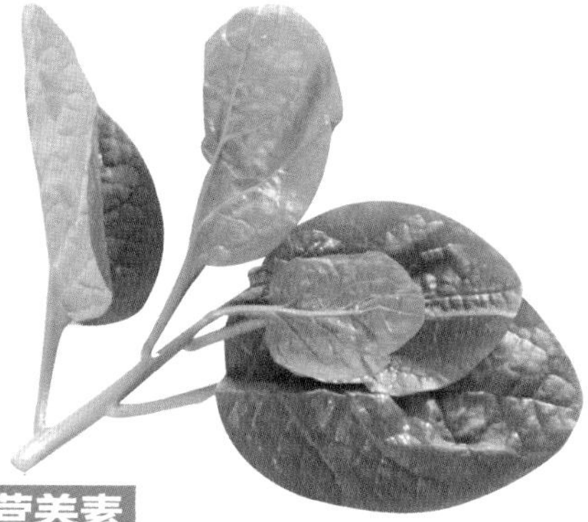

主要营养素

钙、铁

木耳菜中含有大量的钙质，能够补充孩子在成长期所需的钙，促进孩子的骨骼和牙齿的发育，还可稳定孩子的情绪，减少焦躁不安的情绪。木耳菜中又含铁，能够预防孩子缺铁性贫血。

食疗功效

木耳菜的嫩叶在烹调后清香鲜美，口感嫩滑，其营养素含量极其丰富，尤其钙、铁等元素含量最高，是最适合发育阶段的孩子的食材之一。木耳菜钙含量很高，是菠菜的2~3倍，其草酸含量极低，是补钙的优选经济菜。木耳菜还富含维生素A、B族维生素、维生素C和蛋白质，具有清热解毒、滑肠、凉血的功效，可用于辅助治疗孩子便秘、皮肤炎等疾病。

搭配宜忌		
宜	木耳菜+黄瓜	减肥塑身
忌	木耳菜+牛肉	对身体不利

木耳菜山楂粥

原料

木耳菜、山楂各20克，粳米100克

调料

冰糖5克

做法

❶ 粳米淘洗干净，用清水浸泡；木耳菜洗净；山楂洗净。

❷ 锅置火上，放入粳米，加适量的清水煮至七成熟。

❸ 放入山楂煮至米粒开花，再放入冰糖、木耳菜稍煮后调匀便可。

专家点评

木耳菜中含有丰富的钙和铁，比较容易被孩子吸收，从而补充孩子所需要的钙和铁，促进孩子的骨骼健康发育。木耳菜中还富含维生素和蛋白质，孩子在夏天食用，可以起到清热祛火的效果。山楂能开胃消食，有消食积滞作用。山楂中还有平喘化痰、抑制细菌、治疗腹痛与腹泻的成分，孩子食用后，还在一定程度上具有防治腹泻和抑制细菌的效果。

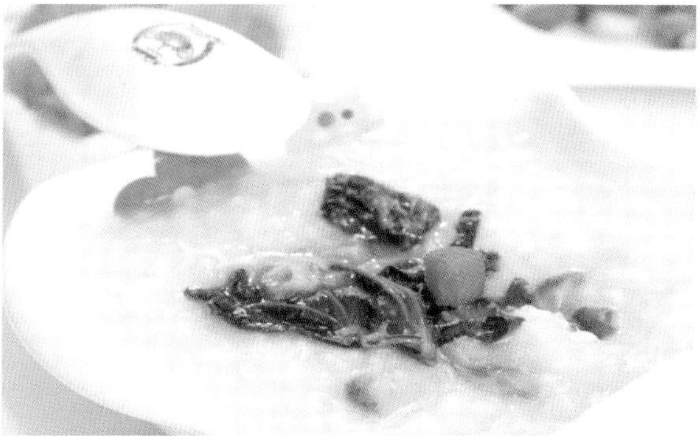

西红柿

别名：番茄、洋柿子、番李子、毛蜡果。

性味归经：性凉，味甘、酸。归肝、胃、肺经。 热量：75千焦/100克

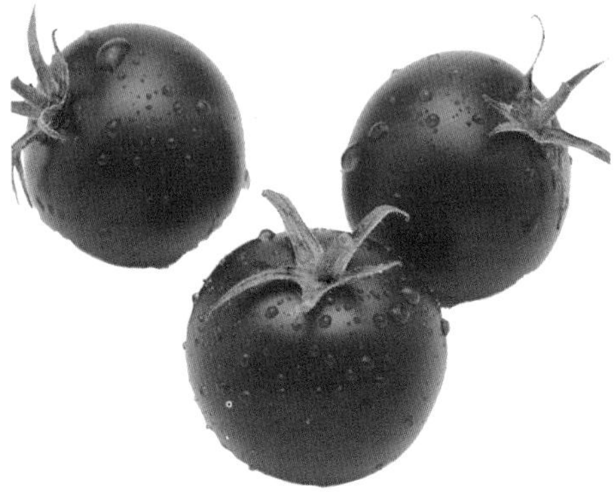

营养成分表

营养素	含量（每100克）
蛋白质	0.9克
脂肪	0.2克
碳水化合物	3.5克
膳食纤维	0.5克
维生素A	92微克
维生素C	19毫克
维生素E	0.57毫克
烟酸	0.6毫克
钙	10毫克
铁	0.4毫克
锌	0.13毫克
磷	23毫克

搭配宜忌		
宜	西红柿+鸡蛋	抗衰防老
宜	西红柿+山楂	降低血压
忌	西红柿+南瓜	降低营养引起呕吐
忌	西红柿+红薯	腹泻、腹痛

主要营养素

苹果酸、柠檬酸、果酸

西红柿中所含苹果酸、柠檬酸等有机酸，能促进胃液分泌，促进脂肪及蛋白质的消化，还有助胃肠疾病的康复。其次，西红柿所含果酸及膳食纤维，可防治便秘。

食疗功效

西红柿有清热凉血、养阴生津的功效，对发热烦渴、口干舌燥、牙龈出血、胃热口苦、虚火上升有较好的治疗效果。西红柿含有丰富的维生素C，能强健孩子身体，提高孩子身体的免疫功能。西红柿还含有丰富的铁，可预防孩子缺铁性贫血。

选购保存

质地好的西红柿，其皮有些绿色，捏起来很软，外观圆滑，透亮而无斑点，籽粒呈土黄色，肉质红色，沙瓤，多汁。保存时一般用保鲜膜包裹好放在冰箱里就可以了，也可以将其放入塑料食品袋内，扎紧口，置于阴凉处，每天打开1次，换气5分钟左右。

♥ 温馨提示

西红柿含有大量可溶性收敛剂等成分，与胃酸发生反应，凝结成不溶解的块状物，这些硬块可能会将胃的出口幽门堵塞，引起胃肠胀满、疼痛等不适症状。所以，不要空腹食用西红柿。

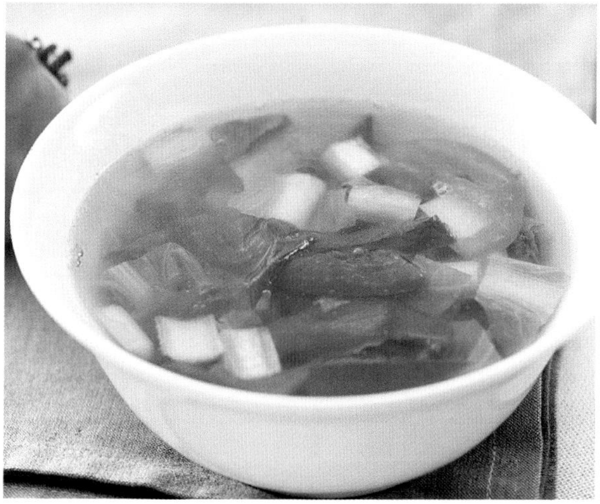

小白菜西红柿汤

原料

小白菜30克，西红柿20克

调料

花生油、盐少许

做法

❶ 小白菜洗净，切成适当大小；西红柿洗净，切成块。

❷ 锅中加水1000毫升，开中火，待水开后，将处理好的小白菜、西红柿放入，待水沸腾后，加盐和花生油调味即可。

专家点评

小白菜为含维生素和矿物质最丰富的蔬菜之一，可为保证身体的生理需要提供物质条件，有助于增强孩子的免疫力。小白菜中含有大量胡萝卜素，比豆类、西红柿、瓜类都多，并且还有丰富的维生素 C，可以使皮肤亮洁滑嫩。西红柿中含有大量的维生素，可以促进孩子的骨骼发育，帮助孩子消化，使孩子的肠道保持健康。

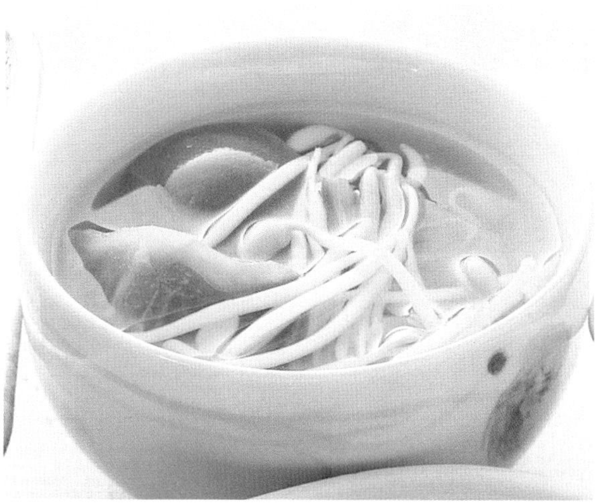

西红柿豆芽汤

原料

西红柿半个，黄豆芽20克

调料

盐少许

做法

❶ 将西红柿洗净，切块状。

❷ 将黄豆芽洗净。

❸ 待锅内水开后，先加入西红柿熬煮，再加入黄豆芽煮至熟，加盐调味即可。

专家点评

黄豆芽对孩子的生长发育、预防贫血等大有好处。常吃黄豆芽有健脑、抗疲劳等作用。其次，黄豆芽可以有效地防治维生素 B_2 缺乏症，其所含的维生素 E 能保护皮肤和毛细血管。此外，黄豆芽还能营养毛发，对孩子的毛发发育很有好处。西红柿中含有大量的膳食纤维，能够促进孩子的肠胃蠕动，帮助孩子消化吸收营养。

绿豆芽

别名：豆芽菜。

性味归经：性凉，味甘。归胃、三焦经。　　热量：75千焦/100克

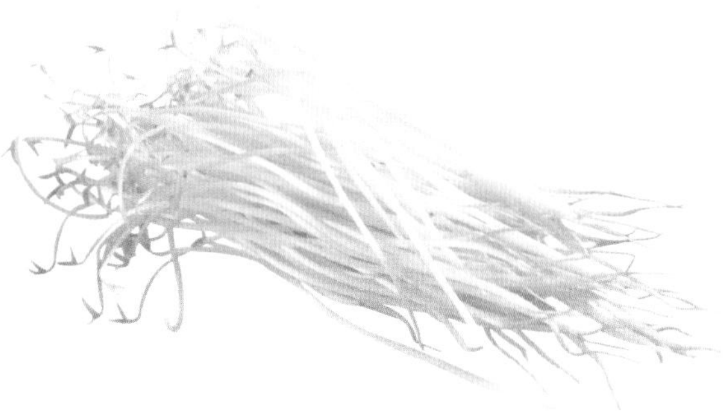

主要营养素

纤维素、维生素C

绿豆芽富含膳食纤维，有利于孩子肠胃的蠕动，是防治便秘的健康蔬菜。绿豆还含有丰富维生素C，能够促进孩子的牙齿和骨骼生长，帮助孩子提升免疫力，增强对铁质的吸收能力。

食疗功效

绿豆芽可清热解毒、利尿除湿、解酒毒和热毒，是祛痰火湿热的家常蔬菜，凡体质属痰火湿热者，如果常吃绿豆芽，可以起到清肠胃、解热毒、洁牙齿的作用，还能补肾、利尿、消肿、调五脏、美肌肤、利湿热。新鲜的绿豆芽含有丰富的维生素与膳食纤维，可有效缓解孩子便秘的情况，但其性凉，最好不要让孩子多吃。

搭配宜忌		
宜	绿豆芽+韭菜	解毒、补肾
忌	绿豆芽+猪肝	降低营养价值

豆芽韭菜汤

原料

绿豆芽100克，韭菜30克

调料

花生油3毫升，盐少许

做法

❶ 将绿豆芽洗净，韭菜洗净切段备用。

❷ 净锅上火倒入花生油，下入绿豆芽煸炒，倒入水，调入盐煲至熟，最后撒入韭菜即可。

专家点评

韭菜中含有植物性芳香挥发油，具有增进孩子食欲的作用。韭菜还具保暖、健胃的功效，其所含的粗纤维可促进肠蠕动，能帮助孩子消化，不但可预防习惯性便秘，还可将消化道中的某些杂物包裹起来，随大便排出体外。绿豆芽中含有磷、锌等矿物质，还含有胡萝卜素，对增强孩子的免疫力有一定的作用，还能为孩子补充身体所需的维生素 C，帮助孩子健康地成长。

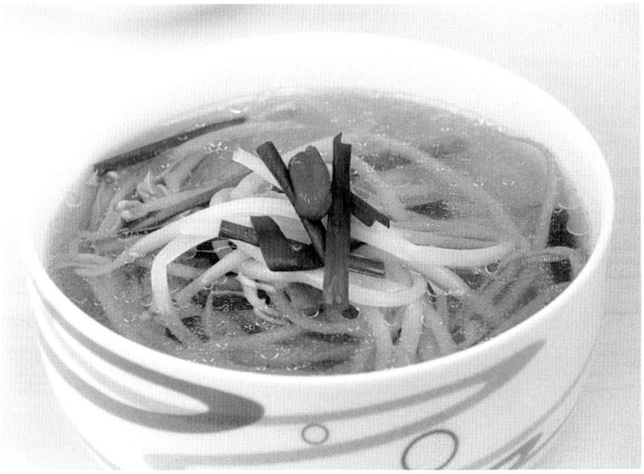

包菜

别名：结球甘蓝、卷心菜、圆白菜、甘蓝、蓝菜、洋白菜。
性味归经：性平，味甘。归脾、胃经。 热量：50千焦/100克

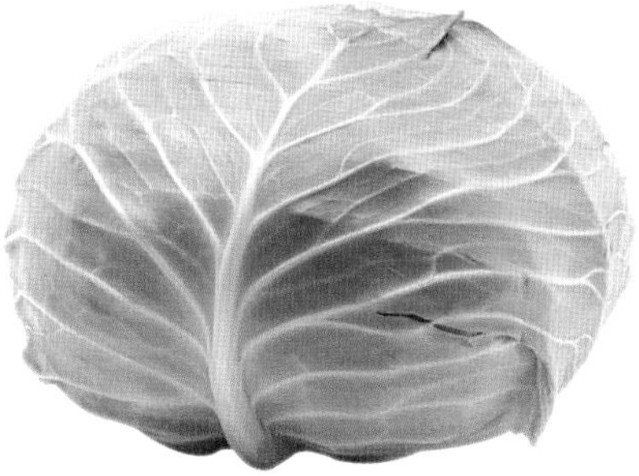

主要营养素

维生素C

包菜中含有大量的维生素C，孩子食用包菜后，能提高其免疫力，预防感冒。

食疗功效

包菜中含有消炎杀菌作用的物质，对咽喉疼痛、外伤肿痛、蚊叮虫咬、胃痛牙痛、皮肤粗糙过敏之类的症状都有一定的食疗作用。包菜中含有某种溃疡愈合因子，对溃疡有着很好的治疗作用。多吃包菜，可增进孩子食欲、促进消化、预防便秘。父母经常给孩子适量食用包菜对孩子的骨骼和皮肤健康十分有益。

搭配宜忌		
宜	包菜+黑木耳	健胃补脑
	包菜+青椒	帮助消化
忌	包菜+黄瓜	降低营养价值
	包菜+动物肝脏	损失营养成分

菠萝包菜稀粥

原料

泡好的粳米10克，菠萝15克，包菜10克

做法

❶把粳米磨碎，再加水熬成米粥。
❷菠萝和包菜洗净后磨碎成泥状。
❸将磨碎的菠萝和包菜泥倒入米粥，再熬煮片刻即可。

专家点评

菠萝中丰富的B族维生素能有效地滋养孩子的肌肤，防止皮肤干裂，滋养头发，同时也可以消除身体的紧张感和增强免疫力。其次，菠萝能够促进新陈代谢，消除疲劳感。再次，菠萝含有丰富的膳食纤维，能让胃肠道蠕动更顺畅，并且可改善局部的血液循环，消除炎症和水肿的症状。此外，包菜中富含的钙质能够很好地被孩子吸收，可满足孩子骨骼生长的需要，促进成长发育。

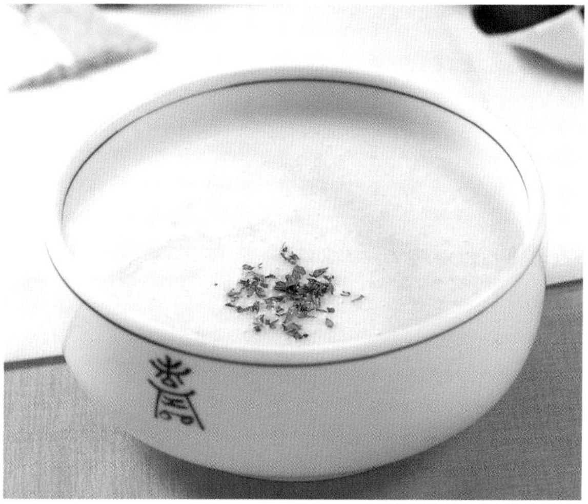

洋葱

别名：葱头、玉葱、圆葱、胡葱。
性味归经：性温，味辛。归心、脾、胃经。　　热量：160千焦/100克

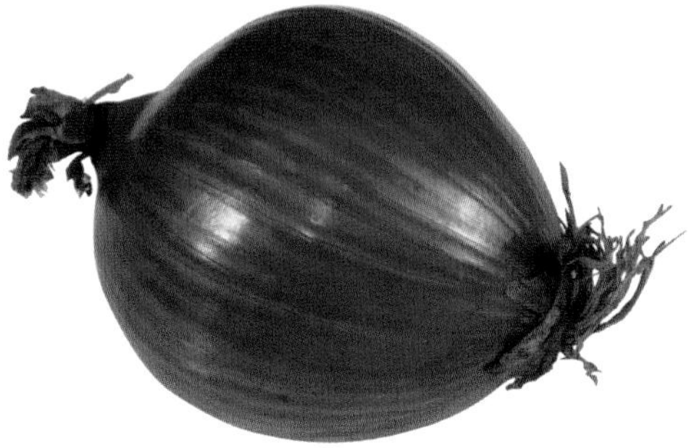

主要营养素

硒、槲皮素

洋葱具有很好的防癌效果，其含有的硒是一种抗氧化剂，可降低致癌物的毒性。而槲皮素则能抑制致癌细胞活性，阻止癌细胞生长。

食疗功效

洋葱具有散寒、健胃、杀菌、降血压、润肠、理气和胃、发散风寒、温中通阳、消食化积、提神健体、散淤解毒等功效。洋葱中含有丰富的硒元素，硒是维持人体正常生理功能的重要微量元素，具有防癌的功效。此外，其还有保护心血管、滋润皮肤、提高机体免疫力等作用，有益于孩子抵抗疾病，是有助于孩子身体健康的好食材。

搭配宜忌		
宜	洋葱+大蒜	防癌抗癌
忌	洋葱+黄豆	降低钙的吸收

土豆洋葱牛肉粥

原料

粳米饭2碗，牛肉75克，菠菜30克，土豆、胡萝卜、洋葱各20克

调料

盐少许

做法

❶牛肉洗净切片；菠菜洗净切碎；土豆洗净去皮，切块；胡萝卜洗净切丁；洋葱洗净切丝。
❷粳米饭入锅，加适量开水，下入牛肉片、土豆块、胡萝卜丁、洋葱丝，转中火熬至粥将成。
❸放入菠菜，待粥熬出香味，加入少许盐拌匀即可食用。

专家点评

土豆所含的粗纤维，能促进孩子胃肠蠕动，对孩子的新陈代谢、通便排毒有很好的作用。牛肉含有足够的维生素 B_6 以及铁，可以很好地预防孩子因缺铁而引起的贫血。洋葱中含有的维生素 C 对孩子的皮肤很有好处，能够使得皮肤红润水嫩而有弹性。本品是一道为孩子健康加分的辅食。

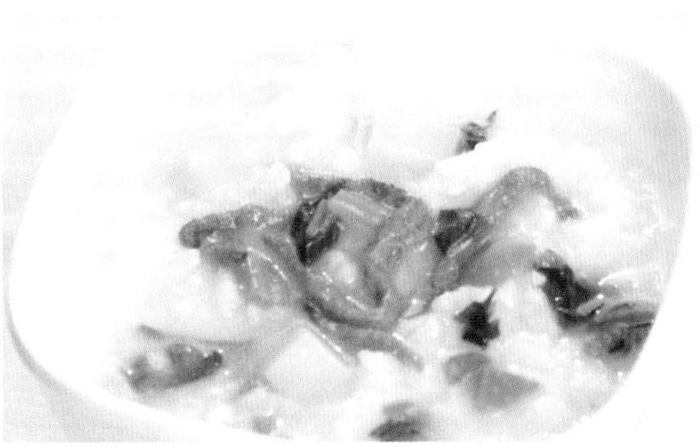

凉薯

别名：豆薯、沙葛、土瓜、地萝卜。
性味归经：性凉，味甘。归胃经。 热量：234千焦/100克

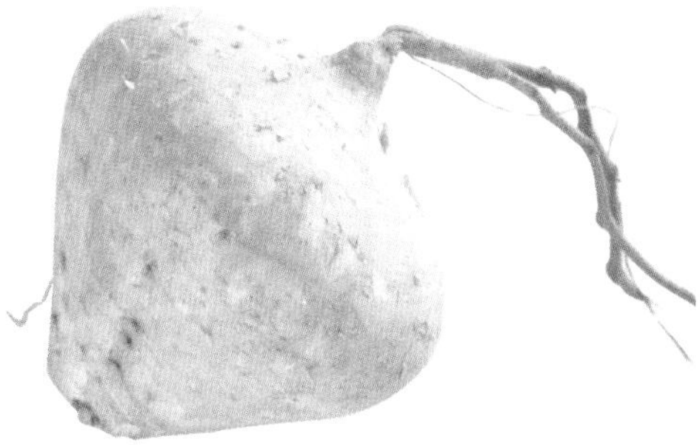

主要营养素

蛋白质、水分、维生素

凉薯中含有丰富的蛋白质和水分，可为人体储存和提供能量，增强肠道功能，使肠道更加健康。凉薯中还含有维生素，能增强孩子的抗病毒能力。

食疗功效

凉薯洁白，脆嫩多汁，富含糖分、蛋白质，各种维生素也较丰富，能为孩子补充身体所需的多种营养成分。另外，凉薯还有清热祛火、养阴生津之功，榨汁饮用，可缓解因感冒引起的发热、烦渴、咽喉疼痛等症状。

搭配宜忌		
宜	凉薯+小米	有益健康
	凉薯+瘦肉	有利于身体健康
忌	凉薯+鸡蛋	腹痛
	凉薯+螃蟹	对人体健康不利

凉薯莴笋粥

原料

凉薯30克，莴笋20克，白菜15克，粳米90克

调料

盐少许

做法

1. 将凉薯去皮洗净，切块；白菜洗净，撕成小片；莴笋去皮洗净，切片；粳米洗净，泡发半个小时后捞起备用。
2. 锅内注水，放入粳米，用大火煮至米粒开花，放入凉薯块、莴笋片同煮。
3. 待粥煮至闻见香味时，下入白菜再煮3分钟，放入盐调匀即可。

专家点评

莴笋中含有多种维生素和矿物质，其所含有机化合物中富含人体可吸收的铁元素，能够预防孩子缺铁性贫血。白菜中含有大量纤维，能够促进孩子的肠胃蠕动，预防便秘。凉薯含有大量的维生素和糖分，也极大地有益于孩子身体健康。

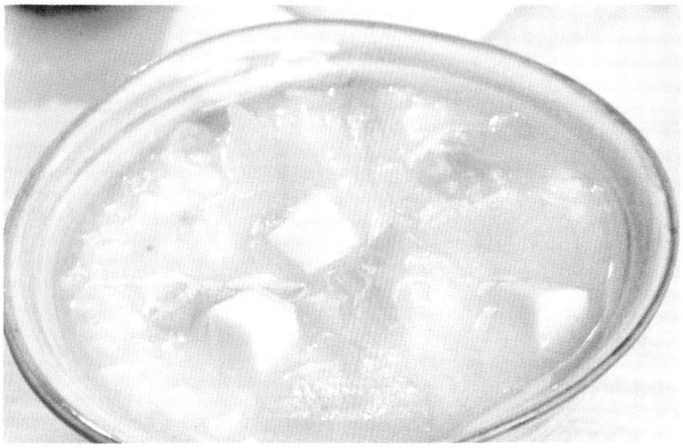

甜椒

别名：西椒、彩椒、甜辣椒、菜椒、灯笼椒。

性味归经：性热，味辛。归心、脾经。　热量：92千焦/100克

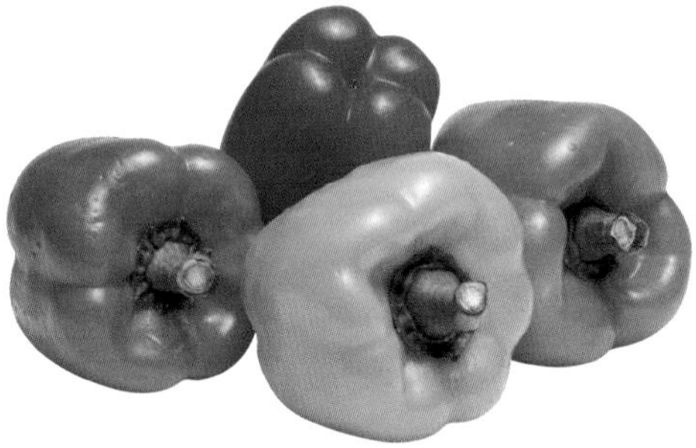

主要营养素

维生素C、胡萝卜素

甜椒中含有大量的维生素C，能够促进孩子的骨骼和牙齿的健康生长，还可帮助孩子提升免疫力，促进对铁的吸收，预防缺铁性的贫血。其中含有的胡萝卜素还有益于孩子眼睛发育。

食疗功效

甜椒是非常适合生吃的蔬菜，所含丰富的维生素C、B族维生素及胡萝卜素为强抗氧化剂，可抗白内障、心脏病和癌症，对于牙龈出血、眼睛视网膜出血、免疫力低下以及糖尿病都有一定的功效。甜椒还能消除顽固的便秘，受便秘困扰的孩子，可以适量多食一些。

搭配宜忌		
宜	甜椒+白菜	可促进肠胃蠕动，帮助消化
忌	甜椒+葵花子	妨碍对维生素E的吸收
	甜椒+香菜	降低营养价值

青菜甜椒瘦肉粥

原料

甜椒半个，青菜30克，猪瘦肉100克，粳米80克

调料

盐少许

做法

1. 将甜椒洗净剁碎；猪瘦肉洗净剁碎；青菜洗净切碎备用；粳米浸泡半个小时，捞出沥干水分。
2. 锅中注水，下入粳米，大火煮开，改中火，下入猪瘦肉，煮至猪瘦肉变熟。
3. 放入准备好的青菜和甜椒，慢熬成粥，下入少许盐调味即可。

专家点评

猪瘦肉与青菜、甜椒的搭配，使得汤味鲜浓，能刺激人体胃液分泌，增进孩子的食欲。甜椒中富含的维生素 C，有助于孩子的健康成长。

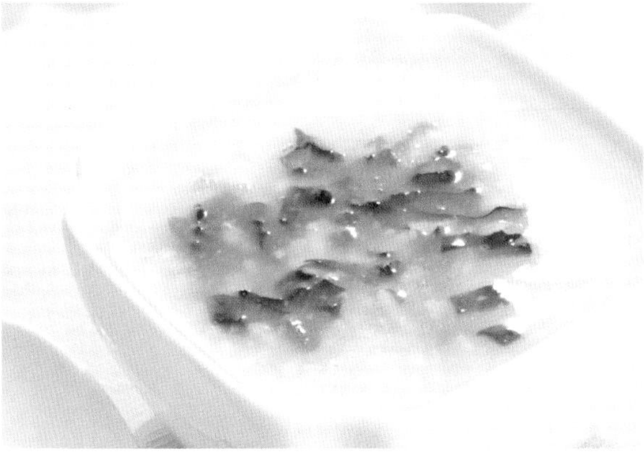

黄豆芽

别名：如意菜。
性味归经：性凉，味甘。归脾、大肠经。 热量：176千焦/100克

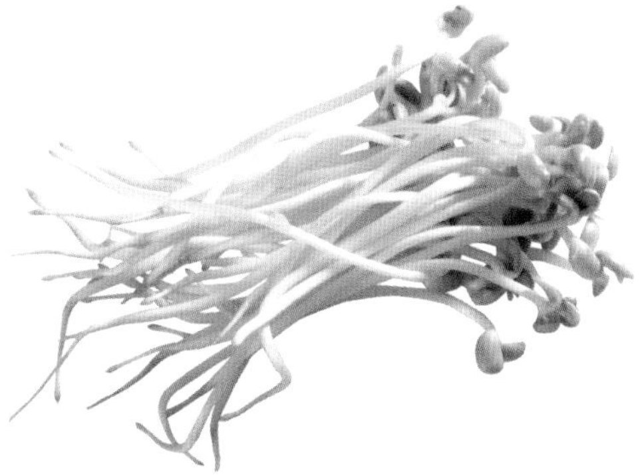

主要营养素

维生素E、钙、铁

黄豆芽中所含的维生素E能保护皮肤和毛细血管，适量食用能维持孩子皮肤健康。黄豆芽还能够补充身体所需的钙、铁等元素，有益智、护眼、排毒，促进孩子成长发育的功效。

食疗功效

黄豆芽具有清热明目、补气养血、消肿除痹、祛黑痣、治疣赘、润肌肤、防止牙龈出血和心血管硬化以及降低胆固醇等功效，对脾胃湿热、大便秘结、寻常疣、高脂血症等有一定的食疗作用。黄豆芽含有丰富的维生素C，孩子适量食用，能强健身体，提高身体的免疫功能。常吃黄豆芽还能营养毛发，使头发保持乌黑光亮。

搭配宜忌		
宜	黄豆芽+牛肉	可预防感冒，防止中暑
忌	黄豆芽+猪肝	破坏营养

黄豆芽鸡蛋饼

原料

黄豆芽200克，鸡蛋1个，面粉30克

调料

盐3克

做法

1. 黄豆芽洗净后去头、去尾。
2. 将鸡蛋打入碗中搅拌均匀，加适量盐调味。
3. 面粉加水搅拌后倒入蛋液中搅匀。
4. 最后将黄豆芽放入蛋糊中搅拌，入油锅煎至两面金黄即可。

专家点评

黄豆芽含有丰富的维生素，孩子春天多吃些黄豆芽可以有效地防治维生素 B_2 缺乏症。另外，黄豆芽可让孩子的头发乌黑光亮。黄豆芽搭配鸡蛋，能补充孩子所需的多种营养，强健孩子身体。

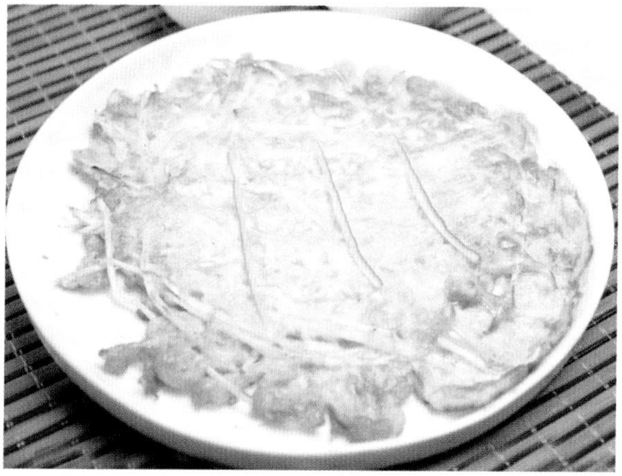

草菇

别名：稻草菇、脚苞菇。

性味归经：性平，味甘。归胃、脾经。　　热量：96千焦/100克

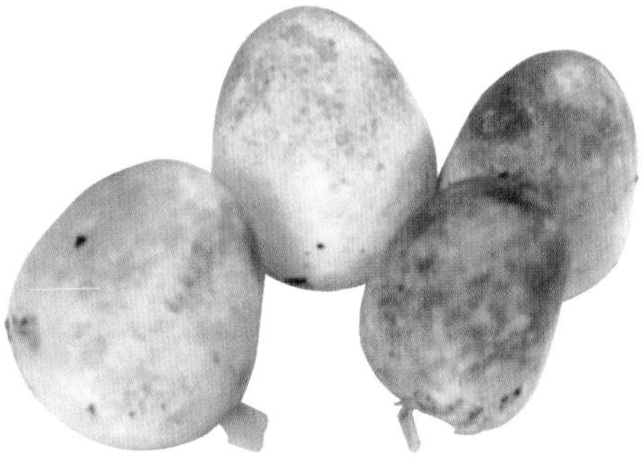

营养成分表

营养素	含量（每100克）
蛋白质	2.7克
脂肪	0.2克
碳水化合物	2.7克
膳食纤维	1.6克
维生素A	–
维生素E	0.4毫克
烟酸	8毫克
钙	17毫克
铁	1.3毫克
锌	0.6毫克
磷	33毫克

搭配宜忌		
宜	草菇+豆腐	降压降脂
宜	草菇+牛肉	增强免疫力
忌	草菇+鹌鹑	面生黑斑
忌	草菇+蒜	对身体健康不利

主要营养素

蛋白质

草菇含有的蛋白质中，具备人体多种必需氨基酸并且含量高，能有效地促进孩子的健康成长。

食疗功效

草菇具有清热解毒、养阴生津、降压降脂的作用，可预防坏血病，促进创面愈合，护肝健胃。此外，草菇还能促进人体新陈代谢，提高孩子的免疫力，增强孩子的抗病能力。草菇所含粗蛋白却超过香菇，其他营养成分与木质类食用菌也大体相当，同样具有抑制癌细胞生长的作用，特别是对消化道肿瘤有辅助治疗作用。

选购保存

要选择个体完整、无虫蛀、无异味的草菇，还要注意是否长虫。一般干品放置在干燥阴凉处可长期保存，鲜品用保鲜膜封好，放置在冰箱中可保存1周左右。

♥ 温馨提示

草菇一般人都可以食用，但要注意脾胃虚寒者尽量不要食用。另外，生草菇具有一定的毒性，而熟透的草菇是没有毒性的，所以，在烹调草菇时一定要让其熟透，否则会引起恶心、腹泻、呕吐不止等症状。

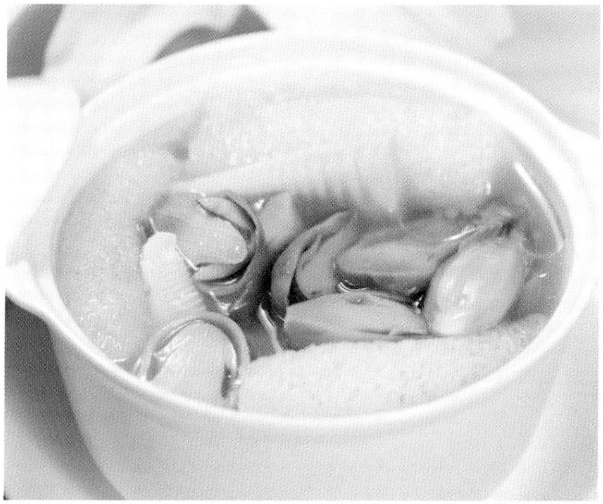

草菇竹荪汤

原料

草菇50克，竹荪100克，上海青适量

调料

盐、花生油各适量

做法

❶ 草菇洗净，用温水焯过之后待用；竹荪洗净；上海青洗净。

❷ 锅置火上，注花生油烧热，放入草菇略炒后，注入水煮至沸时下入竹荪、上海青。

❸ 再煮至沸时，加入盐调味即可。

专家点评

草菇中含有丰富的维生素C，有促进人体的新陈代谢，以及清热解暑的效果。竹荪含有丰富的氨基酸、维生素、无机盐等，具有滋补强壮、益气补脑、宁神健体的功效；竹荪的有效成分可补充孩子必需的营养物质，提高孩子的免疫抗病能力。

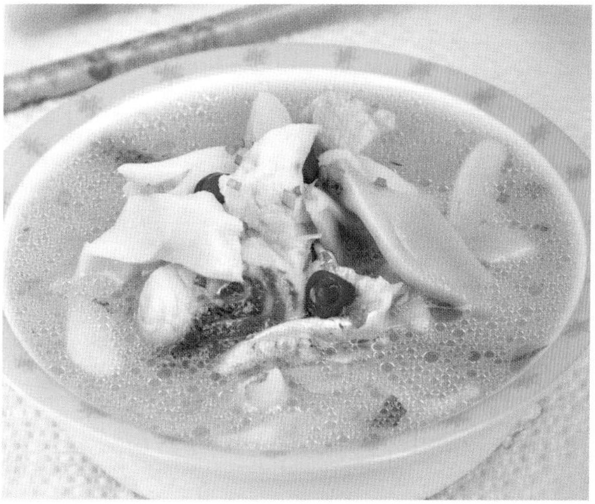

草菇鱼头汤

原料

鲢鱼鱼头半个，草菇75克

调料

盐少许，姜片2克

做法

❶ 将鲢鱼鱼头洗净斩块，用姜、盐腌渍片刻；草菇去根洗净备用。

❷ 净锅上火倒入水，调入盐、姜片，下入鲢鱼鱼头、草菇煲至熟即可。

专家点评

鲢鱼鱼头肉质细嫩、营养丰富，除了含蛋白质、脂肪、钙、磷、铁、维生素B_1外，它还含有鱼肉中所缺乏的卵磷脂，可增强记忆、思维和分析能力。鱼头还含丰富的不饱和脂肪酸，它对孩子大脑的发育尤为重要，可促进大脑细胞的活跃，因此，孩子常吃鱼头可以使头脑更加灵活。

莴笋

别名：莴菜、千金菜、香乌笋。

性味归经：性凉，味甘、苦。归胃、膀胱经。　　热量：75千焦/100克

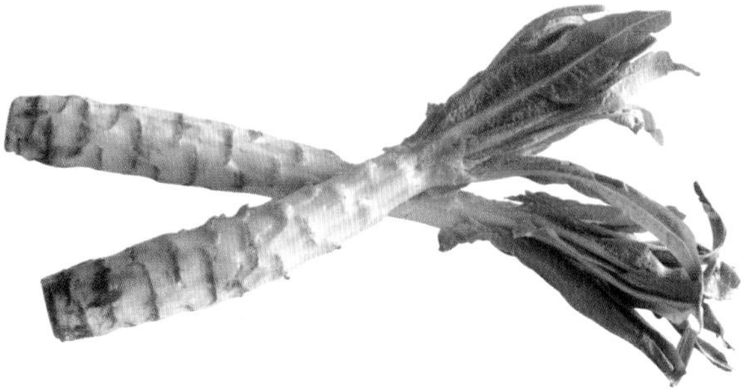

主要营养素

膳食纤维、钾、铁

莴笋中的膳食纤维能够促进孩子的肠胃蠕动，帮助消食化积，预防大便干燥及便秘。莴笋中含有的钾，更加便于孩子的尿液排出，维持孩子体内的水平衡。莴笋还富含铁元素，能够预防孩子缺铁性贫血。

食疗功效

莴笋具有增进食欲、刺激消化液分泌、促进肠胃蠕动等功能，对食欲不振、消化不良的孩子有很好的食疗功效。莴笋中含有丰富的钾元素，比其他蔬菜的含量都要高，能够很好地维持孩子体内的水平衡。此外，莴笋叶含有丰富的胡萝卜素，对维持孩子肌肤和眼睛的健康很有益处。

搭配宜忌		
宜	莴笋+香菇	利尿通便
	莴笋+黑木耳	降低血压
忌	莴笋+蜂蜜	引起腹泻

莴笋丸子汤

原料

猪瘦肉500克，莴笋300克

调料

盐3克，淀粉10克，香油5毫升

做法

1. 猪瘦肉洗净，剁成泥状；莴笋去皮洗净切丝。
2. 猪瘦肉泥加淀粉、盐搅匀，捏成肉丸子，锅中注水烧开，放入莴笋、肉丸子煮滚。
3. 调入盐，煮至肉丸浮起，淋上香油即可。

专家点评

莴笋味道清新且略带苦味，可刺激消化酶分泌，增进孩子的食欲。其乳状浆液，可增强胃液、消化腺的分泌和胆汁的分泌，从而促进各消化器官的功能。莴笋中的碘含量较高，这对孩子的基础代谢和体格发育会产生有利影响。猪肉中含有维生素 B_1，这对促进孩子的血液循环、尽快消除身体疲劳、增强体质，都有重要的作用。猪肉还可以促进铁吸收，能改善孩子缺铁性贫血症状。

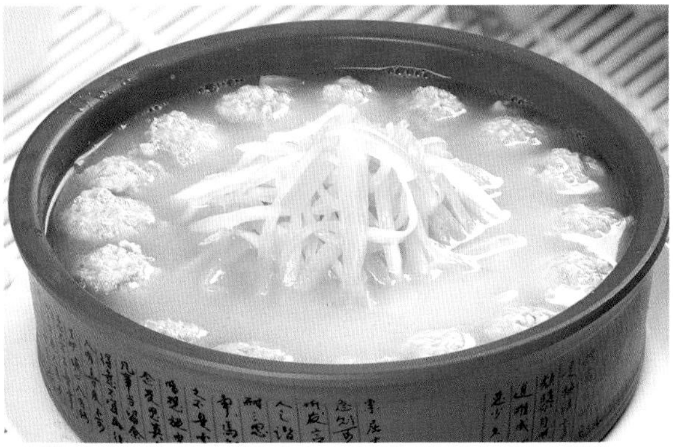

牛肉

别名：黄牛肉、水牛肉。

性味归经：性平，味甘。归脾、胃经。　　热量：404千焦/100克

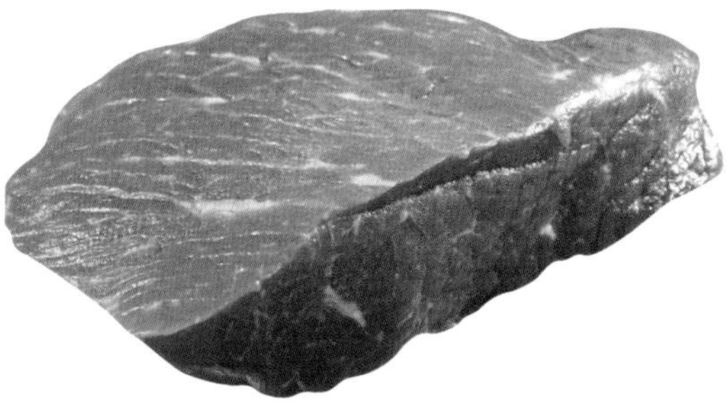

营养成分表

营养素	含量（每100克）
蛋白质	19.9克
脂肪	4.2克
碳水化合物	2克
膳食纤维	未测定
维生素A	7微克
维生素C	未测定
维生素E	0.65毫克
维生素B_6	0.33毫克
烟酸	5.6毫克
钙	23毫克
铁	3.3毫克
锌	4.73毫克
磷	168微克

搭配宜忌		
宜	牛肉+土豆	保护胃黏膜
宜	牛肉+鸡蛋	延缓衰老
忌	牛肉+生姜	导致内热火盛
忌	牛肉+橄榄	引起身体不适

主要营养素

维生素B_6、氨基酸、铁

牛肉含有足够的维生素B_6，可帮助孩子增强免疫力，促进蛋白质的新陈代谢和合成。牛肉中的氨基酸含量比任何其他食品都高，还富含铁，可以有效地预防孩子缺铁性贫血。

食疗功效

牛肉可强健筋骨、补中益气、滋养脾胃、止渴止涎，对消渴、水肿、面色萎黄等病症有食疗作用。寒冬食牛肉，有暖胃作用，牛肉熬成的汤汁，其滋养之性尤强。因此，在冬天的时候，父母可以让孩子适量食用一些牛肉汤。牛肉汤对脾胃虚弱、营养不良的孩子有很好的补益功效。

选购保存

新鲜牛肉有光泽，红色均匀，脂肪洁白或呈淡黄色；外表微干或有风干膜，不粘手，弹性好。可将新鲜牛肉放在1%的醋酸钠溶液里浸泡1小时，然后取出，一般可存放3天；也可将其熟制后再进行冻藏。

♥ 温馨提示

牛肉瘦肉多、脂肪少，是高蛋白质、低脂肪的优质肉类食品，很适宜孩子食用。不过，牛肉一周吃一次即可，不可食用太多。

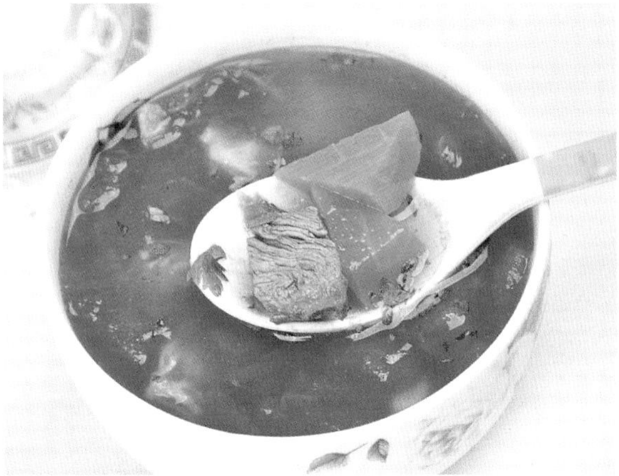

西红柿牛肉汤

原料

西红柿1个，嫩牛肉150克

调料

葱段、姜片、盐、花生油各少许，清汤适量

做法

❶ 西红柿洗净去皮，切块；牛肉洗净，切薄块。

❷ 锅内放花生油，烧至四五成热时，放入姜片炝锅，倒入清汤，用大火煮沸。

❸ 加入准备好的西红柿、牛肉、葱段，用中火煮开后，调入盐，待肉熟透即可。

专家点评

牛肉含有丰富的蛋白质，氨基酸组成比猪肉更接近人体需要，能提高机体的抗病能力，对孩子的生长发育很有帮助。牛肉中蕴含着丰富的矿物质，比如对增强力量特别有效的肌氨酸，对孩子身体很有益处。西红柿内的苹果酸和柠檬酸等有机酸，可以保护所含维生素C不因烹调而遭到破坏，还具有帮助消化、调整孩子胃肠功能的作用。

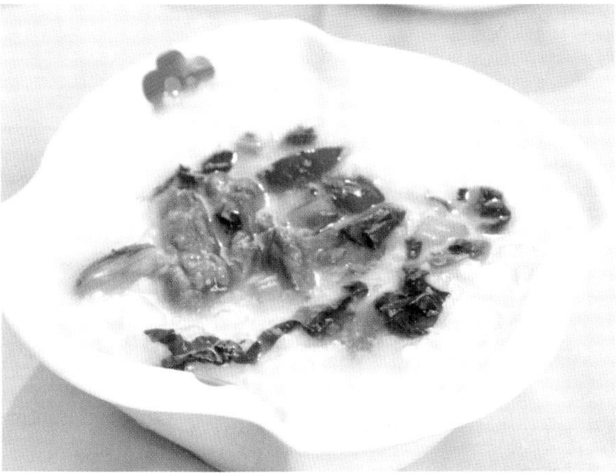

牛肉菠菜粥

原料

牛肉80克，菠菜30克，红枣10克，粳米120克

调料

姜丝少许

做法

❶ 菠菜洗净，切碎；红枣洗净，去核后，切成小粒；粳米淘净，浸泡半个小时；牛肉洗净，切片。

❷ 锅中加适量的清水，下入粳米、红枣，大火烧开，下入牛肉，转中火熬煮。

❸ 下入菠菜熬煮成粥即可。

专家点评

牛肉含丰富的蛋白质，能够增强孩子的抵抗力。菠菜茎叶柔软滑嫩，味美色鲜，含有丰富的维生素C、胡萝卜素、蛋白质以及铁、钙、磷等矿物质，营养丰富。牛肉、菠菜和粳米一同熬煮的粥，菜色鲜艳，营养均衡，能激发孩子的食欲，满足孩子的营养需求。

草鱼

别名： 混子、白鲩、草鲩、鲩鱼、油鲩。

性味归经： 性温，味甘，无毒。归肝、胃经。　**热量：** 472千焦/100克

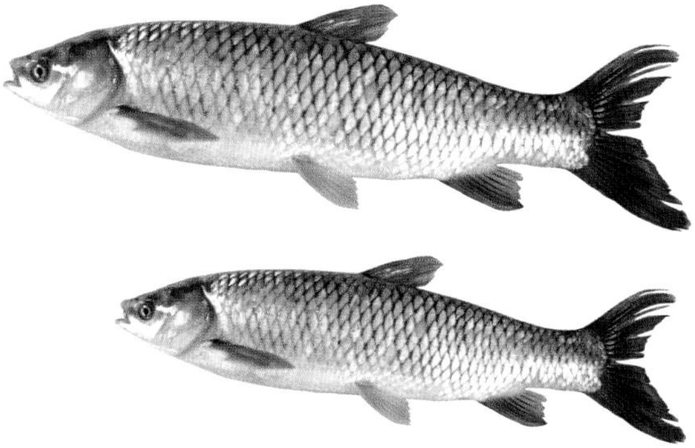

主要营养素

蛋白质、磷

草鱼中富含蛋白质，可以维持人体内的钾钠平衡，消除水肿，有利于孩子的生长发育。草鱼中也富含磷，有促进成长及身体组织器官的修复，供给能量与活力，参与酸碱平衡调节的作用。

食疗功效

草鱼肉嫩而不腻，可以开胃、滋补，具有暖胃、平肝、降压、祛痰及轻度镇咳等功能，适量食用，可增强孩子的体质。草鱼含有丰富的硒元素及不饱和脂肪酸，对血液循环有利，是心血管病患者的良好食物。

搭配宜忌		
宜	草鱼+豆腐	增强免疫
忌	草鱼+西红柿	不利于营养吸收

虾仁鱼片汤

原料

草鱼肉150克，虾仁50克，上海青30克

调料

盐少许，花生油适量，姜片2克，淀粉适量

做法

1. 将草鱼洗净切片；虾仁洗净用淀粉腌渍；上海青洗净备用。
2. 净锅上火倒入花生油，将姜片爆香，倒入水，下入草鱼片、虾仁、上海青，调入盐煮至熟即可。

专家点评

虾仁含有大量的蛋白质，能够促进孩子身体的正常发育，同时提升孩子的免疫能力。虾中还富含镁元素，对保护孩子的心血管系统具有重要的作用。上海青中含有大量的膳食纤维，能促进孩子的肠道蠕动。草鱼中含有的营养素能够满足孩子成长的需要，这道汤有助于孩子的健康成长。

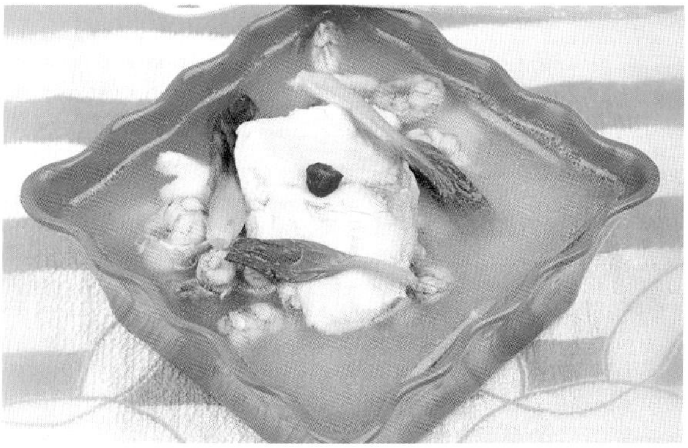

鲤鱼

别名：白鲤、黄鲤、赤鲤。

性味归经：性平，味甘，归脾、肾经。　　热量：723千焦/100克

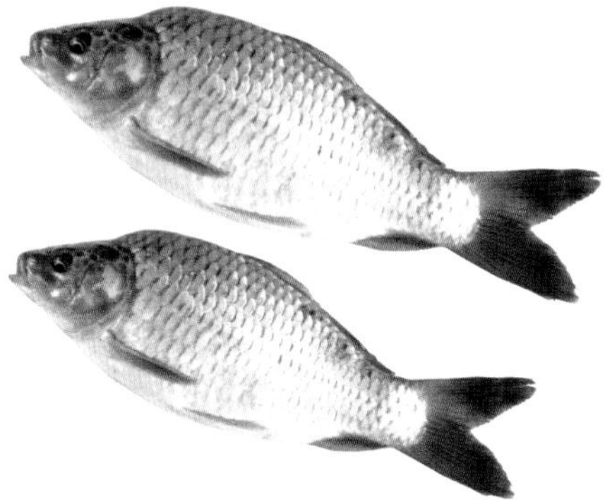

营养成分表

营养素	含量（每100克）
蛋白质	17.6克
脂肪	4.1克
碳水化合物	0.5克
维生素A	25微克
维生素B_1	0.03毫克
维生素B_2	0.09毫克
维生素E	1.27毫克
烟酸	2.7毫克
钙	50毫克
铁	1毫克
锌	2.08微克
磷	204毫克

搭配宜忌		
宜	鲤鱼+香菇	营养丰富
	鲤鱼+白菜	可治水肿
忌	鲤鱼+南瓜	易中毒
	鲤鱼+鸡肉	妨碍营养吸收

主要营养素

蛋白质、维生素D

鲤鱼的蛋白质含量高，人体消化吸收率可达96%，能够很好地保证孩子健康的生长发育，提升免疫功能。鲤鱼中还含有维生素D，可以促进孩子自身对钙、磷的吸收。

食疗功效

鲤鱼能供给人体必需的氨基酸、矿物质、维生素A和维生素D，具有健胃、滋补、利水的功效，能促进孩子大脑发育，防治动脉硬化、冠心病，还可辅助治疗咳逆上气、黄疸、口渴，通利小便，还能消除下肢水肿及胎气不安。食用鲤鱼眼睛有黑发、悦颜、明目的效果。

选购保存

新鲜鱼的眼略凸，眼球黑白分明，鳞片紧贴鱼身，体表有一层清洁、略带腥味的黏液，鱼鳃片鲜红带血，清洁、无黏液、无腐臭，鳃盖紧闭。在鲤鱼的鼻孔滴一两滴白酒，然后将鱼放在通气的篮子里，上面盖一层湿布，在两三天内鱼不会死去。

♥ 温馨提示

凡患有恶性肿瘤、淋巴结核、红斑性狼疮、支气管哮喘、血栓闭塞性脉管炎、荨麻疹、皮肤湿疹等疾病之人均忌食；同时鲤鱼是发物，所以在食用时要特别注意。

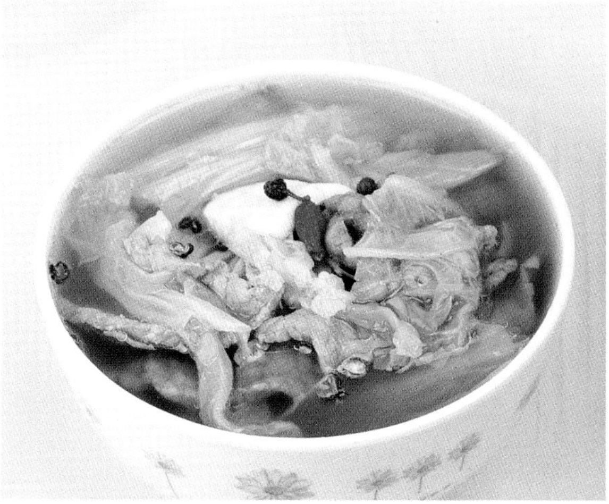

白菜鲤鱼猪肉汤

原料

白菜叶200克，鲤鱼175克，猪肉适量

调料

猪骨汤适量，盐5克，姜片3克

做法

❶ 将白菜叶洗净切块；鲤鱼收拾干净切片；猪肉洗净切片备用。

❷ 净锅上火倒入猪骨汤，调入盐、姜片，下入鲤鱼、猪肉烧开，撇去浮沫，再下入白菜叶，小火煲至熟即可。

专家点评

猪肉中营养丰富，蛋白质和胆固醇含量高，还富含维生素 B_1 和锌等，是最常食用的动物性食品。白菜中所含的丰富膳食纤维能促进肠壁蠕动，稀释肠道毒素，常食可增强孩子的抗病能力。白菜中含有的维生素 A，可以促进幼儿发育成长和预防夜盲症。鲤鱼中也含有大量的营养素，能够满足孩子成长发育的需要。这道汤是孩子健脑益智的佳品。

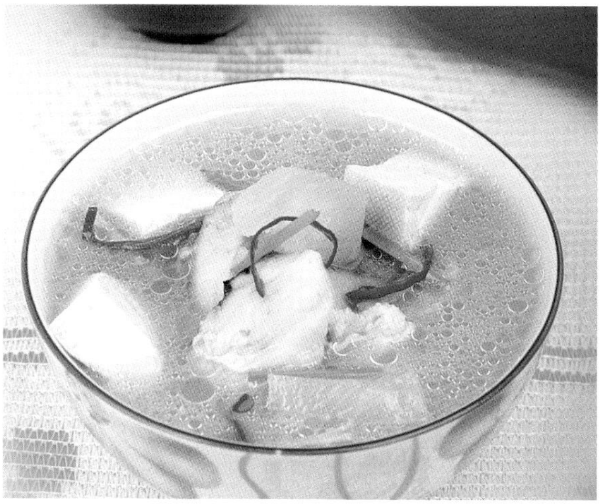

菠萝鲤鱼汤

原料

鲤鱼1条，豆腐200克，菠萝100克

调料

花生油适量，盐少许，姜片3克，高汤适量

做法

❶ 将鲤鱼宰杀收拾干净斩块；豆腐洗净切块；菠萝去皮洗净，切块备用。

❷ 净锅上火倒入花生油，将姜片爆香，下入鲤鱼略炒，倒入高汤，下入豆腐和菠萝块，调入盐煮至熟即可。

专家点评

菠萝中大量的蛋白酶和膳食纤维能够帮助肠胃消化，而且由于膳食纤维体积较大，吸附性好，能带走肠道内多余的脂肪及其他有害物质，对孩子消食化积、通便排毒有很好的效果。菠萝中又富含维生素 C，能够保证孩子正常的生长发育，提升孩子的免疫力。菠萝和鲤鱼煲成汤，不仅对孩子的大脑发育有好处，而且还可增强孩子的免疫力，使孩子更加强壮健康地长大。

鳜鱼

别名：桂鱼。

性味归经：性平，味甘，无毒。归脾、胃经。 热量：941千焦/100克

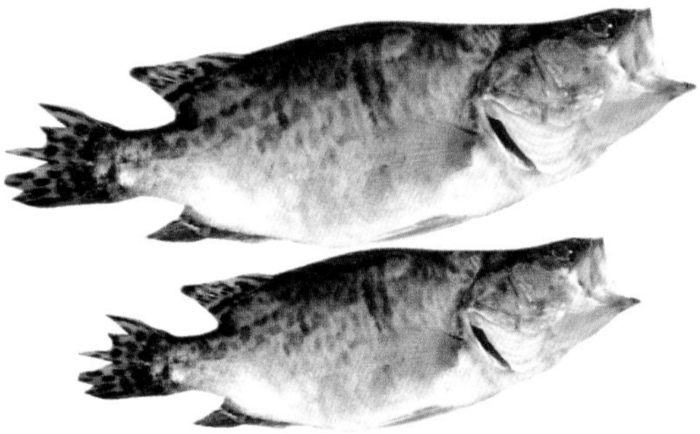

营养成分表

营养素	含量（每100克）
蛋白质	19.9克
脂肪	4.2克
碳水化合物	-
膳食纤维	-
维生素A	12微克
维生素C	-
维生素E	0.87毫克
烟酸	5.9毫克
钙	63毫克
铁	1毫克
锌	1.07毫克
磷	217毫克

搭配宜忌		
宜	鳜鱼+白菜	增强造血功能
	鳜鱼+马蹄	凉血解毒、利尿通便
忌	鳜鱼+茶	不利于身体健康

主要营养素

蛋白质、脂肪

鳜鱼中含有的蛋白质，比较容易被人体吸收，有助于维持孩子身体的正常发育，提升孩子的免疫力。鳜鱼中还含有少量的脂肪，有助于维持体温。

食疗功效

鳜鱼肉质细嫩、厚实、少刺，营养丰富，具有补气血、健脾胃之功效，孩子适量食用，能强健身体。鳜鱼的肉和胆还具有一定的药用价值，可以补充气血、益脾健胃等，还可起到补五脏、益精血、健体的作用，是补益强壮的保健佳品，适宜体质衰弱、脾胃气虚、饮食不香、营养不良之人食用，老幼、妇女或脾胃虚弱者尤为适合。鳜鱼肉的热量不高，而且富含抗氧化成分，是减肥者选择的佳品。

选购保存

优质的鳜鱼眼球突出，角膜透明，鱼鳃色泽鲜红，腮丝清晰，鳞片完整有光泽、不易脱落，鱼肉坚实、有弹性。将鳜鱼收拾干净后，放入冰箱冷藏保存即可。

♥ 温馨提示

肾功能不全、哮喘、咯血的患者不宜食用鳜鱼，寒湿盛者也不宜食用。鳜鱼背上的刺有毒，在清理鳜鱼时，可以用干净的剪刀把刺剪掉。此外，吃鱼前后不要喝茶，宜改用其他的饮品代替。

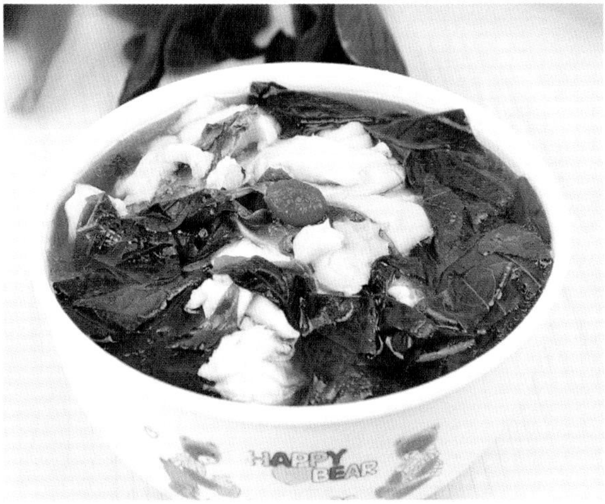

苋菜鱼片汤

原料

鳜鱼300克，苋菜100克

调料

盐少许，姜末3克，淀粉5克，高汤适量

做法

❶ 将鳜鱼收拾干净去骨，肉切成大片，加淀粉抓匀；苋菜洗净切段备用。

❷ 锅上火倒入高汤，调入姜末、盐，下入鳜鱼、苋菜，煲至熟即可食用。

专家点评

鳜鱼含有蛋白质、脂肪、少量维生素、钙、钾、镁、硒等营养素，肉质细嫩，极易消化，对孩子来说，吃鳜鱼既能补虚，又不必担心消化困难。苋菜中富含蛋白质、脂肪、糖类及多种维生素和矿物质，可为人体提供丰富的营养物质，有利于强身健体，提高机体的免疫力。苋菜中铁的含量是菠菜的 1 倍，钙的含量则是菠菜的 3 倍，可以预防孩子缺铁性贫血。

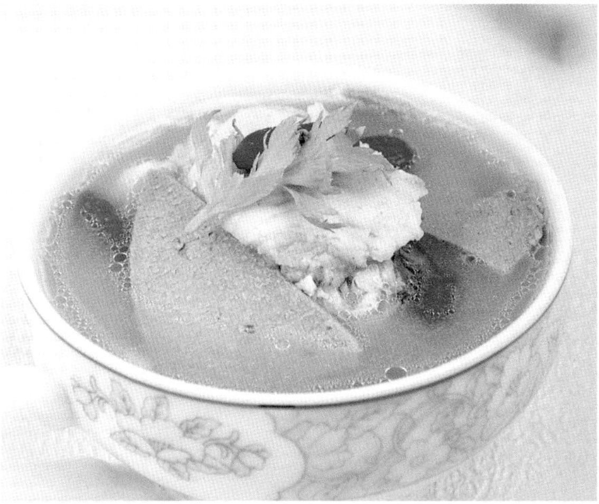

猪肝鱼肉汤

原料

鳜鱼300克，猪肝150克，枸杞子10克

调料

盐少许，高汤适量

做法

❶ 将鳜鱼收拾干净切块；猪肝洗净切成大片；枸杞子洗净。

❷ 锅上火，下入高汤、鳜鱼块、猪肝、枸杞子，调入盐用小火煲至熟即可。

专家点评

猪肝含有丰富的铁、磷，它是造血不可缺少的原料，猪肝中富含蛋白质、卵磷脂和矿物质，有利于孩子的智力发育和身体发育。猪肝中含有丰富的维生素 A，具有维持正常生长和生殖功能的作用。猪肝中铁质丰富，是补血食品中最常用的食物。鳜鱼中含有的蛋白质和脂肪能够促进孩子的生长发育，还可提升孩子的免疫能力。

鸡蛋

别名：鸡卵、鸡子。

性味归经：性平，味甘。归心、肾经。 热量：656千焦/100克

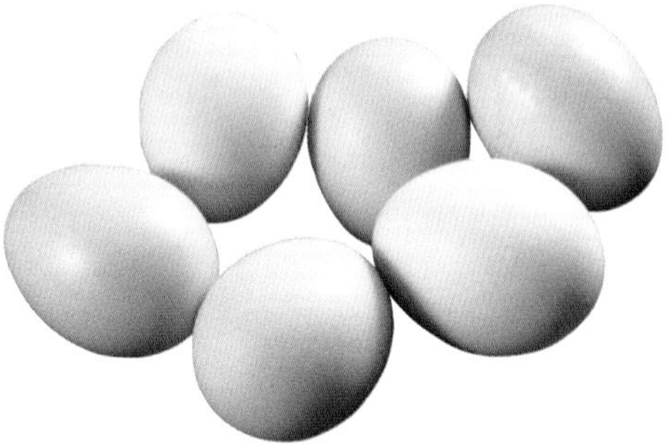

营养成分表

营养素	含量（每100克）
蛋白质	13.3克
脂肪	8.8克
碳水化合物	2.8克
维生素A	234毫克
维生素B_1	0.11毫克
维生素B_2	0.27毫克
维生素E	1.84毫克
钙	56毫克
磷	130毫克
镁	10毫克
铁	2毫克
锌	1.1毫克
硒	14.34微克

搭配宜忌		
宜	鸡蛋+西红柿	预防心血管疾病
宜	鸡蛋+豆腐	有利于钙的吸收
忌	鸡蛋+豆浆	会降低营养
忌	鸡蛋+红薯	导致腹痛

主要营养素

蛋白质、卵磷脂、维生素A

鸡蛋中富含蛋白质和卵磷脂，可提高机体抵抗力，保证孩子的视网膜正常发育。同时，鸡蛋中所含的维生素A，有助于维持孩子皮肤、胃肠道和肺部的健康。

食疗功效

鸡蛋清性微寒而气清，能益精补气、润肺利咽、清热解毒，还具有护肤美肤的作用，有助于延缓衰老；鸡蛋黄性温而气浑，能滋阴润燥、养血息风。体质虚弱、营养不良、贫血的孩子都可以食用鸡蛋。

选购保存

挑选鸡蛋时，可用拇指、食指和中指捏住鸡蛋摇晃，好的蛋没有声音，坏的鸡蛋会感觉到有液体在里面晃动。在20℃左右时，鸡蛋大概能放1周；如果放在冰箱里保存，最多保鲜半个月。不要一次性购买太多，建议现买现吃。

♥ 温馨提示

鸡蛋含大量蛋白质、钙、铁、二十二碳六烯酸（DHA）和卵磷脂、卵黄素等营养素，能给孩子补充营养，对孩子身体及大脑发育很有好处。孩子每天吃1~2个鸡蛋最为适宜。

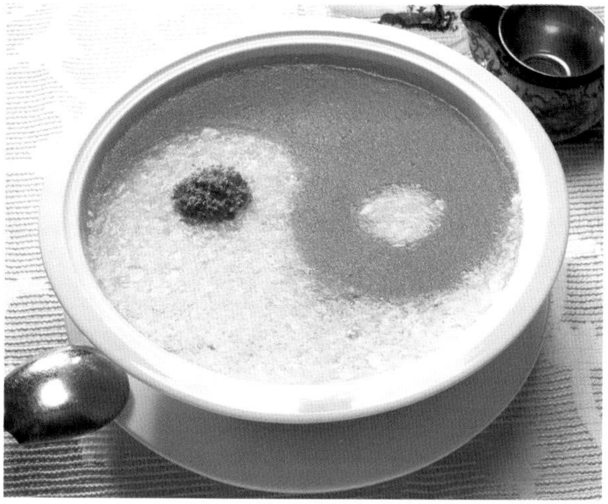

胡萝卜蛋羹

原料

胡萝卜200克，鸡蛋3个

调料

盐3克，淀粉少许，鸡汤500毫升

做法

❶胡萝卜去皮洗净，用搅拌机搅拌成泥状，鸡蛋取蛋黄。

❷胡萝卜泥入锅中，加鸡汤，调入盐，煮开用淀粉勾芡，盛出。

❸蛋黄倒入锅中用文火打芡成浆状，取出在萝卜羹上打成太极形状即可。

专家点评

这道菜不但爽嫩适口，而且营养丰富。胡萝卜和鸡蛋一同食用，使胡萝卜中的胡萝卜素容易吸收，也增强了菜肴中优质蛋白、多种脂肪酸、胆固醇的含量，增强了对人的滋补性，尤其符合孩子对蛋白质、脂肪、卵磷脂、胆固醇以及多种维生素的需要。

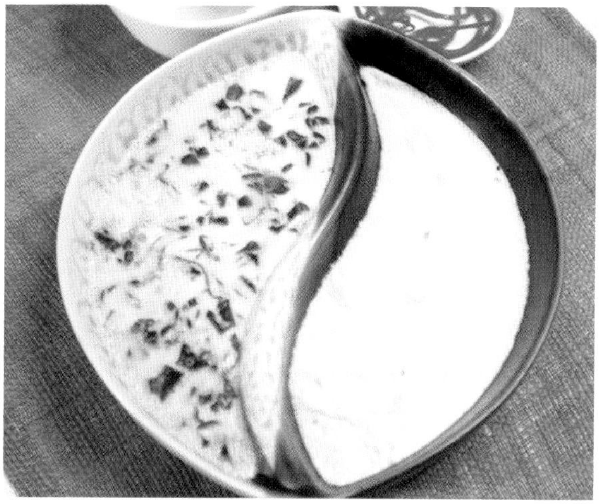

双色蒸水蛋

原料

鸡蛋2个，菠菜适量

调料

盐3克

做法

❶将菠菜清洗干净后切碎。

❷取碗，用盐将菠菜腌渍片刻，用力揉透至出水，再将菠菜碎叶中的汁水挤干净。

❸鸡蛋打入碗中拌匀加盐，再分别倒入鸳鸯锅的两边，在锅一侧放入碎菠菜叶，入锅蒸熟即可。

专家点评

水蒸蛋咸软细滑，十分可口。鸡蛋中的蛋白质为优质蛋白，对肝脏组织损伤有修复作用，还富含二十二碳六烯酸（DHA）和卵磷脂、卵黄素，对孩子神经系统和身体发育有利，能健脑益智，改善记忆力，并促进肝细胞再生。

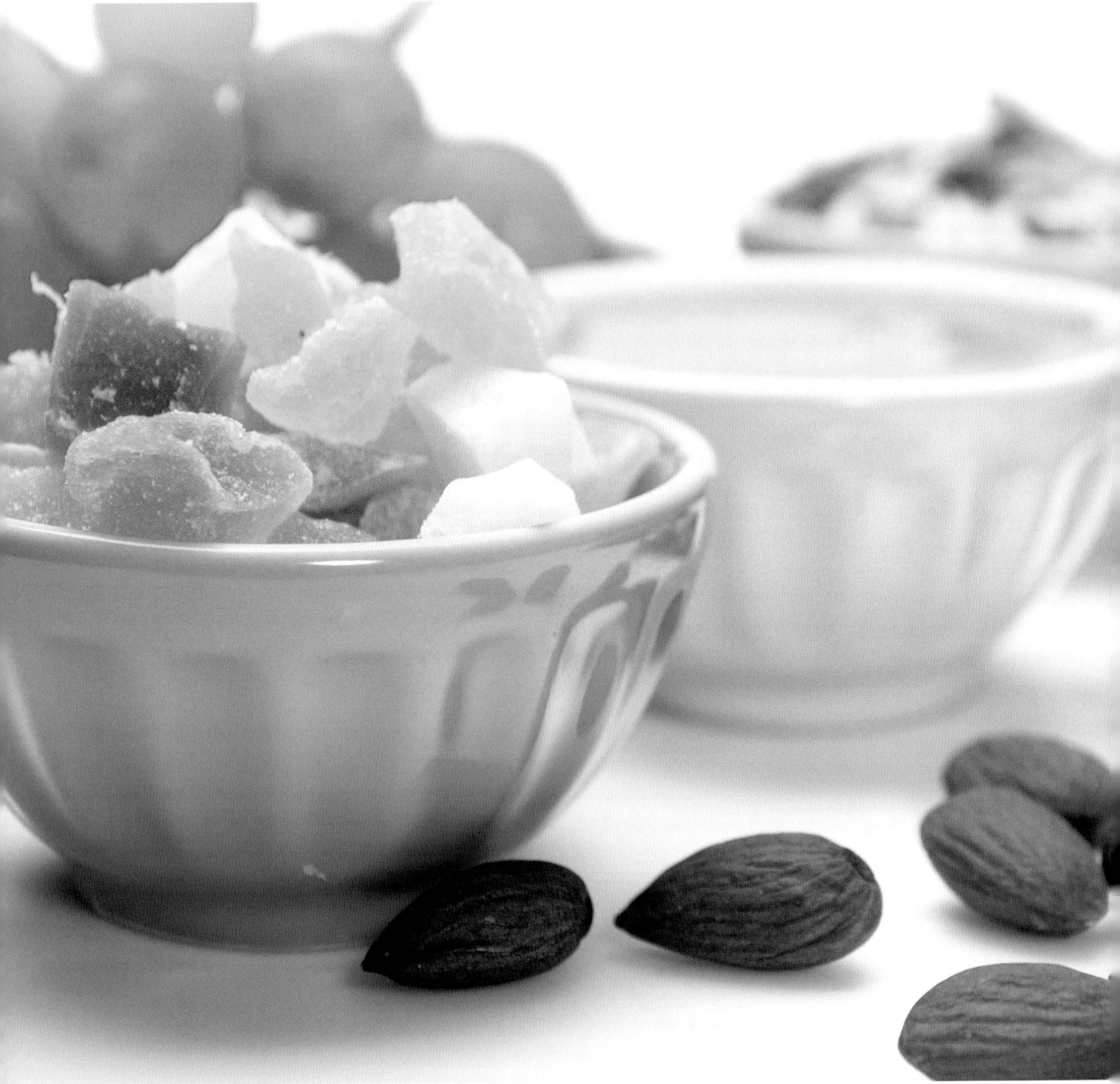

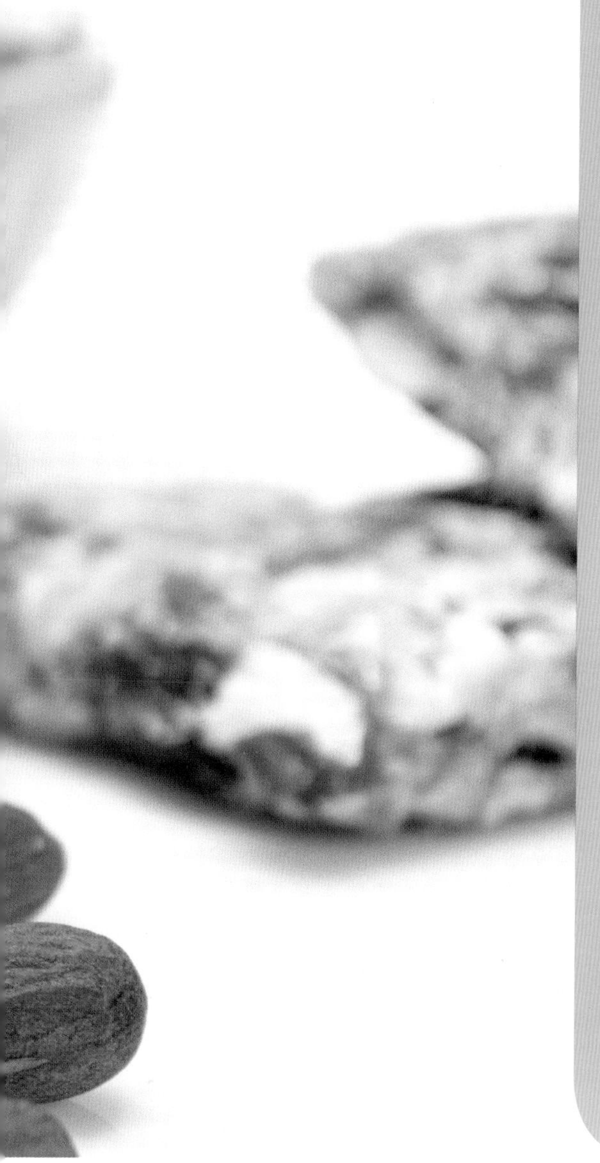

CHAPTER 05

13~18个月孩子的喂养指南

13~18个月的孩子，已经可以食用质地较软、块状较小的食物，如软米饭、馄饨、包子、碎菜、水果、蛋、豆腐、肉末等。这个阶段的孩子，喜欢用手抓食物，妈妈可以准备一些饼干、糕点等让孩子自己抓食，以锻炼孩子手指的灵活性。

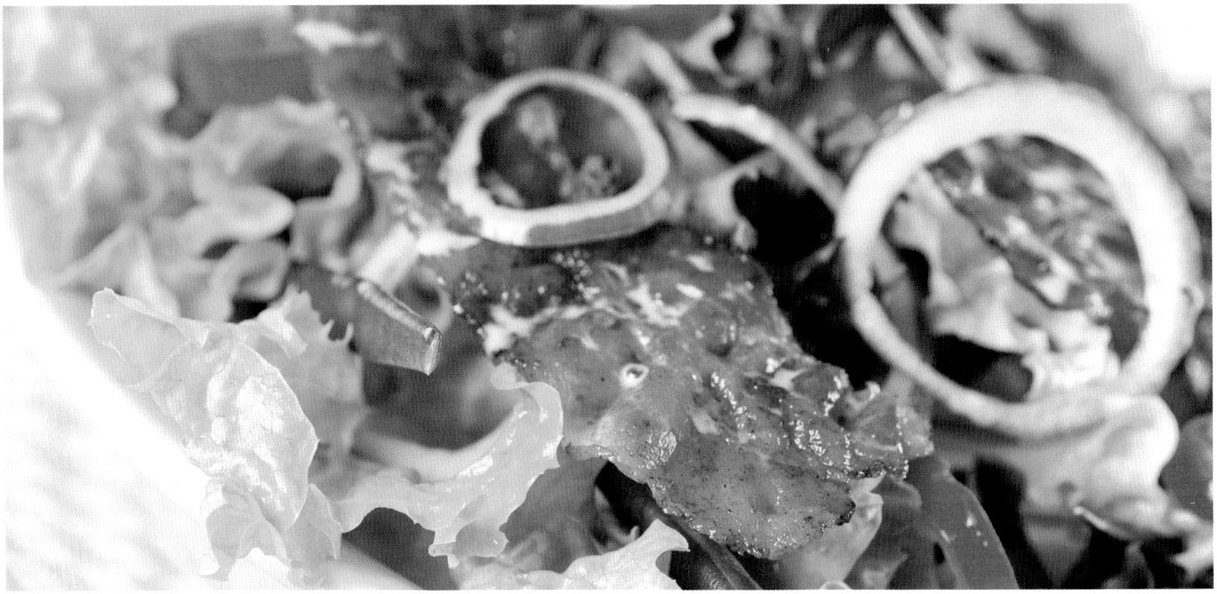

喂养须知

孩子满1岁了，已经长了好几颗牙齿，咀嚼和消化能力越来越好，这个时候，在饮食方面需要注意什么呢？爸爸妈妈快来了解一下吧！

孩子不宜过多吃糖

如果婴幼儿糖分摄取过多，体内的B族维生素就会因帮助糖分代谢而消耗掉，从而引起神经系统的B族维生素缺乏，产生嗜糖性精神烦躁症状，且糖吃多了易得龋齿。主要是因为口腔是一个多细菌的环境，有些细菌可以利用蔗糖合成多糖，多糖又可以形成一种黏性很强的细菌膜，这种细菌膜附着在牙齿表面上不容易消除，细菌可大量繁殖而形成一些有机酸和酶，尤其是乳酸杆菌产生大量乳酸，直接作用于牙齿，可使牙齿脱钙、软化，酶类可以溶解牙组织中的蛋白质，在酸和酶的共同作用下，牙齿的硬度和结构遭到破坏，就特别容易产生龋齿。

孩子不宜多吃零食

吃零食过多对孩子的健康成长是非常不利的。首先，零食吃多了，孩子在正常的进食过程中，自然就没有食欲了，时间长了很容易造成厌食的情绪。其次，零食的营养成分是无法同主食相比的，大量食用零食，还会使孩子患营养缺乏症。另外，一些非正规厂家生产的零食，含有各种添加成分，且产品本身也难以保证质量，孩子常吃这些零食，容易出现胃肠功能紊乱，肝肾功能也易受损，甚至有可能诱发癌症。

孩子不宜进食过量

不要给婴幼儿吃得太多，否则会造成婴幼儿“伤食”，使消化功能紊乱，加重消化器官和大脑控制消化吸收的胃肠神经及食欲中枢的负担，这样会使大脑皮层的语言、记忆、思维等中枢神经智能活动处于抑制状态。

孩子需要的固齿食物

对孩子的乳牙保护不仅仅只是在口腔清洁等方面，营养也是很重要的。长牙时，给孩子补充必要的“固齿食物”，也能帮助孩子拥有一口漂亮坚固的小牙齿。

乳牙的发育与全身组织器官的发育不尽相同，但在成长过程中也需要多种营养素。矿物质中的钙、磷、镁、氟，其他如蛋白质的作用，都是不可缺少的。虾仁、骨头、海带、肉、鱼、豆类和奶制品中都含有丰富的矿物质。

维生素A、维生素C、维生素D可以维护牙龈组织的健康，补充牙釉质形成所需的维生素，也可以让孩子多吃一些新鲜蔬菜和水果，另外，日光浴也可以帮助孩子补充维生素D。

合理烹饪婴幼儿食品

孩子1岁了，随着年龄的变化，其饮食特点也在跟着变化，妈妈要了解孩子进入幼儿期的饮食特点，为孩子合理安排膳食，才能为孩子补充足够营养，达到更好的喂养效果。

所谓合理烹饪，就是要照顾到幼儿的进食和消化能力，在食物烹调上下工夫。首先，食物要做到细、软、烂。面条要软烂，面食以发面为好，肉要斩末切碎，鸡、鱼要去骨或刺，花生、核桃要制成泥、酱，瓜果去皮与核，含粗纤维多的食物及油炸食物要少用，刺激性食品应少吃。

其次，给幼儿制作的膳食要小巧。不论是馒头还是包子，一定要小巧。巧，就是让幼儿很好奇进而喜爱这种食品。幼儿天生好奇，外形美观、花样翻新、气味诱人的食品通过视觉、嗅觉等感官，传导至小儿大脑食物神经中枢，引起反射，就能刺激其食欲，促进消化液的分泌，增进其消化吸收功能。

再次，是保持食物营养素。蔬菜要注意新鲜，先洗后切，急火快炒；炒菜熬粥都不要放碱，以免水溶性维生素遭到严重破坏。吃肉时要喝汤，这样可获得大量脂溶性维生素。高温油炸可使食物中的维生素B_1破坏殆尽，维生素B_2损失将近一半，故不宜采用这种方法。此外，陈旧发霉的谷、豆、花生，熏烤的肉类食品及腐败变质的鱼、虾、肉类，更应让孩子禁食。

孩子营养不足的表现

13~18个月的孩子，生长发育较快，身体和大脑在这一阶段都有飞速的发展，而满足孩子生长发育的营养素一旦供应不足，就会严重影响孩子的身体健康以及大脑发育。为了预防孩子营养不足，爸爸妈妈会带孩子定期去医院进行检测，然而，通过观察孩子日常的一些反应，其实也是可以得出结论的。下面，我们列出一些常见的营养素缺乏的表现以及该营养素的食物来源以供爸爸妈妈参考。

钙

缺乏表现：钙是人体的生命元素，孩子出现缺钙时，会出现多汗、烦躁、夜惊、出牙晚、出牙不齐、下肢弯曲、肌腱松弛、厌食偏食，甚至出现湿疹等症状。

食物来源：鸡蛋、油菜、胡萝卜、芝麻、乳类、海产品（如虾、虾米、虾皮、紫菜等）、动物骨头、豆类与豆制品。

铁

缺乏表现：缺铁很容易引起缺铁性贫血，孩子会出现脸色、口唇、眼睑、甲床苍白。孩子还会易感冒、食欲下降，甚至出现异食癖，并常伴有呕吐、腹泻等症状。

食物来源：黑木耳、香菇、蘑菇、青菜、芹菜、雪里蕻、动物肝脏、动物血液、瘦肉类、黄豆及其制品。

锌

缺乏表现：缺锌会损害细胞及体液的免疫功能，因此，缺锌的孩子很容易出虚汗，睡觉盗汗，也容易患上感染性疾病，如口腔溃疡、感冒发热、扁桃体炎等。缺锌的孩子食量普遍较小，生长发育缓慢，有些孩子指甲还会出现白斑，手指长倒刺。

食物来源：苹果、大白菜、香菇、金针菇、猪瘦肉、海产品（如牡蛎、鱿鱼、海带、紫菜、黄鱼等）。

铜

缺乏表现：主要表现为缺铜性贫血，其症状与缺铁性贫血相似，如头晕、精神萎靡、皮肤苍白，严重时可引起视力减退、反应迟钝、动作缓慢。部分缺铜的孩子还会出现厌食、肝脾肿大、腹泻等现象。缺铜性贫血会影响孩子的生长发育，发生骨质疏松。

食物来源：动物肝脏、豆类、坚果类（如核桃、板栗、花生、葵花子等）、肉类、鱼类、豆制品、牡蛎、蘑菇、菠菜、白菜、香瓜、红糖等。

碘

缺乏表现：缺碘可引起孩子智力低下，听力、语言和运动障碍，身材矮小，生殖器官发育不良，出现呆小症。幼儿期缺碘会引发甲状腺肿大。

食物来源：海藻类（如海带、紫菜等）、海鱼、乳制品、蛋类、肉类、生长在富含碘的土壤中的蔬菜等。

本阶段的喂养要点

孩子满1岁了，已经有5～7颗乳牙，咀嚼能力和消化能力都有了明显的提高，但由于消化系统未发育完善，比较娇弱，因此，还无法和成人一样进食。孩子在此阶段的食物应该单独做，要尽可能软、烂、碎，尤其是对于不易消化的肉类和植物纤维类的食物，更应该仔细加工。

这一阶段的孩子，食物已从以奶类为主转向为以混合食物为主，在保证孩子一日三餐主食的同时，还需要保证孩子每天喝2次奶，总量为400～500毫升。由于孩子的胃容量小，再加上这一阶段的孩子活泼爱动，热量消耗大，因此，最好每日三餐辅食之外再加3次点心或水果作为补充食物，点心水果安排的时间距正餐时间不宜太紧，以免影响孩子对正餐的食欲和进食量，造成营养失调。

在食材的选择上，相较上一阶段，可选择的范围更广泛一些，蔬菜、水果、肉类、蛋类以及谷类等食物，大部分可纳入孩子的食谱。但是，由于孩子的肠胃还没发育完善，对食物的适应能力较差，在选择和制作食物时，需要注意避免有刺激性的、过硬的、油炸的、黏性的、过甜过咸的，并少吃凉拌菜。父母制作辅食时，要注意粗细搭配，避免让孩子的辅食过精，以免出现维生素B_1缺乏。

这一时期的孩子对食物的色、香、味已经有了初步的要求，烹调方法的优劣很容易影响孩子的食欲，因此，父母最好能掌握一些常用的烹调方法，以增加孩子进食时的愉悦感。在制作辅食时，父母也要尽量减少食物在烹调中的营养损失，如蔬菜应先洗后切，烹调时间要短，淘米次数和用水量不宜过多等，以免在烹调中损失过多营养。

孩子宜吃的食物

孩子满1岁了，已经长了好几颗牙齿，咀嚼和消化能力越来越强。那么这个时期有什么问题是需要注意的呢？爸爸妈妈快来了解一下吧。

酸奶

别名：酸牛奶。

性味归经：性平，味酸、甘。归胃、大肠经。　　热量：278千焦/100克

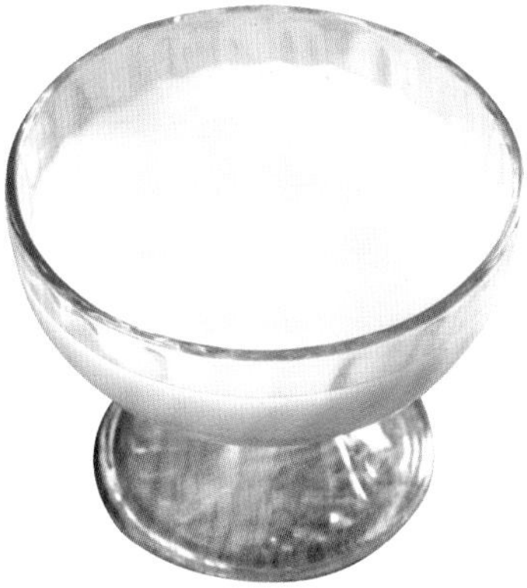

主要营养素

乳酸菌、维生素、叶酸、钙

酸奶含有丰富的乳酸菌，能促进体内消化酶的分泌和肠道蠕动，清除肠道垃圾，抑制腐败菌的繁殖。此外，酸奶还含有有助于孩子身体健康的维生素、叶酸、钙等营养素。

食疗功效

酸奶具有生津止渴、补虚开胃、润肠通便、降血脂、抗癌等功效，能调节机体内微生物的平衡，有助于维持孩子身体健康。经常喝酸奶可以防治癌症和贫血，缓解儿童营养不良。老年人喝酸奶可以矫正由于偏食引起的营养缺乏。

选购保存

优质酸奶，应呈乳白色或稍带淡黄色，色泽均匀，凝块结实，均匀细腻，无气泡，有发酵后的乳香和清香纯净的乳酸味，无异味。酸奶需在2～4℃冷藏，随着保存时间的延长，酸奶的酸度会不断提高而使酸奶变得更酸。

温馨提示

酸奶由牛奶发酵而成，里面含有大量的益生菌，能调节孩子的肠道，帮助孩子消化，建立肠道菌群，里面的双歧因子还可以帮助孩子吸收营养。由于孩子的肠胃还未发育完全，因此，1岁以前的孩子，不建议饮用酸奶。

搭配宜忌		
宜	酸奶+猕猴桃	促进肠道健康
	酸奶+苹果	开胃消食
忌	酸奶+香肠	易引发癌症
	酸奶+菠菜	易破坏酸奶的钙质

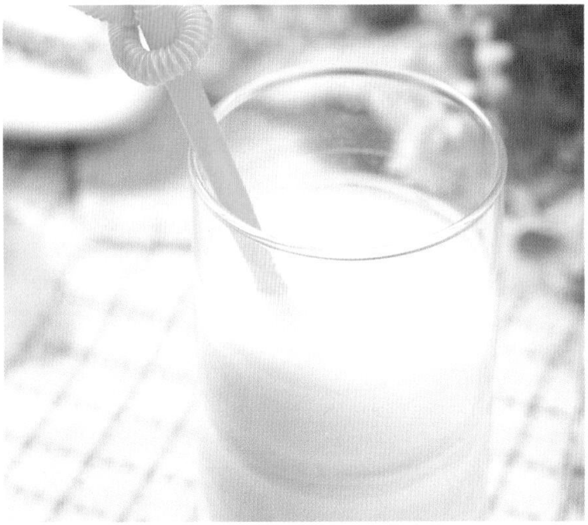

甜瓜酸奶汁

原料

甜瓜100克，酸奶1瓶

做法

1. 将甜瓜清洗干净，去掉皮，切块，放入榨汁机中榨汁。
2. 将果汁倒入搅拌机中，加入酸奶，搅打均匀即可。

专家点评

这款饮品奶香十足，酸甜可口。酸奶能抑制肠道腐败菌的生长，还含有可抑制体内合成胆固醇还原酶的活性物质，又能刺激机体免疫系统，调动机体的积极因素，提高人体抗病能力。甜瓜营养丰富，可补充人体所需的能量及营养素，其中富含的碳水化合物及柠檬酸等营养成分，可消暑清热、生津解渴、除烦。

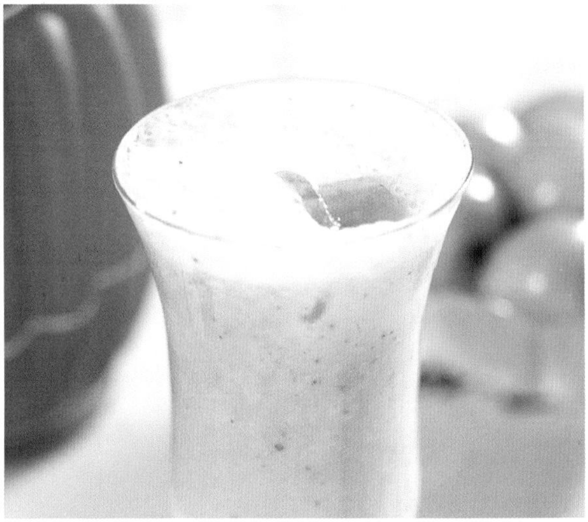

红豆香蕉酸奶

原料

红豆2大匙，香蕉1根，酸奶200毫升

做法

1. 将红豆清洗干净，入锅煮熟备用；香蕉去皮，切成小段。
2. 将红豆、香蕉块放入搅拌机中，再倒入酸奶，搅打成汁即可。

专家点评

这道饮品含有蛋白质、碳水化合物、维生素A、维生素C等多种营养，对孩子的身体和大脑发育都很有益处。酸奶含有丰富的钙和蛋白质等，可以促进孩子的食欲，提高人体对钙的吸收，有助于孩子的骨骼发育。香蕉含有蛋白质、碳水化合物、脂肪、果胶、钙、磷、维生素A、B族维生素、维生素C、维生素E和膳食纤维等，有促进肠胃蠕动、防治便秘的作用。红豆富含维生素B_1、维生素B_2、蛋白质及多种矿物质，具有一定的补血功能。

火龙果

别名：红龙果、情人果。

性味归经：性凉，味甘。归胃、大肠经。　　热量：204千焦/100克

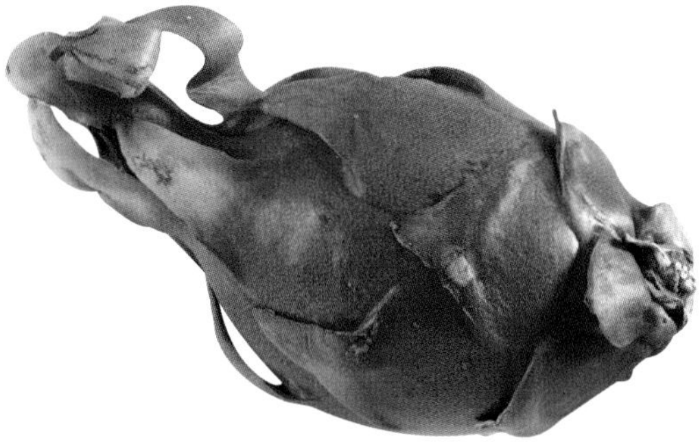

营养成分表

营养素	含量（每100克）
蛋白质	0.62克
脂肪	0.17克
碳水化合物	13.91克
膳食纤维	1.12克
维生素A	未检测
维生素C	5.22毫克
维生素E	未检测
烟酸	未检测
钙	6.3毫克
铁	0.55毫克
锌	未检测
磷	30.2毫克

搭配宜忌		
宜	火龙果+虾	消热祛燥、增进食欲
宜	火龙果+枸杞子	补血养颜
忌	火龙果+山楂	引起消化不良、腹痛、腹胀
忌	火龙果+黄瓜	破坏维生素C

主要营养素

铁、维生素C

火龙果中含铁元素的量比一般水果要高，而铁元素是制造血红蛋白及其他含铁物质不可缺少的元素，对人体健康有着重要作用，可以预防孩子缺铁性贫血。火龙果中还富含维生素C，对孩子的皮肤有益。

食疗功效

火龙果有预防便秘、促进眼睛保健、增加骨质密度、降血糖、降血脂、降血压、帮助细胞膜形成、预防贫血、降低胆固醇、美白皮肤、防黑斑的功效，还具有解除重金属中毒、抗自由基、瘦身、防大肠癌等功效。火龙果是高纤维、低热量的水果，适当吃一些对孩子肠胃有益，对改善孩子的便秘更是十分有帮助，但家长应将每天的食用量控制在50克以内。

选购保存

火龙果以外观光滑、果身饱满、颜色呈鲜紫红者为佳。火龙果不宜放入冰箱中，可以直接放在阴凉通风处储存。建议现买现食，一次不要购买太多。

温馨提示

火龙果的果肉几乎不含果糖和蔗糖，糖分以葡萄糖为主，这种天然葡萄糖，容易被人体吸收，所以患有糖尿病的患者要注意不宜多吃。

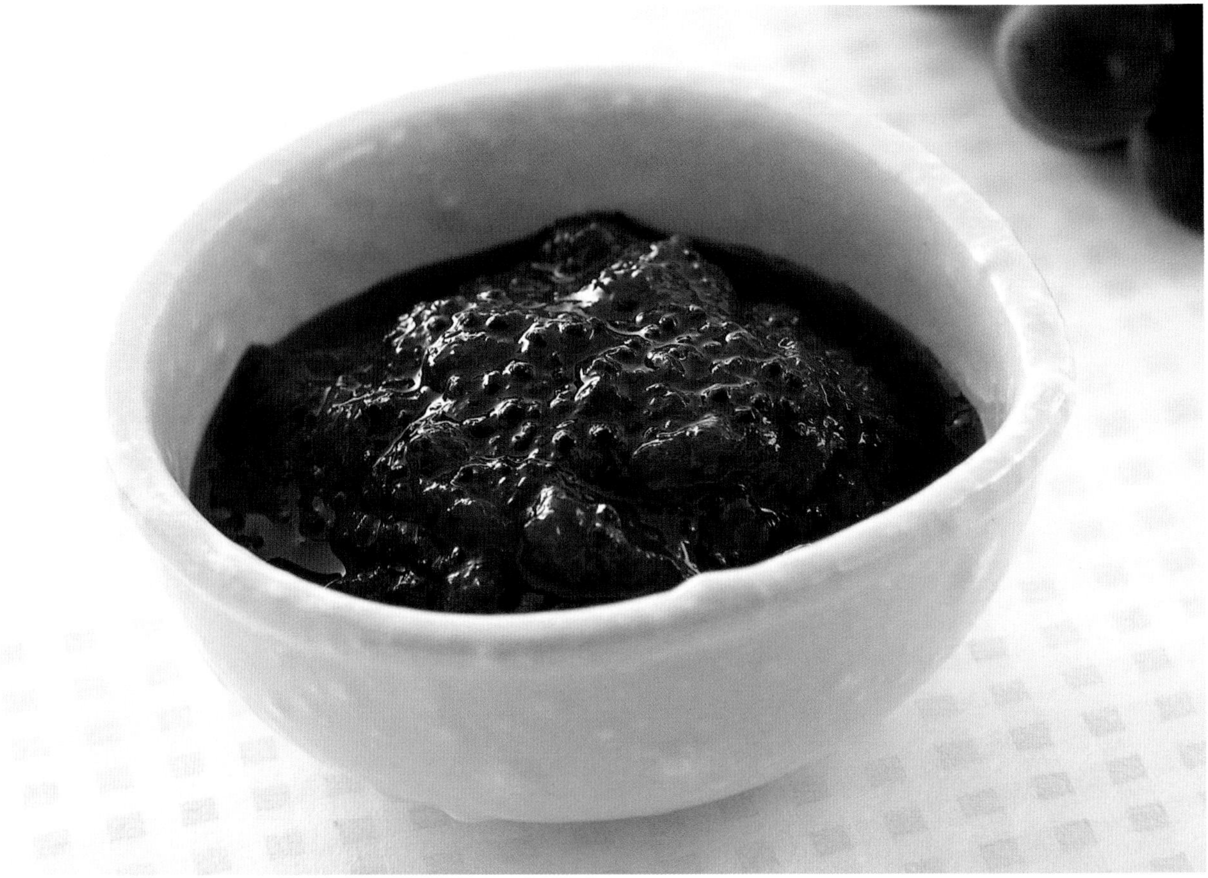

火龙果葡萄泥

原料

火龙果、葡萄各100克，温开水少许

做法

❶ 火龙果洗净，去皮，取出果肉。葡萄洗净，剥皮后去籽。

❷ 将火龙果放入研磨器磨成微粒状，与葡萄一起放入碗中。

❸ 取汤匙，碾碎葡萄，加入温开水搅匀即可。

专家点评

火龙果富含水溶性膳食纤维，可以预防孩子便秘。它还含有一般蔬果中较少有的植物性白蛋白，这种白蛋白会与人体内的重金属离子结合而起到解毒的作用，对孩子的胃壁还有保护作用。葡萄中大部分有益物质可以被孩子直接吸收，对孩子体内的新陈代谢可起到良好的促进作用。葡萄还是水果中含复合铁元素最多的水果，可以补充孩子对铁的需求，从而预防孩子缺铁性贫血。

黄瓜

别名：胡瓜、刺瓜、王瓜、青瓜。

性味归经：性凉，味甘。归肺、胃、大肠经。

热量：60千焦/100克

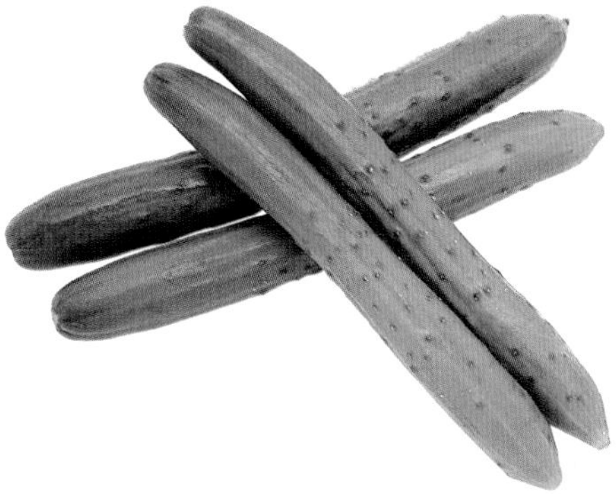

主要营养素

膳食纤维、维生素B_1

黄瓜中含有的细纤维，可以降低血液中胆固醇、甘油三酯的含量，促进肠道蠕动，加速废物排泄，改善孩子的新陈代谢。

食疗功效

黄瓜具有除湿、利尿、降脂、镇痛、促消化之功效。黄瓜中含有丰富的维生素B_1和维生素B_2，这两种物质能帮助孩子防治口角炎。黄瓜含有丰富的膳食纤维，能促进肠内有毒物质的排泄，预防孩子便秘，维持孩子肠道的健康。黄瓜尾部含有苦味素，苦味素不仅健胃，增加肠胃动力，帮助消化，清肝利胆和安神，还可以防止流感。

搭配宜忌		
宜	黄瓜+豆腐	降低血脂
忌	黄瓜+橘子	破坏维生素

黄瓜玉米汤

原料

玉米粒200克，黄瓜100克，莲子50克

调料：高汤适量，白糖10克

做法

❶将玉米粒洗净，黄瓜洗净切丁，莲子洗净。

❷将煲锅上火倒入高汤，加入玉米粒、黄瓜丁、莲子，调入白糖，小火煲至熟即可。

专家点评

黄瓜肉质脆嫩、汁多味甘、芳香可口，它含有蛋白质、糖类、多种维生素、膳食纤维以及钙、磷、铁、钾、钠、镁等丰富的成分。特别是其中含有的膳食纤维能够促进肠胃蠕动，保障孩子的肠道健康，帮助孩子顺利地排便。玉米可以帮助孩子开胃，还对智力的发育和增强记忆力有一定的帮助。莲子除了有清热祛火的功效之外，因钙、磷和钾的含量也非常丰富，还可以促进骨骼和牙齿的生长发育。本品是一道营养丰富的孩子辅食。

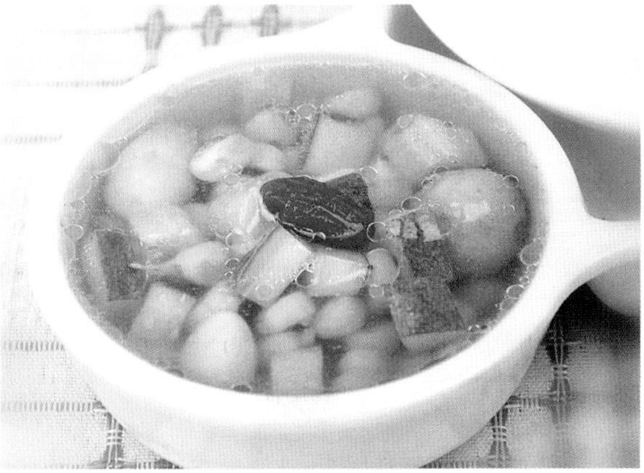

茄子

别名：紫瓜、紫茄、落苏。

性味归经：性凉，味甘。归胃、肠经。

热量：84千焦/100克

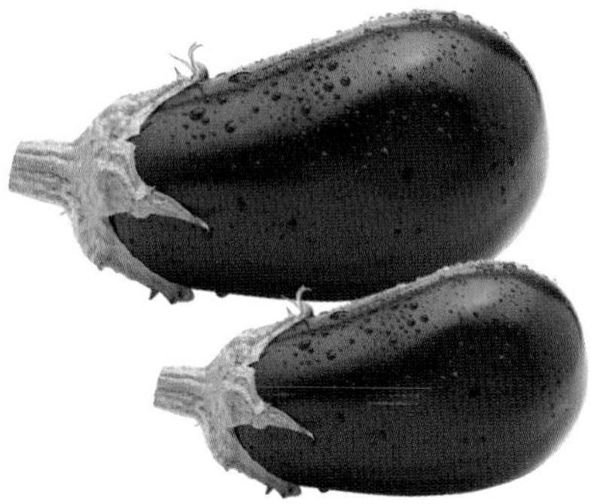

营养成分表

营养素	含量（每100克）
蛋白质	1.1克
脂肪	0.2克
碳水化合物	3.6克
膳食纤维	1.3克
维生素A	8微克
维生素C	5毫克
维生素E	1.13毫克
烟酸	0.6毫克
钙	24毫克
铁	0.5毫克
锌	0.23毫克
磷	23毫克

搭配宜忌		
宜	茄子+猪肉	维持正常血压
	茄子+黄豆	通气、顺畅、润燥消肿
忌	茄子+螃蟹	郁积腹中、伤害胃肠
	茄子+墨鱼	引起霍乱

主要营养素

维生素E

茄子中含有的维生素E能促进人体新陈代谢，增强孩子的抵抗力，可保护生物膜免受过氧化物的损害，改善血液循环，增强细胞活力。

食疗功效

茄子具有清热止血，消肿止痛的功效。茄子含有蛋白质、脂肪、碳水化合物、维生素以及钙、磷、铁等多种营养素，孩子适量食用，不仅能补充身体所需的多种物质，还能增强身体的抗病能力，对消化不良、便秘还有一定的食疗功效。

选购保存

以果形均匀周正，老嫩适度，无裂口、腐烂、锈皮、斑点，皮薄，籽少，肉厚，细嫩者为佳。一般情况下，可以把茄子直接放在阴凉通风处，记得不要让茄子沾到水，这样相对保存的时间会长点。

温馨提示

茄子秋后其味偏苦，性凉，脾胃虚寒、体弱、便溏、哮喘者不宜多食。茄子切忌生吃，以免中毒。手术前吃茄子，麻醉剂可能无法被正常地分解，会拖延患者苏醒时间，影响患者康复速度。

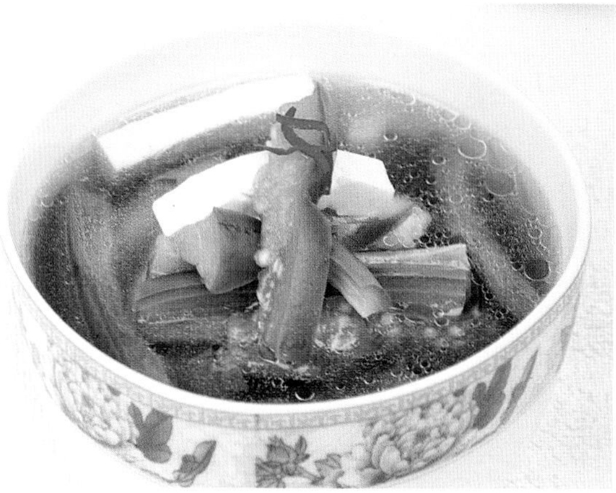

茄子豆腐汤

原料

豆腐200克，茄子100克

调料

盐少许，高汤适量

做法

1. 将豆腐洗净切条状，茄子洗净切成条备用。
2. 净锅上火倒入高汤，下入茄子、豆腐，调入盐，煮至熟即可。

专家点评

茄子营养较丰富，富含钙、磷、铁、维生素 B_1、维生素 B_2、维生素C等，所含的龙葵碱有一定的防癌功效。茄子还能清热解暑，特别是夏天，由于炎热，孩子容易长痱子，食用一定量的茄子，可在一定程度上给孩子清热去痱子。豆腐除了有帮助孩子增加营养、促进消化、增进食欲的功效外，对牙齿、骨骼的生长发育也颇为有益，可增加血液中铁的含量，预防孩子缺铁性贫血。

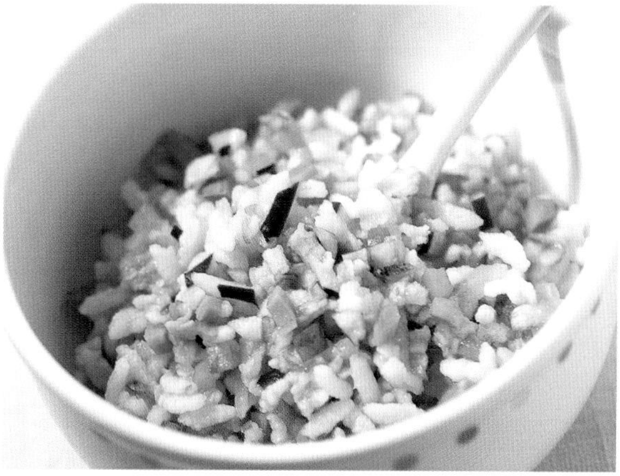

茄子饭

原料

软米饭40克，洗净的牛肉、茄子、胡萝卜各10克，洋葱5克

调料

葱花1/4小匙，洋葱汁1/2小匙，香油、芝麻盐各少许，高汤1/4杯

做法

1. 牛肉磨碎后放洋葱汁和香油搅拌。
2. 茄子、胡萝卜及洋葱去皮后剁碎。
3. 平底锅加油热锅，入牛肉翻炒，再放入剁碎的茄子、胡萝卜和洋葱炒一会儿。
4. 熟后放入高汤、葱花、软米饭再煮，最后撒上香油和芝麻盐即可。

专家点评

牛肉中含有大量的营养成分，其中丰富的维生素 B_6，可帮助孩子增强免疫力，促进蛋白质的新陈代谢和合成。洋葱中含有的维生素C对孩子的皮肤很有好处，能够使得皮肤红润水嫩而有弹性。茄子中含有的维生素E和维生素P能够很好地促进孩子的新陈代谢，改善孩子的血液循环。

空心菜

别名：藤藤菜、通心菜、无心菜、竹叶菜。

性味归经：性寒，味甘。无毒。归肝、心、大肠、小肠经。　热量：336千焦/100克

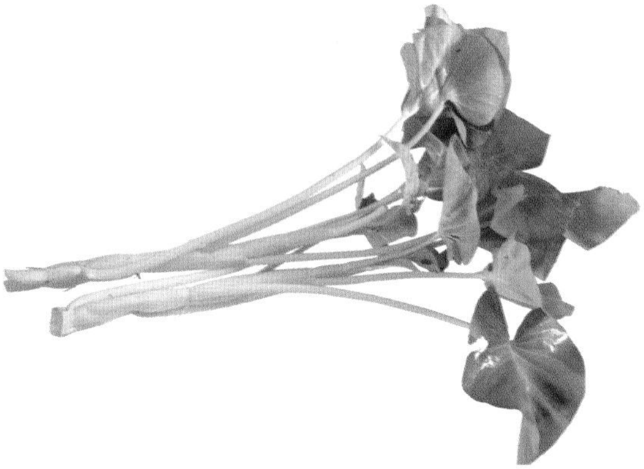

营养成分表

营养素	含量（每100克）
蛋白质	2.2克
脂肪	0.3克
碳水化合物	2.2克
膳食纤维	1.4克
维生素A	253微克
维生素C	25毫克
维生素E	1.09毫克
烟酸	0.8毫克
钙	99毫克
铁	2.3毫克
锌	0.39毫克
磷	38毫克

搭配宜忌		
宜	空心菜+尖椒	解毒降压
宜	空心菜+橄榄菜	防止老化
忌	空心菜+牛奶	影响钙质的吸收
忌	空心菜+起司	影响钙质的吸收

主要营养素

蛋白质、胡萝卜素

空心菜含有丰富的蛋白质，有助于增强孩子的抵抗力。空心菜含有多种维生素，其中胡萝卜素含量是大白菜的近20倍，对孩子眼睛的健康发育有极大的益处。

食疗功效

空心菜具有洁齿防龋、除口臭、健美皮肤的作用，堪称美容佳品。它的粗纤维的含量较丰富，这种食用纤维由纤维素、半纤维素、木质素、胶浆及果胶等组成，具有促进肠蠕动、通便解毒作用，夏季给孩子适量食用，可以防暑解热、凉血排毒、防治痢疾。空心菜还含有钾、氯等调节水液平衡的元素，食用后可降低肠道的酸度，预防肠道内的菌群失调，对孩子的肠道健康大有裨益。

选购保存

空心菜以水分充足，鲜嫩，茎条均匀，无枯黄叶，无病斑，无须根者为佳。软烂、长出根的为次等品。建议现买现做，一次不要购买太多。

温馨提示

空心菜虽然是一种防病治病的好蔬菜，但并不是适合每一个人食用。因为其性寒滑利，所以体质虚弱、脾胃虚寒、腹泻者不要食用为好。出现血压过低、手脚容易无故麻痹或抽筋现象的人，也不应该多吃。

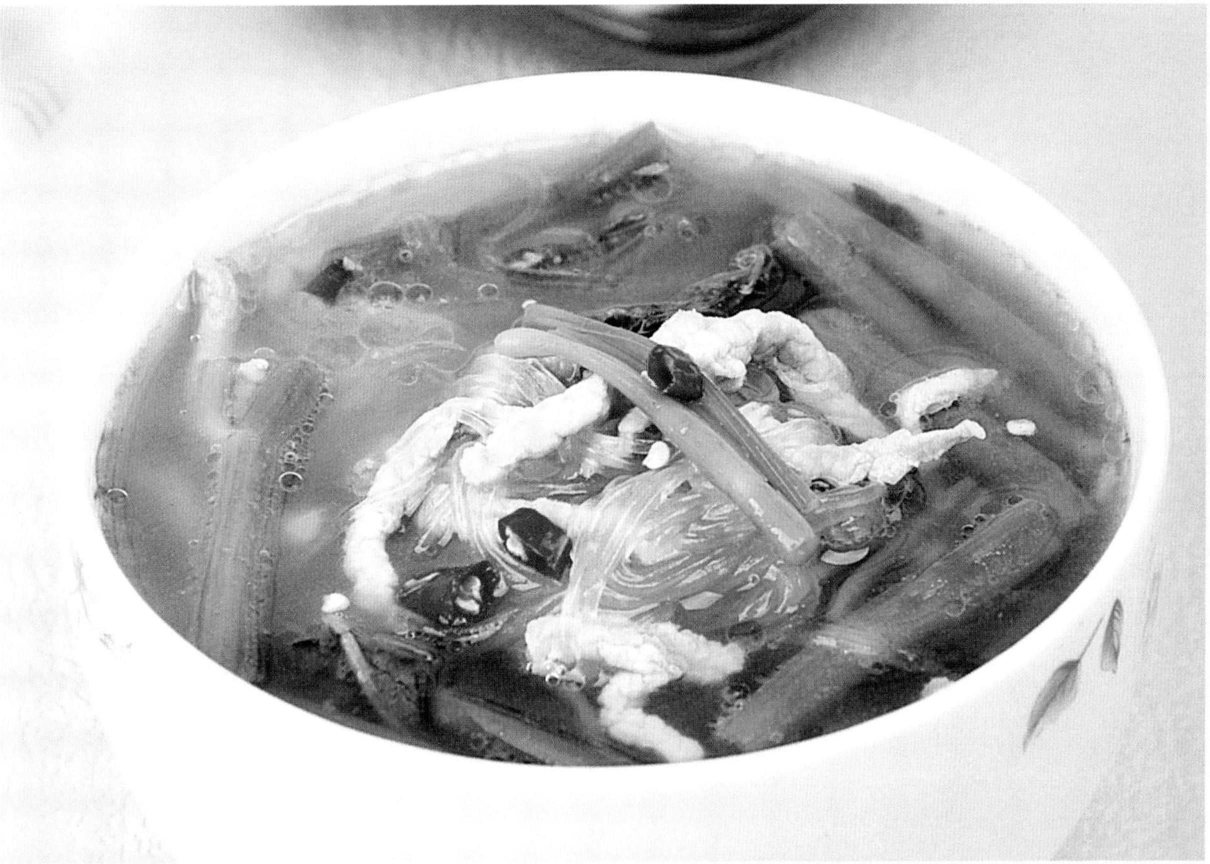

空心菜肉丝汤

原料

空心菜125克，猪肉75克，水发粉丝30克

调料

花生油适量，盐4克，姜、葱2克

做法

❶ 将空心菜洗净，切成段；猪肉洗净切丝；水发粉丝切段备用。

❷ 净锅上火倒入花生油，将葱、姜爆香，下入肉丝煸炒至断生，倒入水，调入盐烧开，下入粉丝、空心菜煲至熟即可。

专家点评

空心菜含有丰富的维生素C和胡萝卜素，其维生素含量高于大白菜，这些物质有助于增强孩子体质，防病抗病。空心菜中还含有大量纤维素，可促进肠道蠕动，加速排便，对于防治孩子便秘及减少肠道癌变有积极的作用。猪肉中的蛋白质为完全的蛋白质，含有人体必需的各种氨基酸，并且构成比例和人体接近，很容易被孩子吸收，营养价值高。

冬瓜

别名：枕瓜、白瓜、水芝、地芝。

性味归经：性微寒，味甘淡。归肺、大肠、小肠、膀胱经。　热量：44千焦/100克

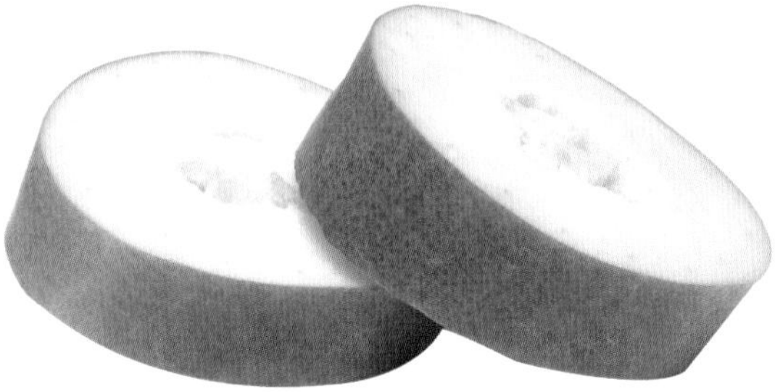

主要营养素

膳食纤维、胡萝卜素

冬瓜中的膳食纤维，能刺激孩子的肠道蠕动，使肠道里积存的致癌物质尽快排泄出去，促进孩子的肠道健康。冬瓜中还含有胡萝卜素，孩子食用后在体内转化成维生素A，有益于骨骼和牙齿的生长。

食疗功效

冬瓜具有清热解毒、利水消肿、润肺生津、解毒排脓的功效。冬瓜还有良好的清热解暑功效，夏季多吃些冬瓜，不但解渴消暑、利尿，还可使人免生疔疮。此外冬瓜含有多种维生素和人体所必需的微量元素，可调节人体的代谢平衡，有助于养胃生津、清降胃火，使人食量减少，而不变成脂肪，很适合营养过剩的孩子食用。

搭配宜忌		
宜	冬瓜+海带	降低血压
忌	冬瓜+鲫鱼	导致身体脱水

冬瓜鸡蛋汤

原料

冬瓜200克，水发百合25克，鸡蛋1个

调料

花生油少许，盐少许

做法

1. 将冬瓜去皮、籽洗净切片；水发百合洗净；鸡蛋打入碗内搅匀备用。
2. 净锅上火倒入花生油，下入冬瓜片煸炒至八成熟时，倒入水，调入盐，下入水发百合烧开煲至熟，淋入鸡蛋液稍煮沸即可。

专家点评

鸡蛋中的蛋黄中含有丰富的卵磷脂、固醇类以及钙、磷、铁、维生素A、维生素D及B族维生素，这些成分对增进孩子的神经系统功能大有裨益。百合含有淀粉、蛋白质、脂肪及钙、磷、铁、维生素B_1、维生素B_2、维生素C等营养素，具有良好的营养滋补之功。

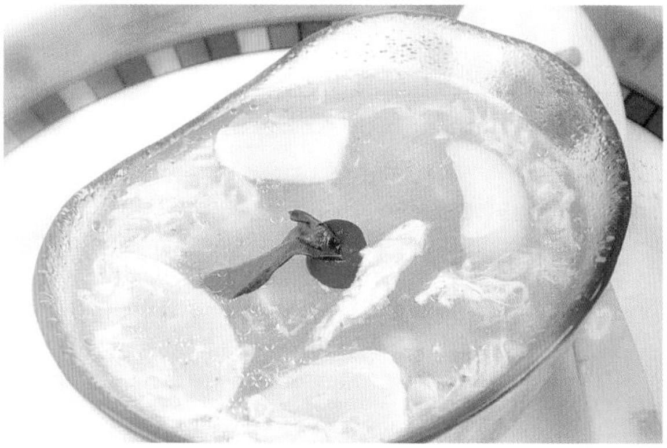

紫菜

别名：紫英、索菜、灯塔菜。

性味归经：性寒、味甘、咸。归肺经。

热量：832千焦/100克

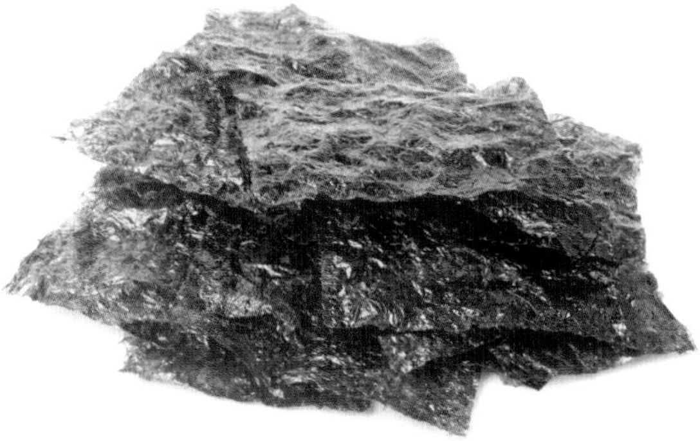

主要营养素

钙、铁、碳水化合物

紫菜中富含钙、铁，可补充孩子身体所需营养，增强孩子的免疫功能，预防缺铁性贫血，使骨骼和牙齿得到保健。紫菜含有的碳水化合物，能为机体提供热量，且有保肝解毒的作用。

食疗功效

紫菜含有的甘露醇是一种很强的利尿剂，有消水肿的作用，有利于保护肝脏。紫菜中含有较多的碘，可以帮助治疗甲状腺肿大。紫菜中含有丰富的钙、铁元素，能增强记忆力，还能防治孩子缺铁性贫血，促进孩子骨骼、牙齿的生长和发育。

搭配宜忌		
宜	紫菜+鸡蛋	可补充维生素B_{12}和钙质
忌	紫菜+花菜	会影响钙的吸收

紫菜蛋花汤

原料

紫菜15克，鸡蛋2个

调料

盐3克，姜5克，葱2克

做法

1. 将紫菜用清水泡发后，捞出清洗干净；葱清洗干净，切花；姜去皮，切末。
2. 锅上火，加入水煮沸后，下入紫菜。
3. 待紫菜再沸时，打入鸡蛋，至鸡蛋成形后，下入姜末、葱花，调入调料即可。

专家点评

紫菜属中叶状藻体可食的种群，其蛋白质、铁、磷、钙、核黄素、胡萝卜素等含量居各种蔬菜之冠，故紫菜有“营养宝库”的美称。而且紫菜所含的多糖具有明显增强细胞免疫和体液免疫的功能，可促进淋巴细胞转化，提高机体的免疫力。这道汤除了能让孩子补充营养，还对缺铁性贫血有一定的疗效，能有效预防佝偻病，促进孩子的生长发育以及大脑发育。

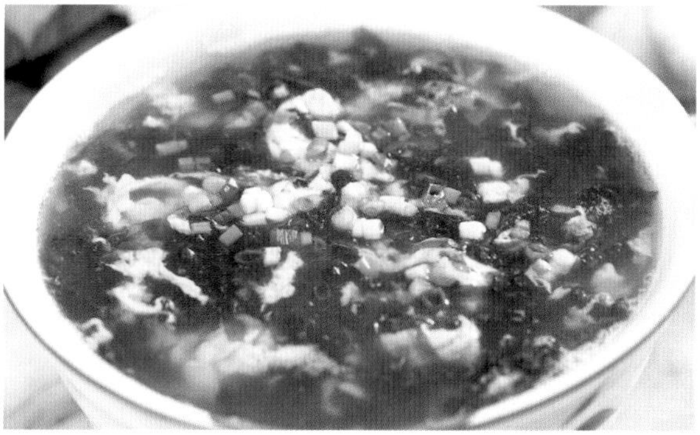

竹笋

别名：笋、闽笋。

性味归经：性微寒，味甘。无毒。归胃、大肠经。 热量：80千焦/100克

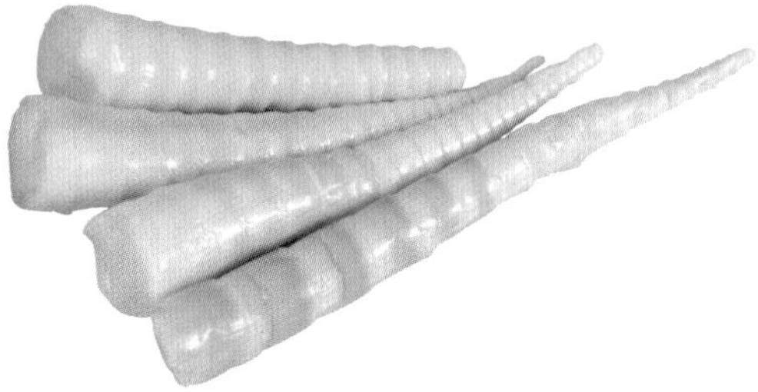

主要营养素

蛋白质、维生素、膳食纤维

竹笋中植物蛋白、维生素的含量均较高，有助于增强机体的免疫功能，提高防病、抗病能力。竹笋中所含的膳食纤维对肠胃有促进蠕动的功用，对防治孩子便秘有一定的效用。

食疗功效

竹笋具有清热化痰、益气和胃、治消渴、利水道、利膈、帮助消化、去食积、防便秘等功效。另外，竹笋含脂肪、淀粉很少，属天然低脂、低热量食品，是营养过剩、体形肥胖的孩子的佳品。适合习惯性便秘者、糖尿病患者等食用。

搭配宜忌		
宜	竹笋+鸡肉	可暖胃益气、补精添髓
	竹笋+莴笋	可治疗肺热痰火
忌	竹笋+羊肉	会导致腹痛
	竹笋+豆腐	易形成结石

竹笋鸡汤

原料

鸡半只，竹笋3根

调料

姜2片，盐4克

做法

1. 鸡清洗干净，剁块，放入锅内汆烫，去除血水后捞出，冲净。
2. 另起锅放水烧开，下鸡块和姜片，改小火烧15分钟。
3. 竹笋去壳，清洗干净后切成厚片，放入鸡汤内同煮至熟软（约10分钟），然后加盐调味，即可熄火盛出食用。

专家点评

竹笋味道清淡鲜嫩，营养丰富。其含有充足的水分、丰富的植物蛋白以及钙、磷、铁等人体必需的营养成分和矿物质，特别是纤维素含量很高，常食有帮助消化、防止便秘的功能。鸡肉蛋白质含量较高，且易被人体吸收利用，有增强体力、强壮身体的作用。用竹笋和鸡煲汤，既滋补又不油腻，有助于增强孩子的免疫功能，提高孩子的防病抗病能力。

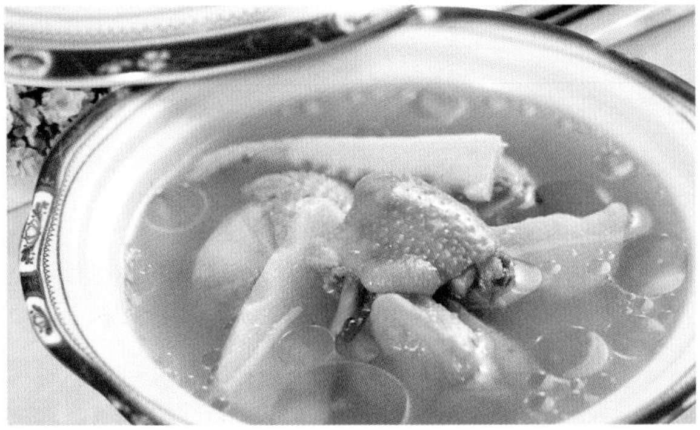

金针菇

别名：金钱菌、冻菌、金菇。

性味归经：性凉，味甘。归脾、大肠经。 热量：104千焦/100克

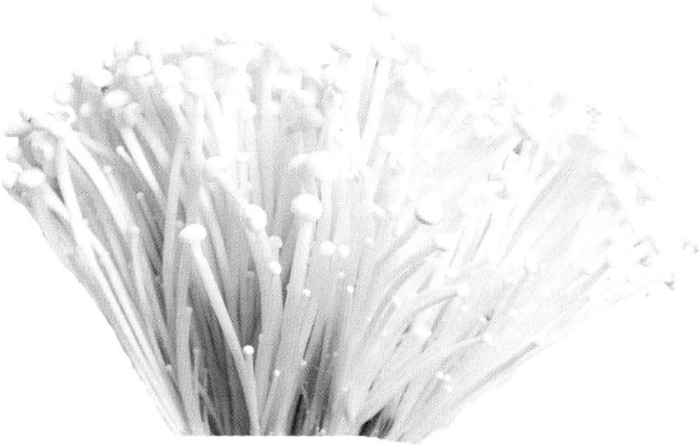

主要营养素

锌、氨基酸

金针菇中含锌量比较高，有促进孩子智力发育和健脑的作用。金针菇中还含有丰富的氨基酸，能有效调节孩子体内的含锌量，有助于孩子的生长发育。

食疗功效

金针菇具有补肝、益胃、抗癌之功效，对肝病、胃肠道炎症、溃疡、肿瘤等病症有食疗作用。金针菇能有效地增强机体的生物活性，促进体内新陈代谢，有利于食物中各种营养素的吸收和利用，对孩子生长发育也大有益处。

搭配宜忌		
宜	金针菇+鸡肉	可健脑益智
	金针菇+西蓝花	可增强免疫力
	金针菇+猪肝	可补益气血
忌	金针菇+驴肉	会引起心痛

金针菇鸡丝汤

原料

鸡胸肉200克，金针菇150克，黄瓜20克

调料

高汤适量，盐1克

做法

1. 将鸡胸肉洗净切丝，金针菇洗净切段，黄瓜洗净切丝备用。
2. 汤锅上火倒入水和高汤，调入盐，下入鸡胸肉、金针菇至熟，撒入黄瓜丝即可。

专家点评

金针菇富含多种营养，其中锌的含量尤为丰富，可促进孩子的生长发育。鸡胸肉蛋白质含量较高，且易被人体吸收利用，含有对孩子生长发育有重要作用的磷脂类。鸡胸肉有温中益气、补虚添精、健脾胃、活血脉、强筋骨的功效。将这两种食物与清新爽口的黄瓜一起搭配，能让孩子补充丰富的锌、钙等营养素，有益于孩子的身体和智力发育。

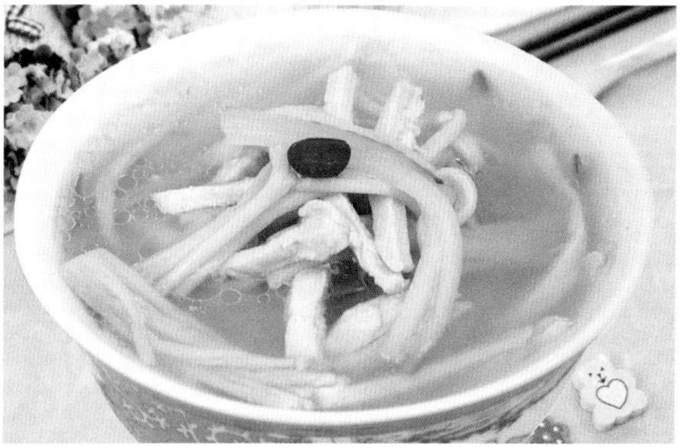

黄鱼

别名：石首鱼、黄花鱼。

性味归经：性平，味甘、咸。归肝、肾经。　　热量：396千焦/100克

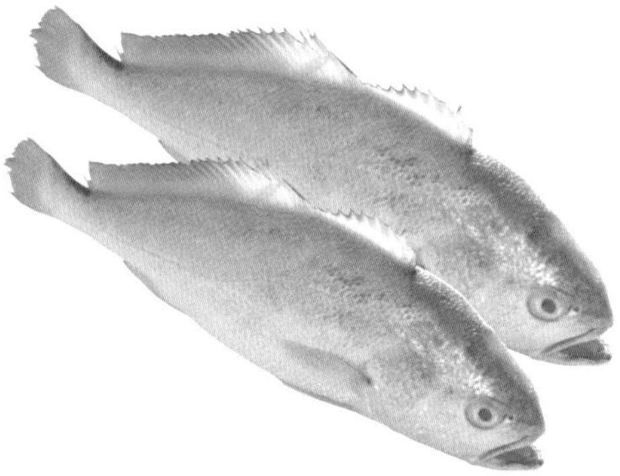

营养成分表

营养素	含量（每100克）
蛋白质	17.7克
脂肪	2.5克
碳水化合物	0.8克
维生素A	10微克
维生素B_1	0.03毫克
维生素B_2	0.1毫克
维生素E	1.13毫克
钙	53毫克
镁	39毫克
铁	0.7毫克
锌	0.58毫克
硒	42.57微克
铜	0.04毫克

搭配宜忌		
宜	黄鱼+茼蒿	可暖胃益脾、化气生肌
宜	黄鱼+西红柿	促进骨骼发育
忌	黄鱼+洋葱	降低蛋白质的吸收，形成结石
忌	黄鱼+牛油	会加重肠胃负担

主要营养素

蛋白质、维生素、微量元素

黄鱼含有丰富的蛋白质、微量元素和维生素，对人体有很好的补益作用，对孩子食欲不振、体质虚弱也有很好的改善作用。

食疗功效

黄鱼可开胃益气、调中止痢、明目安神，黄鱼含有多种氨基酸，其提取物可做癌症患者的康复剂和治疗剂。黄鱼鱼肉如蒜瓣，脆嫩度比大多数淡水鱼都好，且营养丰富，富含蛋白质，是婴幼儿与老年人的最佳营养食品之一。

选购保存

黄鱼的背脊呈黄褐色，腹部金黄色，鱼鳍灰黄，鱼唇橘红，应选择体型较肥、鱼肚鼓胀的比较肥嫩。黄鱼去除内脏，清洗干净后，用保鲜膜包好，再放入冰箱冷冻保存。

♥ 温馨提示

黄鱼肉质鲜嫩，营养丰富，是优质食用鱼种，可以作为孩子的辅食食材之一。营养过剩、属过敏体质的孩子应慎食。清洗黄鱼的时候不用剖腹，可以用筷子从口中搅出肠肚，再用清水冲洗。黄鱼多刺，喂食孩子时一定要多注意。

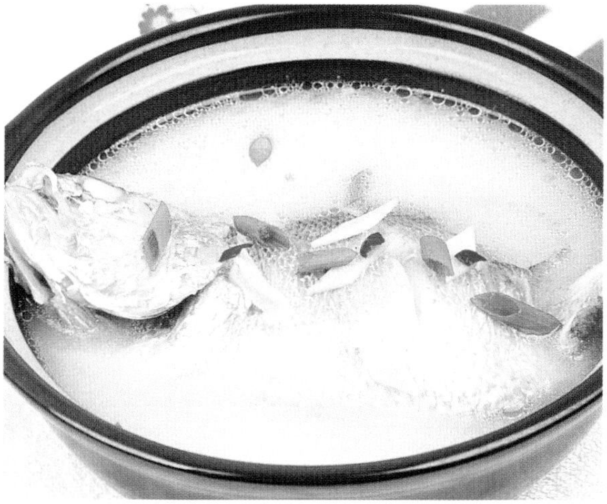

清汤黄鱼

原料

黄鱼1尾

调料

盐1克，葱段、姜片各2克

做法

1. 将黄鱼宰杀清洗干净备用。
2. 净锅上火倒入水，入葱段、姜片，再下入黄鱼煲至熟，调入盐即可。

专家点评

这道菜汤鲜味美，鱼肉香嫩，有补血、补虚的功效。黄鱼肉质鲜嫩，营养丰富，是优质食用鱼种，其含有丰富的蛋白质、微量元素和维生素，对人体有很好的补益作用，尤其有很好的补血功效。此外，其中含有的钙有助于婴幼儿骨骼和牙齿发育。黄鱼中含有多种氨基酸，对于久病体虚、少气乏力、头昏神倦的成年人也有很好的补益作用，它还是癌症患者极佳的食疗物品。

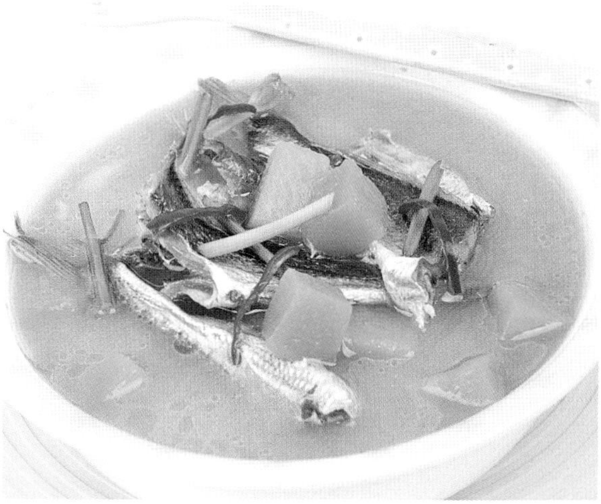

黄鱼木瓜汤

原料

干黄鱼2条，木瓜100克

调料

盐少许，香菜段2克

做法

1. 将干黄鱼清洗干净浸泡；木瓜清洗干净，去皮、籽，切方块备用。
2. 净锅上火倒入水，调入盐，下入干黄鱼、木瓜煲至熟，撒入香菜段即可。

专家点评

黄鱼中含有多种氨基酸，有增强免疫力、改善人体功能的作用。木瓜含番木瓜碱、木瓜蛋白酶、凝乳酶、胡萝卜素等，并富含多种氨基酸及其他营养素，可以补充孩子身体发育中所需的养分，增强孩子身体的抗病能力。木瓜中的木瓜蛋白酶有助于孩子对食物的消化和吸收，有健脾消食的功效。

武昌鱼

别名：团头鲂、鳊鱼。

性味归经：性温，味甘。归脾、胃经。　　热量：540千焦/100克

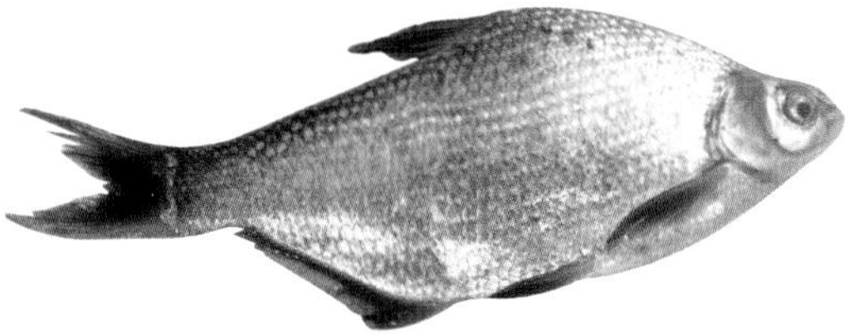

营养成分表

营养素	含量（每100克）
蛋白质	18.3克
脂肪	6.3克
维生素A	28微克
维生素B_1	0.02毫克
维生素B_2	0.07毫克
维生素E	0.52毫克
钙	89毫克
磷	188毫克
镁	17毫克
铁	0.7毫克
锌	0.89毫克
硒	11.59微克
铜	0.07毫克

搭配宜忌		
宜	武昌鱼+香菇	促进钙的吸收,降低血压
	武昌鱼+豆腐	降压降脂、益胃健脾
	武昌鱼+大蒜	开胃消食、杀菌、降压
	武昌鱼+芹菜	降压利水、疏通血管

主要营养素

不饱和脂肪酸、钙

武昌鱼中含有丰富的不饱和脂肪酸和钙元素，不饱和脂肪酸能帮助孩子肌肤保持健康。高钙的摄入可抵抗钠的有害影响，还能维持孩子骨骼和牙齿的正常发育。

食疗功效

武昌鱼肉质嫩白，含丰富的蛋白质，是低脂肪、高蛋白质的鱼类，有补中益气、调治脏腑、开胃健脾、增进孩子食欲之功效，对于贫血症、低血糖、高血压和动脉血管硬化等疾病有一定的食疗作用。

选购保存

新鲜武昌鱼的眼球饱满凸出，角膜透明清亮，肌肉坚实富有弹性，鳃丝清晰呈鲜红色，黏液透明，鳞片有光泽且与鱼体贴附紧密，不易脱落。购买后宜将武昌鱼清洗干净，擦干，放入冰箱冷藏保存，1～2天内需食用完。

温馨提示

武昌鱼因毛主席的诗句“才饮长沙水，又食武昌鱼”而闻名中外。武昌鱼是一种高蛋白、低脂肪、营养丰富的优质食品，它含人体所需的多种氨基酸、维生素和微量元素，是一种健康食物。

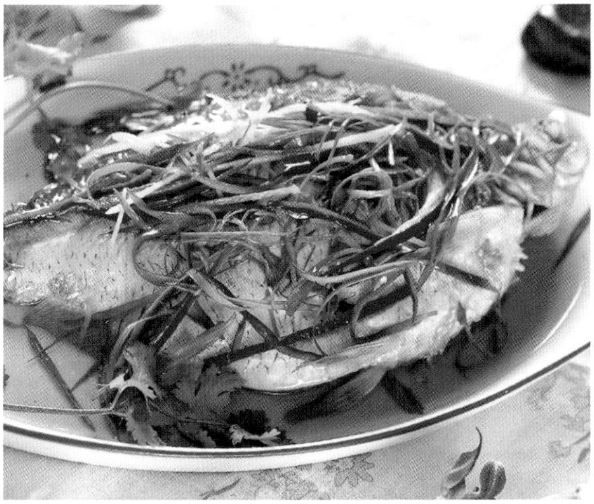

清蒸武昌鱼

原料

武昌鱼500克

调料

盐、香菜、胡椒粉、生抽、香油各少许，姜丝、葱丝、红甜椒各10克

做法

1. 武昌鱼收拾干净；红甜椒清洗干净切丝；香菜洗净备用。
2. 武昌鱼放入盘中，抹上胡椒粉、盐腌渍约5分钟。
3. 将鱼放入蒸锅，撒上姜丝，蒸至熟后取出，撒上香菜、葱丝、红甜椒丝，淋上香油，旁边备生抽、香油调成的味汁小碟即可。

专家点评

这道菜鱼肉鲜美，汤汁清澈，淡爽鲜香，孩子食用容易消化吸收，能补充蛋白质、铁、各种维生素以及各种矿物质，有助于孩子的生长发育。武昌鱼富含水分、蛋白质、脂肪、碳水化合物、钙等人体所需营养成分。孩子食用鱼肉时，父母需注意先将鱼刺剔除。

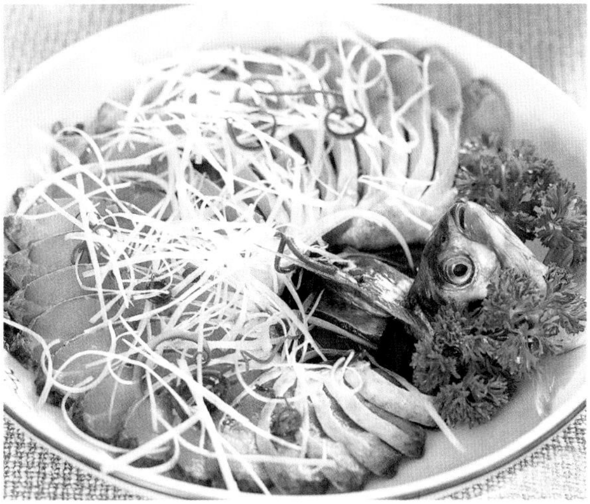

开屏武昌鱼

原料

武昌鱼1条，红甜椒1个

调料

盐、生抽各少许，葱20克

做法

1. 武昌鱼宰杀，去内脏、鱼鳞后清洗干净；葱、红甜椒清洗干净，切丝。
2. 将武昌鱼切成连刀片，用盐腌渍10分钟。
3. 入蒸锅蒸8分钟，取出撒上葱丝、红甜椒丝，浇上热油，加入调料即可。

专家点评

这道菜鱼肉细嫩，味道鲜美，可提高孩子的食欲。武昌鱼肉的纤维短、柔软，容易被消化，之所以味道鲜美，也是因为含有多种氨基酸。其中有一种叫牛磺酸的氨基酸，对调节血压、减少血脂、防止动脉硬化、改善视力都有良好作用。武昌鱼还有调治脾胃的功效，有开胃健脾、增进食欲的作用。同时，也有利于人体对营养的吸收。

福寿鱼

别名：罗非鱼、非洲鲫鱼、尼罗鱼。

性味归经：性平，味甘。归肾经。　热量：396千焦/100克

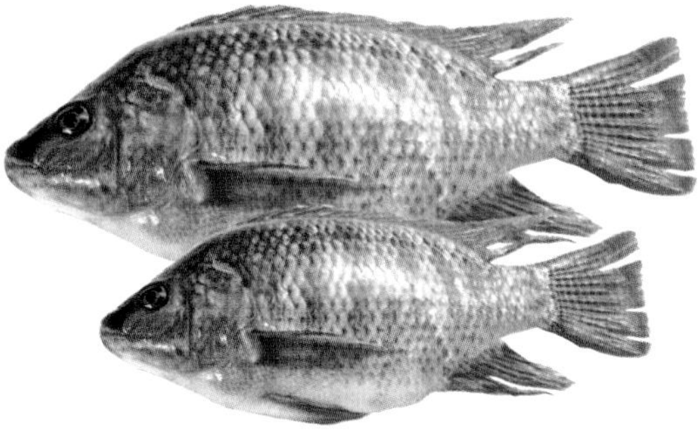

主要营养素

蛋白质、维生素、矿物质

福寿鱼中含有丰富的蛋白质、B族维生素、维生素E及钙、铁、锌等矿物质，能补充营养，增强免疫力，促进孩子脑部的发育。

食疗功效

福寿鱼可补阴血、通血脉、补体虚，还有益气健脾、利水消肿、清热解毒、通达经络之功效。福寿鱼肉中富含蛋白质，易于被人体所吸收，氨基酸含量也很高，所以对促进孩子智力发育、降低人体胆固醇和血液黏稠度、预防心脑血管疾病具有明显的作用。

搭配宜忌

宜	福寿鱼+西红柿	可增加营养
	福寿鱼+豆腐	有益补钙
忌	福寿鱼+鸡肉	降低营养价值
	福寿鱼+干枣	会引起腰腹疼痛

清蒸福寿鱼

原料

福寿鱼1条（约500克）

调料

盐2克，姜丝5克，葱15克，生抽10毫升，香油5毫升

做法

1. 福寿鱼去鳞和内脏，清洗干净，在背上划花刀；葱洗净，切丝。
2. 将鱼装入盘内，加入姜丝、盐，放入锅中蒸熟。
3. 取出蒸熟的鱼，淋上生抽、香油，撒上葱丝即可。

专家点评

这道清蒸福寿鱼鱼肉软嫩，鲜香味美，可补虚养身，提高人体的抵抗力。

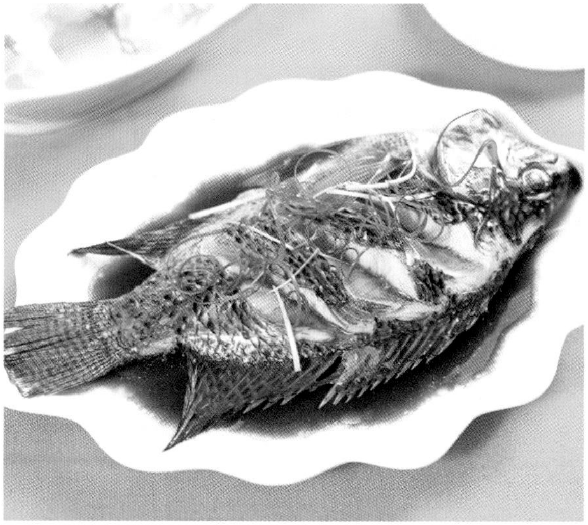

鳝鱼

别名：黄鳝、长鱼。

性味归经：性温，味甘。归肝、脾、肾经。

热量：360千焦/100克

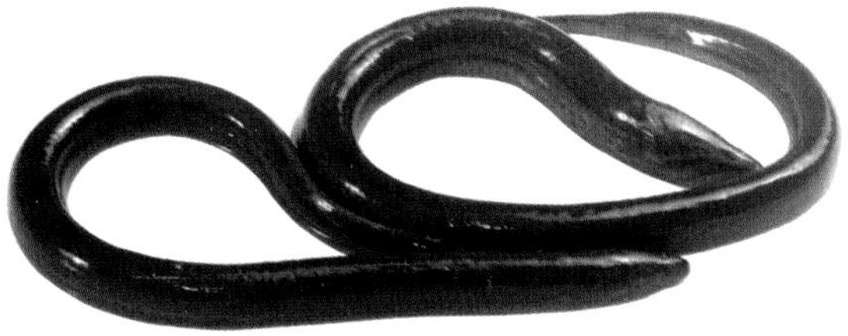

主要营养素

二十二碳六烯酸（DHA）、卵磷脂、维生素A

鳝鱼中含有的DHA和卵磷脂是构成人体各器官组织细胞膜的主要成分，而且是脑细胞不可缺少的营养，对孩子的大脑发育大有裨益。鳝鱼还含丰富的维生素A，有助于维持孩子皮肤和视力的正常功能。

食疗功效

鳝鱼的营养价值很高。含有维生素B_1、维生素B_2、烟酸及人体所需的多种氨基酸等。鳝鱼富含DHA和卵磷脂，这些物质是孩子大脑发育不可缺少的营养物质。

搭配宜忌

宜	鳝鱼+青椒	可降低血糖
	鳝鱼+苹果	可治疗腹泻
忌	鳝鱼+菠菜	易导致腹泻
	鳝鱼+银杏	会引起中毒

山药鳝鱼汤

原料

鳝鱼2条，山药25克，枸杞子5克

调料

盐、葱段、姜片各2克

做法

1. 将鳝鱼收拾干净切段，汆水；山药去皮清洗干净，切片；枸杞子清洗干净备用。
2. 净锅上火，调入盐、葱段、姜片，下入鳝鱼段、山药片、枸杞子煲至熟即可。

专家点评

鳝鱼的营养价值很高，含有维生素B_1、维生素B_2、烟酸及人体所需的多种氨基酸等，可以预防食物不消化引起的腹泻，还可以保护心血管。同时，鳝鱼还具有补血益气、宣痹通络的保健功效。山药健脾养胃，含有丰富的淀粉、微量元素、维生素等，能促进血液循环，胃肠蠕动，提高机体的免疫功能。此汤尤其适合经常腹泻的孩子食用。

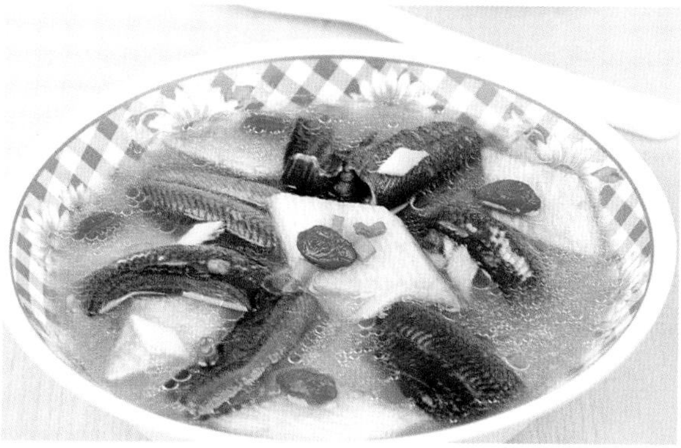

三文鱼

别名：撒蒙鱼、萨门鱼、大马哈鱼、鲑鱼。

性味归经：性平，味甘。归脾、胃经。　热量：560千焦/100克

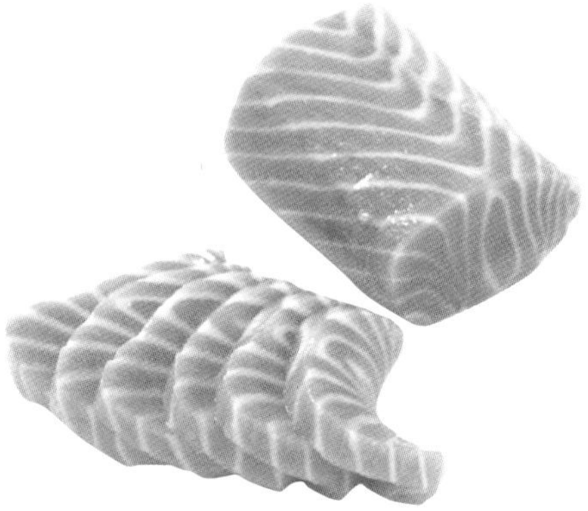

主要营养素

ω-3不饱和脂肪酸

三文鱼含有丰富的微量元素和ω-3不饱和脂肪酸，这些物质是人体所需的营养物质，能促进孩子大脑和视网膜神经系统的发育。

食疗功效

三文鱼中含有丰富的不饱和脂肪酸，能有效降低血脂和血胆固醇，防治心血管疾病。它所含的ω-3脂肪酸更是脑部、视网膜及神经系统所必不可少的物质，妈妈们适当地给孩子吃些三文鱼，对孩子的脑部和视力发育很有帮助，而且三文鱼是少骨鱼，较之一般鱼类，更适合拿来给孩子做辅食。

搭配宜忌		
宜	三文鱼+芥末	可除腥、补充营养
	三文鱼+柠檬	有利于营养吸收
	三文鱼+蘑菇酱	营养丰富
	三文鱼+米饭	可降低胆固醇

豆腐蒸三文鱼

原料

豆腐400克，新鲜三文鱼300克

调料

葱丝5克，姜丝5克，盐2克

做法

1. 豆腐横面平剖为二，平摆在盘中；三文鱼收拾干净，斜切成约1厘米厚的片状，依序排列在豆腐上。
2. 葱丝、姜丝铺在鱼片上，均匀撒上盐。
3. 蒸锅中加2碗水煮开后，将盘子移入锅中，以大火蒸3～5分钟即可。

专家点评

三文鱼不但鲜甜美味，其营养价值也非常高，蕴含多种有益身体的营养成分，包括蛋白质、维生素A、维生素D和维生素E以及多种矿物质。另外，三文鱼含不饱和脂肪酸，能有效地防止慢性传染病、糖尿病及某些癌症的发生，减少积聚在血管内的脂肪。常吃三文鱼，对脑部发育十分有益，对孩子的健康也很有好处。豆腐的营养也很丰富，且口感绵软，很适合这个阶段的孩子食用。

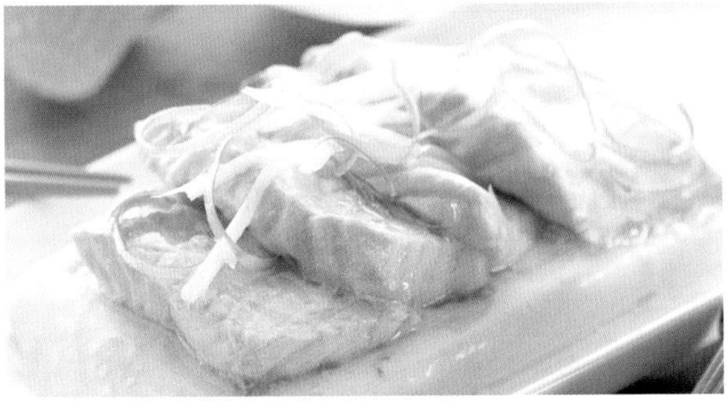

带鱼

别名：裙带鱼、海刀鱼、牙带鱼。

性味归经：性温，味甘。归肝、脾经。　　热量：512千焦/100克

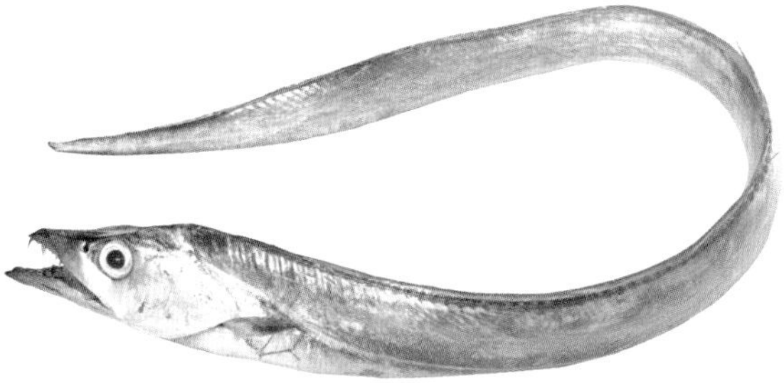

主要营养素

维生素A、卵磷脂

带鱼中含有丰富的维生素A，维生素A有维护细胞功能的作用，可保持皮肤、骨骼、牙齿、毛发健康生长。带鱼中卵磷脂丰富，对提高孩子智力、增强孩子记忆力大有帮助。

食疗功效

带鱼可补五脏、祛风、杀虫，对脾胃虚弱、消化不良、皮肤干燥者尤为适宜，可用作治疗迁延性肝炎、慢性肝炎的辅助食材。常吃带鱼还可滋润肌肤，保持皮肤的润湿与弹性。带鱼含有维生素A，有助于维持孩子眼睛和皮肤的健康。

搭配宜忌		
宜	带鱼+豆腐	可补气养血
	带鱼+牛奶	可健脑补肾、滋补强身
忌	带鱼+南瓜	会引起中毒
	带鱼+菠菜	不利于营养的吸收

带鱼胡萝卜包菜粥

原料

带鱼、胡萝卜、包菜各20克，酸奶10毫升，粳米50克

调料

盐2克

做法

1. 带鱼蒸熟后，剔除鱼刺，捣成鱼泥，备用。
2. 粳米泡发洗净；胡萝卜去皮洗净，切小块；包菜洗净，切丝。
3. 锅置火上，注入适量清水，放入粳米，用大火熬煮，待水开后，转小火，下鱼泥。
4. 待米粒绽开后，放入包菜丝、胡萝卜块，调入酸奶，用小火煮至粥成，加盐调味即可。

专家点评

这道用带鱼、胡萝卜、包菜、酸奶、粳米混合熬煮的粥，营养十分丰富，富含优质蛋白质、不饱和脂肪酸、钙、磷、镁及多种维生素。孩子吃这道菜，有滋补强壮、和中开胃及养肝补血的功效。不过带鱼为发物，多食动风发疥，属过敏体质的孩子应慎食带鱼。

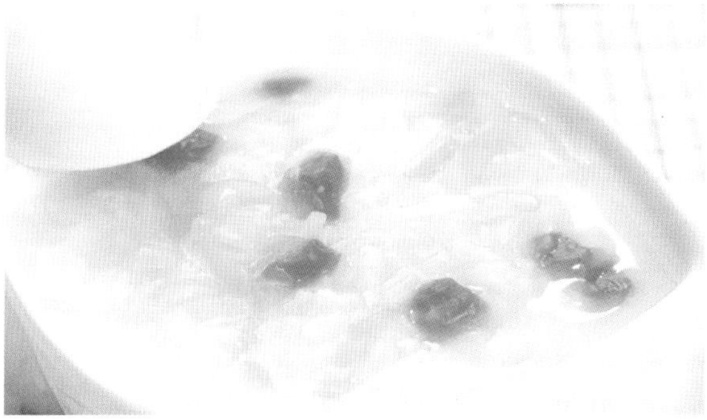

干贝

别名：江瑶柱、马甲柱、角带子、江珧柱。

性味归经：性平，味甘、咸。归脾经。

热量：1240千焦/100克

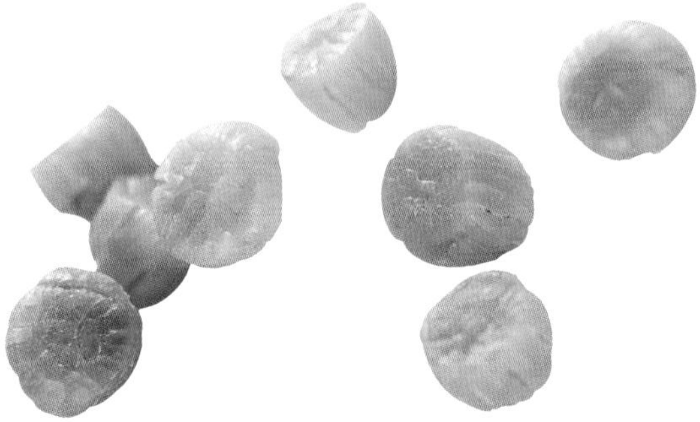

主要营养素

蛋白质、碳水化合物、钙、铁、锌、钾

干贝富含蛋白质、碳水化合物、钙、铁、锌等多种营养素，可增强免疫力，强身健体，满足孩子健康发育以及维持身体热量的需求。此外，干贝中含有的钾还有降低胆固醇的作用。

食疗功效

干贝具有滋阴、补肾、调中、下气、利五脏之功效，干贝营养丰富，可以补充孩子生长发育过程中所需的优质蛋白质和许多微量元素，特别是碘和锌。

搭配宜忌		
宜	干贝+瓠瓜	滋阴润燥、降压降脂
	干贝+海带	清热滋阴、软坚散结、降糖降压
	干贝+猪瘦肉	滋阴补肾
忌	干贝+香肠	生成有害物质

干贝蒸水蛋

原料

鸡蛋3个，湿干贝各10克

调料

盐2克，白糖1克，淀粉5克，香油少许，葱花10克

做法

1. 鸡蛋在碗里打散，加入湿干贝和盐、白糖、淀粉搅匀。
2. 将鸡蛋放在锅里隔水蒸12分钟，至鸡蛋凝结。
3. 将蒸好的鸡蛋撒上葱花，淋上香油即可。

专家点评

这道菜熟而不起泡，润滑鲜嫩。干贝含有蛋白质、多种维生素及钙、磷等矿物质，滋味鲜美，营养价值高，具有补虚的功能。鸡蛋中含有丰富的蛋白质、脂肪、维生素和铁、钙、钾等人体所需要的矿物质，且蛋白质为优质蛋白，对肝脏组织损伤有修复作用。鸡蛋还富含二十二碳六烯酸（DHA）和卵磷脂、卵黄素，对孩子神经系统和身体发育有利，还能改善孩子记忆力，促进孩子的大脑发育。

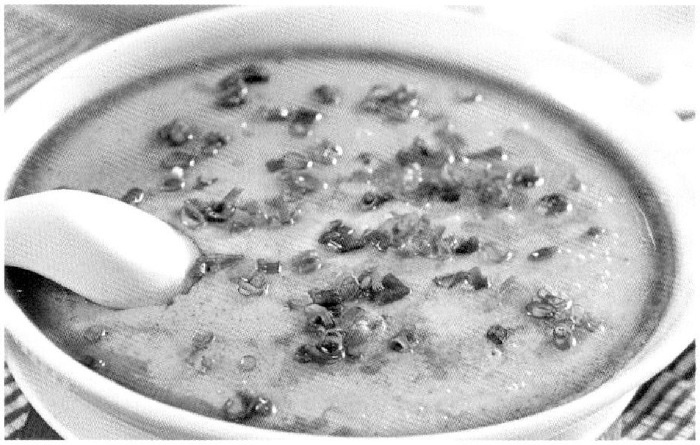

蛤蜊

别名：海蛤、文蛤、沙蛤。

性味归经：性寒，味咸。归肝、胃经。　热量：248千焦/100克

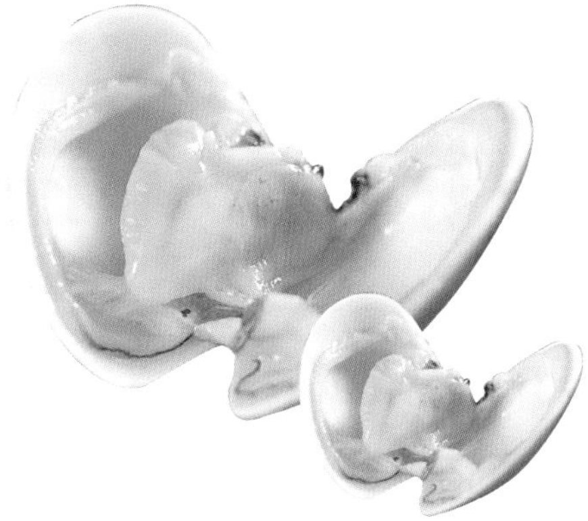

主要营养素

硒、钙

蛤蜊中含有丰富的硒，硒具有类似胰岛素的作用，可以促进葡萄糖的运转，以降低血糖。蛤蜊中还含有较为丰富的钙，可促进孩子骨骼和牙齿发育。

食疗功效

蛤蜊有滋阴、润燥、软坚、化痰的作用，能用于阴虚消渴、纳汗、干咳、失眠、目干等病症的调理和治疗，对淋巴结肿大、甲状腺肿大也有较好疗效。蛤蜊含蛋白质多而含脂肪少，因此，也适合有营养过剩倾向的孩子食用。

搭配宜忌		
宜	蛤蜊+豆腐	可补气养血、美容养颜
	蛤蜊+绿豆芽	可清热解暑、利水消肿
忌	蛤蜊+大豆	会破坏维生素B_1
	蛤蜊+柑橘	会引起中毒

冬瓜蛤蜊汤

原料

蛤蜊250克，冬瓜50克

调料

盐2克，香油少许，姜片少许

做法

1. 将冬瓜清洗干净，去皮，切丁块状。
2. 将蛤蜊清洗干净，用淡盐水浸泡1个小时捞出沥水备用。
3. 放入蛤蜊、姜片、冬瓜及其他调料，大火煮至蛤蜊开壳后关火，去掉泡沫即可。

专家点评

蛤蜊中含有丰富的钙、锌、铁元素，可以预防孩子缺钙、缺锌、贫血等病症，而且也可以为孩子提供其他优质的营养。冬瓜也含有多种维生素和人体所必需的微量元素，可调节人体的代谢平衡，为孩子补充所需的营养。这道汤，能为孩子提供多方面的营养素，帮助孩子健康成长。

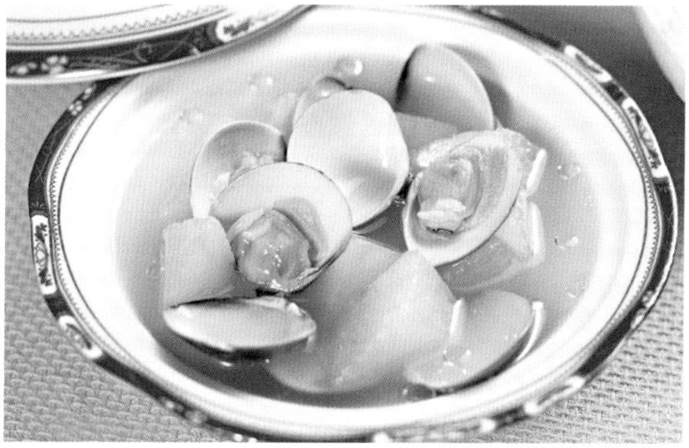

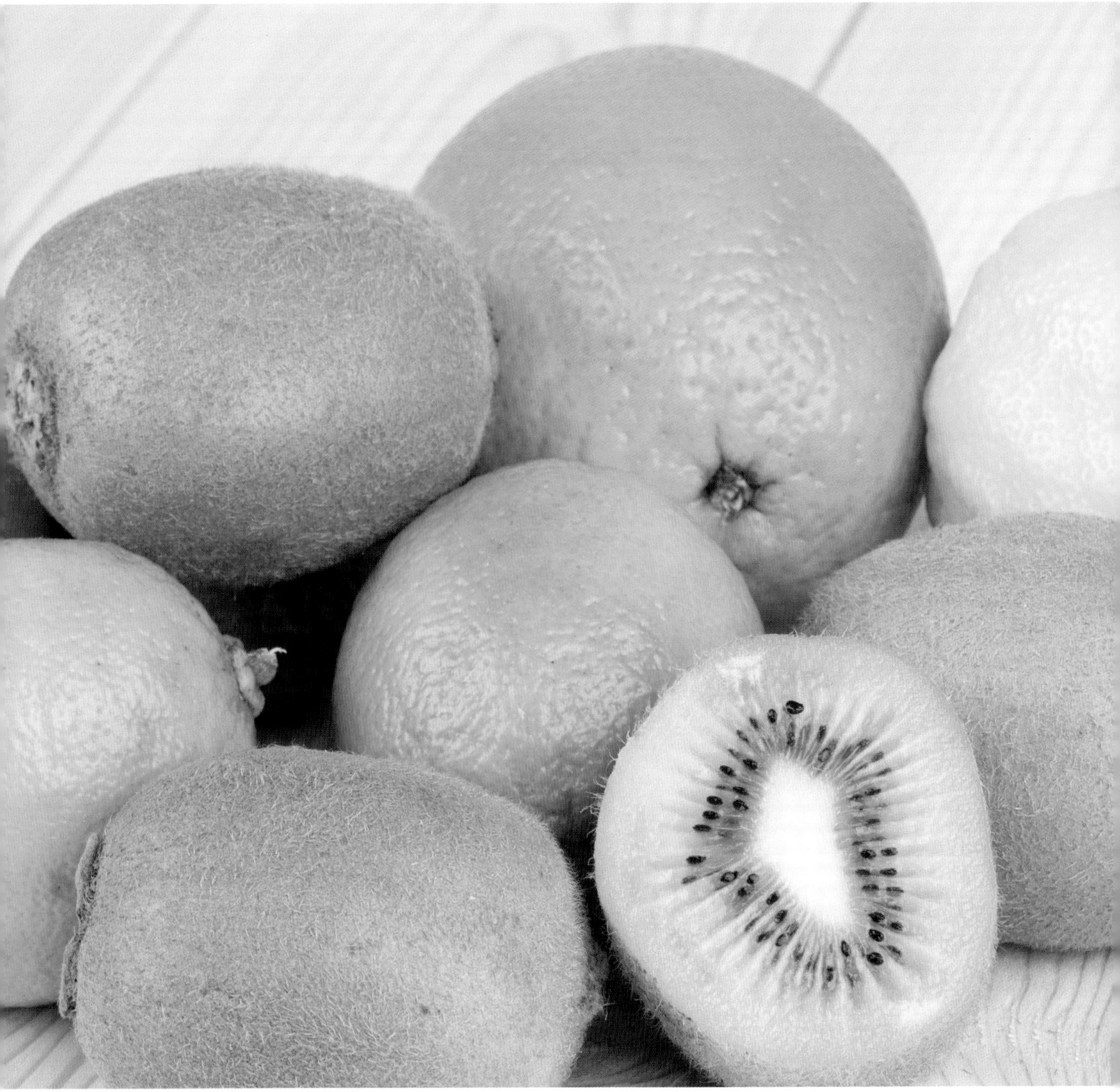

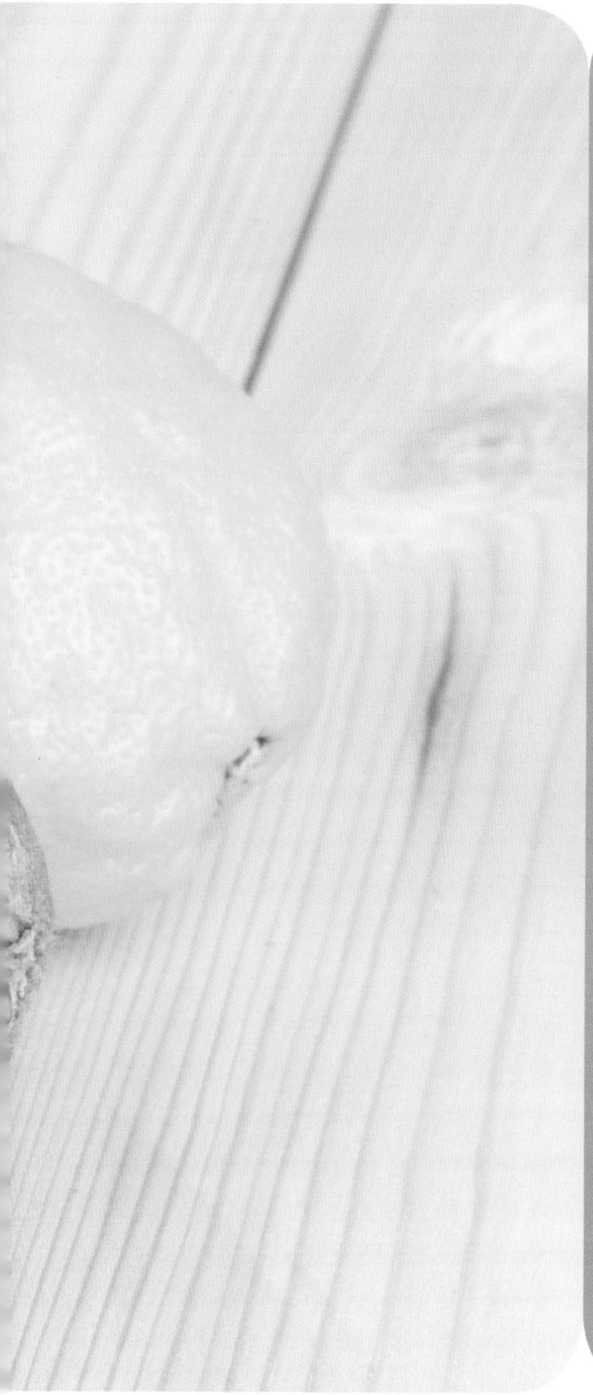

CHAPTER 06

19～36个月孩子的喂养指南

19～36个月的孩子，乳牙出齐，咀嚼能力有了进一步的提高，消化系统已经日趋完善，一日三餐的习惯已形成。这个阶段，爸爸妈妈为孩子准备的辅食已经不需要像之前那样精细了，但是，饮食还是以细软为主，同时，要注意丰富孩子的食材，确保孩子摄入均衡的营养。

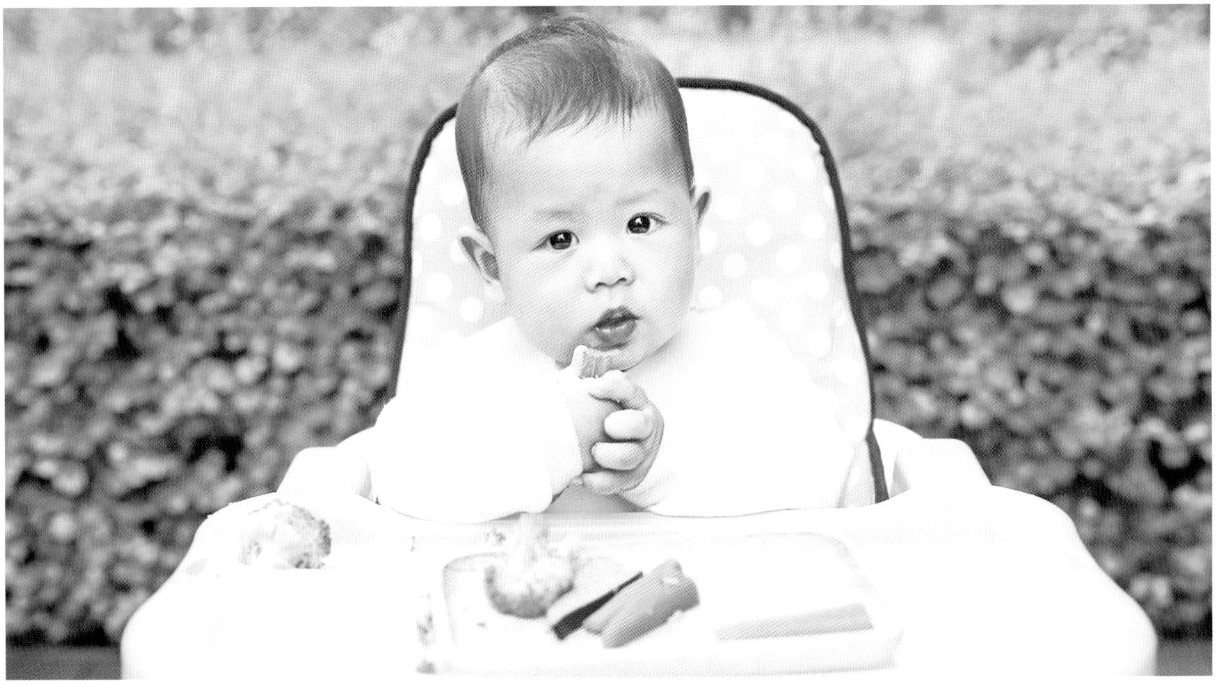

喂养须知

很多孩子现在已经断奶了，营养摄取主要来自于辅食，那么，在给孩子准备食物时，爸爸妈妈需要注意什么呢？

粗细粮的合理搭配

幼儿是指1～3岁的小儿，幼儿时期是孩子发育最快的年龄段之一。在这一阶段，合理、平衡的膳食对他们是十分重要的。合理的营养是健康的物质基础，而平衡的膳食是合理营养的唯一途径。在平衡膳食中，粗细粮搭配十分重要，可这往往会被一些家长所忽视，由于有些家长没有吃粗粮的习惯，孩子也很少吃到粗粮。

在婴幼儿的饮食中合理、适量地加入粗粮，可以弥补细粮中某些营养成分的缺乏，从而实现婴幼儿营养均衡全面。细粮的成分主要是淀粉、蛋白质、脂肪，维生素的含量相对较少，这是因为粮食加工得越精细，在加工的过程中维生素、无机盐和微量元素的损失就会越大，就会越容易导致营养缺乏症。比如维生素B_1缺乏时，可以引起脚气病，婴幼儿会出现头痛、失眠等症状，严重时还会出现多发性神经炎，导致全身水肿、表情淡漠等。

幼儿良好的饮食习惯应包括各种营养食品的合理搭配，其中粗粮是不可或缺的，所以，在幼儿饮食中搭配

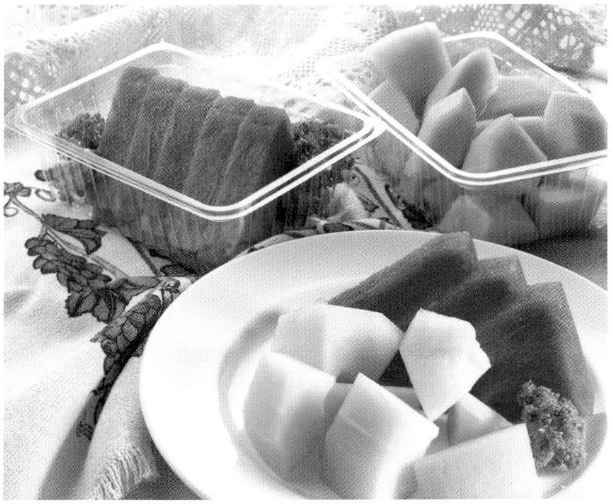

水果中的矿物质较少，不能取代蔬菜。

一点粗粮，不仅关系到他们现在的健康，还影响到以后的成长。

水果不能代替蔬菜

有些孩子不爱吃蔬菜，一段时间后，不仅营养不良，而且很容易出现便秘等症状。有些妈妈在遇到这种情况后，就想用水果代替蔬菜，以为这样可以缓解孩子的不适，然而效果却并不明显。从营养学上来说，水果是不能代替蔬菜的。蔬菜中富含的膳食纤维，是保证大便通畅的主要营养之一，同时，蔬菜中所含的维生素、矿物质也是水果所不能替代的。因此，为了保证孩子身体健康，蔬菜的摄入是必需的。如果孩子不喜欢吃，妈妈可以用一些小方法，将蔬菜混合到孩子喜欢的菜食中，如将蔬菜切碎和肉一起煮成汤，或做成菜肉馅的饺子等。

禁止给孩子喂食汤泡饭

有些父母认为汤水中营养丰富，而且还能使饭更软一点，孩子比较容易消化，因此，常常给孩子喂食汤泡饭。其实，这样的喂食方法有很多弊端。首先，汤里的营养普遍不到10%，而且，大量汤液进入孩子胃部，会稀释胃酸，影响孩子消化吸收。其次，长期使用汤泡饭，会养成孩子囫囵吞枣的饮食习惯，影响孩子咀嚼功能的发展，养成不良的饮食习惯和生活习惯，还会大大增加孩子的胃的负担，可能会让孩子从小就患上胃病。汤泡饭，很容易使汤液和米粒呛入气管，造成危险。

另外，边吃饭边喝水或奶，也是很不好的习惯，所达到的效果和汤泡饭是一样的，都会影响消化液分泌，冲淡胃液的酸度，导致孩子消化不良。加上孩子脾胃发育相对太弱，免疫细胞功能较弱，长期下去，不但影响饭量，还会伤及身体。

勿让幼儿进食时含饭

有的小儿吃饭时爱把饭菜含在口中，不嚼也不吞咽，俗称“含饭”。这种现象往往发生在婴幼儿期，最大可达6岁，多见于女孩，以家长喂饭者为多见。发生原因是家长没有从小让小儿养成良好的饮食习惯，不按时添加辅食，小儿没有机会训练咀嚼功能。这样的小儿常因吃饭过慢过少，得不到足够的营养素，营养状况差，甚至出现某种营养素缺乏的症状，导致生长发育迟缓。家长只能耐心地教育，慢慢训练，可让孩子与其他小儿同时进餐，模仿其他小儿的咀嚼动作，随着年龄的增长对这一行为习惯慢慢进行矫正。

孩子宜食用的健脑益智类食材

鱼肉：不仅味道鲜美而且还含有丰富的蛋白质、脂肪、维生素A、维生素B_1、钙、磷、烟酸以及其他人体所需的矿物质等营养素。这些营养素是构成脑细胞，提高脑功能的重要物质。鱼肉中含有的优质蛋白很容易被孩子消化和吸收，含有的脂肪以不饱和脂肪酸为主，海

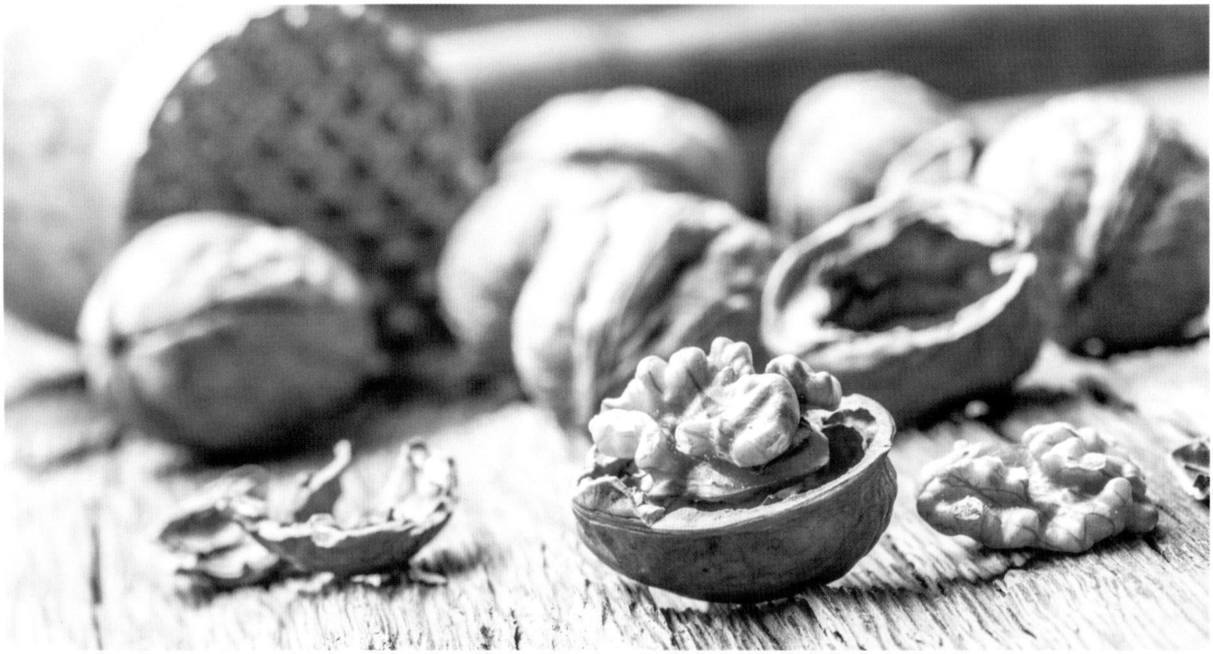

鱼中此种成分含量更为丰富。另外，海鱼中还含有二十二碳六烯酸（DHA），是人脑中不可缺少的物质。多吃鲜鱼，特别是海鱼，对孩子的智力发育很有帮助。

核桃：核桃是健脑佳品，其中含有丰富的磷脂和不饱和脂肪酸，经常让孩子食用，可以让孩子获得足够的亚麻酸和亚油酸。这些脂肪酸不仅可以补充孩子身体发育所需的营养，还能促进大脑发育，提高大脑活动的功能。核桃含有大量的维生素，对松弛脑神经的紧张状态、消除大脑疲劳也有着重要的作用。核桃中还含有锌、锰等微量元素，孩子多食用，能补充身体发育所需的营养素。

花生：花生具有很高的营养价值，它的蛋白质含量很高，容易被人体所吸收。花生中的谷氨酸和天门冬氨酸能促进脑细胞的发育，有助于增强记忆力，是益智健脑的好食材。此外，花生的红衣，有补气补血的作用，很适合体虚的孩子食用。

鸡蛋：鸡蛋中含有丰富的卵磷脂，能够促进孩子大脑神经系统的发育，提高大脑注意力。鸡蛋还含有丰富的蛋白质和脂肪等其他营养素，是孩子生长发育必不可少的物质，能促进骨骼和肌肉的发育。蛋黄含铁量丰富，能预防孩子贫血，保证大脑的供氧量。1岁以内的孩子不宜食用蛋清，给孩子食用蛋黄，也应从1/4个蛋黄开始，待孩子适应后再逐渐增加到1个蛋黄。

黄花菜：黄花菜即金针菜，被称为“健脑菜”，是一种营养价值高、具有多种保健功能的花卉珍品。黄花菜含有丰富的蛋白质、钙、铁和维生素C、胡萝卜素、脂肪等人体必需的营养素，这些营养素都是大脑新陈代谢必需的物质。这些营养素可以促进脑细胞的发育和维持大脑活动功能。经常给孩子食用黄花菜可健脑益智，增强记忆力。

鸡肉：鸡肉细嫩，滋味鲜美，富有营养，有滋补养身的作用。鸡肉蛋白质含量较高，且含有丰富的维生素A、维生素B_1、维生素B_2、维生素C等营养素，对大脑神经系统的发育有促进作用，有助于孩子的身体生长和智力发育，同时鸡肉还具有温补作用，很适合体弱的孩子食用。

本阶段的喂养要点

孩子18个月后，肠胃消化、吸收功能得到了进一步的发展，免疫力也有所提高，粮食、蔬菜、肉类等食物逐渐成为孩子的主食。这一阶段是孩子大脑和身体发育的关键时期，如果营养不足或喂养不合理，会严重影响孩子脑组织和身体的生长发育，从而影响孩子的智力发育和生理发育。科学合理的辅食喂养是这阶段孩子喂养的主要特点。

进食安排：此阶段孩子的进食应分早、中、晚三餐和午前点、午后点。早餐时间7：00左右，可食用配方奶、豆浆、馒头、面包等；午餐时间12：00左右，可食用软饭、碎肉、鱼肉、碎菜、汤等；晚餐时间18：00左右，可食用蔬菜、瘦肉、面条等。9：00～10：00时，可以让孩子吃些水果；14：00～15：00时，可以让孩子吃些饼干、糕点等食物，以补充身体消耗的能量。

饮食量：这个阶段的孩子大部分的营养由辅食提供，而孩子活动量越来越大，因此，妈妈在喂食孩子辅食时，需要增加孩子的饮食量，在保证孩子每天进食3次辅食的基础上，每次的辅食量至少达到120克。在进食辅食后，可以再给孩子喂食120～160毫升的母乳或牛奶，这种辅食加乳汁的喂食方式可以让孩子维持到下一次的进餐时间，如果只是单纯进食辅食的话，在下一个进餐点之前，妈妈必须给孩子准备一些零食，以保证孩子在下一次吃辅食前不会感到饥饿。

食物多样化：这一阶段的孩子，之前很多要小心食用的食品，现在基本上都可以吃了，如鸡蛋白、鲜鱼、牛奶、西红柿等。在选择这些材料时，妈妈最好每次选择一种或两种，一次不要增加太多，确认孩子没有不良反应后再考虑是否加量。

谷类、肉类、蛋类、奶类、蔬菜和水果等不同类别的食物所补充的营养各有侧重，没有任何一种食物可以完全满足孩子生长发育的营养需要，因此，妈妈在制定食谱、制作食物的时候，需要将各种类别的食材进行合理搭配，以补充孩子身体必需的营养素。

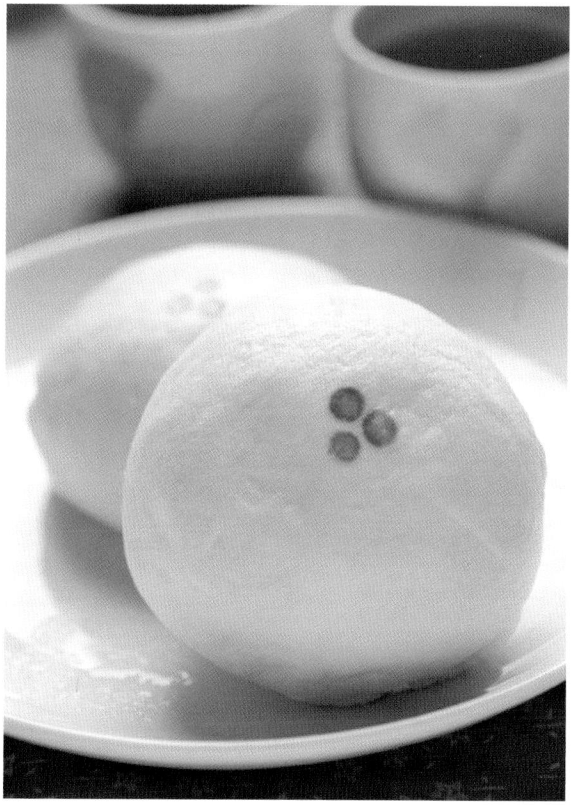

馒头、包子比较容易消化，可以作为这个阶段孩子的主食之一。

孩子宜吃的食物

很多孩子在这一阶段已经断奶了，营养摄取主要来自于辅食。那么，在给孩子准备食物时，爸爸妈妈需要注意什么呢？

牛奶

别名：牛乳。

性味归经：性平，味甘。归心、肺、肾、胃经。

热量：216千焦/100克

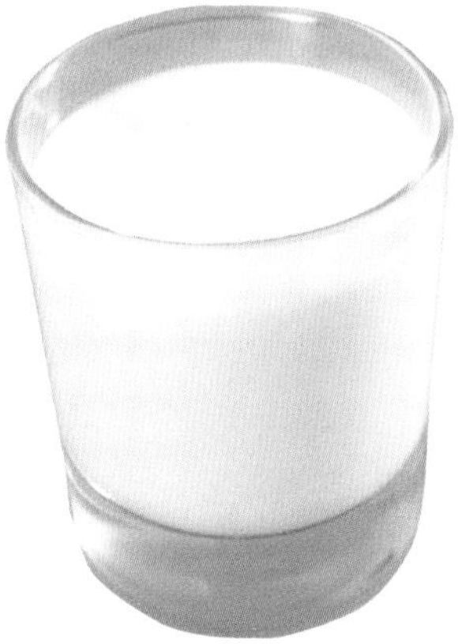

主要营养素

钙、磷、钾、氨基酸、乳酸、维生素

牛奶中钙、磷、钾等矿物质含量丰富，可减少胃肠道刺激，并能有效地维持人体酸碱的平衡。牛奶还含有多种氨基酸、乳酸、维生素等，可以促进钙的消化和吸收。

食疗功效

牛奶具有补肺养胃、生津润肠、促进睡眠的功效；牛奶中的碘、锌和卵磷脂能大大提高大脑的工作效率；牛奶中的镁元素会促使心脏和神经系统的耐疲劳性；牛奶能润泽肌肤，经常饮用可使孩子皮肤白皙光滑。

选购保存

新鲜优质的牛奶呈乳白色或稍呈微黄色，有新鲜牛奶固有的香味，无异味，呈均匀的流体，无沉淀，无凝结，无杂质，无异物，无黏稠现象。牛奶买回后应尽快放入冰箱冷藏，冷藏温度以低于7℃为宜。

♥ 温馨提示

牛奶含有丰富的活性钙，并且牛奶中的乳糖能促进人体肠壁对钙的吸收，调节体内钙的代谢，维持血清钙浓度，可以增进骨骼发育。1岁以下的孩子不宜饮用牛奶，因为牛奶中蛋白质、矿物质的成分较高，会加重孩子肾脏的负担。

搭配宜忌		
宜	牛奶+木瓜	可降糖降压
	牛奶+火龙果	可清热解毒、润肠通便
忌	牛奶+橘子	易发生腹胀、腹泻
	牛奶+食醋	不利于消化吸收

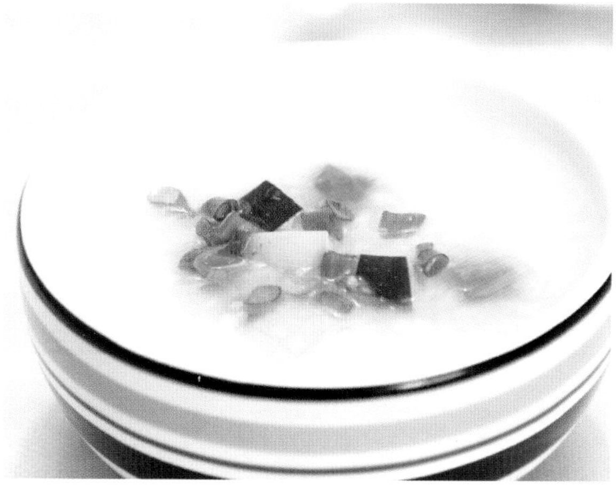

苹果胡萝卜牛奶粥

原料

苹果、胡萝卜各25克，牛奶100毫升，粳米100克

调料

白糖5克

做法

❶ 胡萝卜、苹果洗净，切小块；粳米淘洗干净。

❷ 锅置火上，注入清水，放入粳米煮至八成熟。

❸ 放入胡萝卜、苹果煮至粥将成，倒入牛奶稍煮，加白糖调匀即可。

专家点评

胡萝卜中的维生素 A 是骨骼正常生长发育的必需物质，其有助于细胞增殖与生长，是机体生长的要素。苹果含有丰富的蛋白质、碳水化合物、维生素 C、钙、磷，另外，其维生素 A、维生素 B_1、维生素 B_2、铁等的含量也较高，具有助消化、健脾胃的功效。牛奶含有丰富的优质蛋白质、脂肪、维生素 A、钙、铁等营养成分，不仅能强身健体，还有助于补钙补铁。这道粥既清香美味，又能补充孩子身体所需的多种营养。

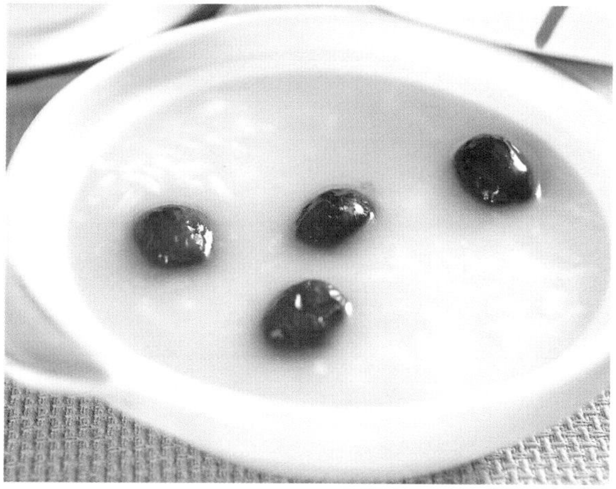

牛奶红枣粥

原料

红枣20颗，粳米100克，牛奶150毫升

调料

红糖5克

做法

❶ 将粳米、红枣一起洗净，泡发。

❷ 再将泡好的粳米、红枣加入适量水煮开，改小火煮约30分钟，加入牛奶煮开。

❸ 待煮成粥后，加入红糖煮溶即可。

专家点评

牛奶营养丰富，富含蛋白质、维生素 A、维生素 B_2、钙等，容易消化吸收，人称“白色血液”，是理想的天然食品。红枣富含维生素 A、维生素 C、维生素 E、胡萝卜素、磷、钾、铁、叶酸、泛酸、烟酸等，能提高人体免疫力。粳米有帮助调节脂肪和蛋白质代谢的功能。三者合煮成粥，能提供孩子身体所需的多种营养，让孩子的身体更强壮。

香蕉

别名：蕉子、甘蕉。

性味归经：性寒，味甘。归肺、大肠经。

热量：101千焦/100克

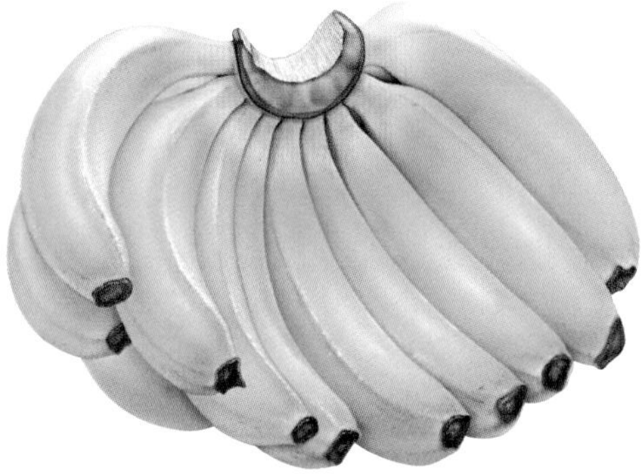

营养成分表

营养素	含量（每100克）
蛋白质	1.4克
脂肪	0.2克
碳水化合物	22克
膳食纤维	1.2克
维生素A	10微克
维生素B_1	0.02毫克
维生素B_2	0.04毫克
维生素C	8毫克
维生素E	0.24毫克
钙	7毫克
铁	0.4毫克
锌	0.18毫克
硒	0.87微克

搭配宜忌		
宜	香蕉+牛奶	可提高对维生素B_{12}的吸收
	香蕉+芝麻	可补益心脾、养心安神
忌	香蕉+红薯	会引起身体不适
	香蕉+西瓜	会引起腹泻

主要营养素

维生素A、维生素B_2

香蕉中含有丰富的维生素A，能促进生长，增强机体对疾病的抵抗力。香蕉中还含有维生素B_2，这种物质能促进孩子正常的生长和发育。

食疗功效

香蕉具有润肠通便、润肺止咳、清热解毒、助消化和滋补的作用，常吃香蕉还能起到安抚神经的效果，对孩子的大脑发育有一定的益处。香蕉中的可溶性纤维素具有促进消化、调理肠胃的功效，使大便光滑松软，易于排出，对便秘的孩子大有益处。

选购保存

果皮颜色黄黑泛红，稍带黑斑，表皮有皱纹的香蕉风味最佳。香蕉手捏后有软熟感的一定是甜的。香蕉买回来后，最好用绳子串起来，挂在通风的地方保存。

♥ 温馨提示

香蕉营养高、热量低，含有被称为“智慧之盐”的磷，又有丰富的蛋白质、钾、维生素A和维生素C，同时膳食纤维含量也较多，是比较好的营养食品，再加上香蕉口感绵软，很适合孩子食用，不过因其性寒，不宜过量食用。

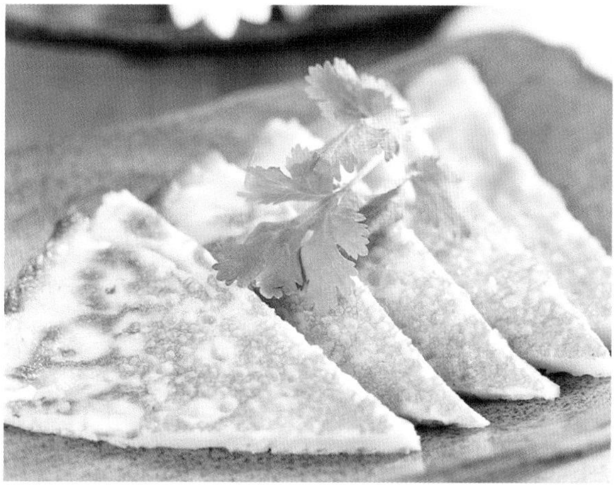

香蕉薄饼

原料

香蕉1根，面粉300克，鸡蛋1个

调料

白糖5克，盐3克，花生油少许，葱花少许

做法

❶ 鸡蛋打破，蛋液倒入碗中打匀；香蕉切段，放入碗中捣成泥状；蛋液倒入香蕉泥中，加水、面粉调成糊状。

❷ 加少许白糖、葱花、盐搅拌均匀。

❸ 油锅烧热，放入少许花生油，将面糊倒入锅内（一般放3勺），摊薄，两面煎至金黄色即可。

专家点评

香蕉几乎含有所有的维生素和矿物质，膳食纤维含量丰富，而热量却很低，而且其中所含的钾能强化肌力和肌耐力，能防止孩子肌肉痉挛，还能抑制人体对钠的吸收。用香蕉制作的煎饼风味独特、口感绵软，不仅可以为孩子的生长发育提供丰富的营养，还能刺激孩子的肠胃蠕动，预防孩子便秘。

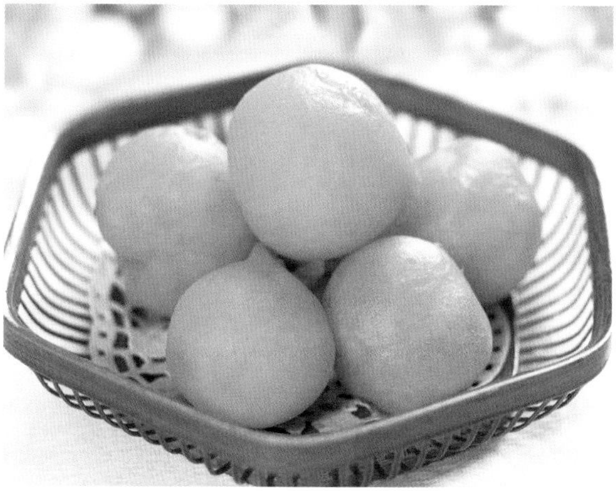

脆皮香蕉

原料

香蕉1根，吉士粉10克，面粉250克，泡打粉10克，水125毫升

调料

淀粉30克，花生油少许，白糖5克

做法

❶ 将白糖、吉士粉、面粉、泡打粉、淀粉放入碗中，加入水和匀制成面糊。

❷ 香蕉去皮切段，放入调好的面糊中，均匀地裹上一层面糊。

❸ 将裹上面糊的香蕉放入烧热的油锅中，炸至金黄色即可捞出。

专家点评

这个阶段的孩子已经长了 6 ~ 8 颗牙齿，适当地制作一些有一定硬度又不会伤害孩子牙龈的食品，让孩子磨牙，有助于孩子牙齿的健康发育。香蕉中含有丰富的微量元素，其中的钾元素能促进孩子的肠胃蠕动，抑制孩子对钠的过量吸收，对孩子有诸多益处。日常生活中，妈妈可以多准备一些类似的食品作为孩子的零食，既健康又美味。

绿豆

别名：青小豆、交豆、青豆子。

性味归经：性凉，味甘。归心、胃经。 热量：436千焦/100克

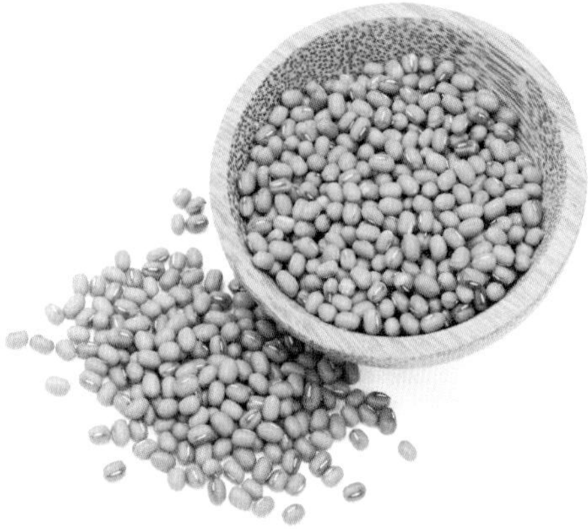

营养成分表

营养素	含量（每100克）
蛋白质	21.6克
脂肪	0.8克
碳水化合物	62克
膳食纤维	6.4克
维生素A	22微克
维生素B_1	0.25毫克
维生素B_2	0.11毫克
维生素C	未测定
维生素E	10.95毫克
钙	81毫克
铁	6.50毫克
锌	2.18毫克
硒	4.28微克

搭配宜忌		
宜	绿豆+粳米	有利于消化吸收
	绿豆+百合	可解渴润燥、降压、降糖
忌	绿豆+狗肉	会引起中毒
	绿豆+榛子	容易导致腹泻

主要营养素

蛋白质、磷脂、碳水化合物、钙

绿豆中所含的蛋白质、磷脂均有兴奋神经、增进食欲的功能，是机体许多重要脏器增加营养所必需的营养物质。绿豆还富含碳水化合物和钙，能强壮孩子筋骨。

食疗功效

绿豆具有清热解毒、消暑止渴、利水消肿等功效。常服绿豆汤不仅能补充孩子身体所需的水分，还能及时补充无机盐。夏天的时候，用绿豆煮汤让孩子食用，对孩子因炎热而导致的食欲不振有一定的食疗作用。

选购保存

优质绿豆外皮有蜡质，籽粒饱满、均匀，很少破碎，无虫，不含杂质。褐色或表面白点多的绿豆，已经变质或已被虫蛀，不宜选购食用。保存时可将绿豆在阳光下暴晒5个小时，然后趁热密封保存。

♥ 温馨提示

绿豆有清热解毒的作用，适合在炎热的夏季食用。绿豆偏凉，胃虚寒、肾气不足、体质虚弱的孩子最好不要食用绿豆。让孩子食用绿豆汤时，一定要将绿豆煮烂。

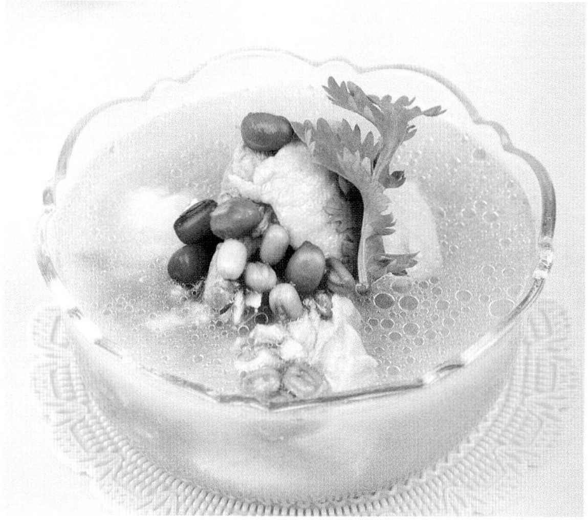

双豆鸭肉汤

原料

鸭肉250克，绿豆、红豆各20克

调料

盐适量

做法

❶ 将鸭肉洗净，切块；绿豆、红豆淘洗干净备用。

❷ 净锅上火倒入水，调入盐，下入鸭肉、绿豆、红豆煲至熟即可。

专家点评

绿豆富含淀粉、脂肪、蛋白质、多种维生素及锌、钙等矿物质。中医认为，绿豆有清热解毒、消暑止渴、利水消肿的功效，是孩子补锌的食疗佳品。对于便秘或夏季食欲不振的孩子来说，绿豆既可降火消暑，还可补充水分，缓解孩子因肠道干结而引起的便秘。鸭肉含丰富的蛋白质、脂肪、维生素 B_1、维生素 B_2、碳水化合物、铁、钙、磷、钠、钾等成分，能补充孩子身体所需的多种营养。

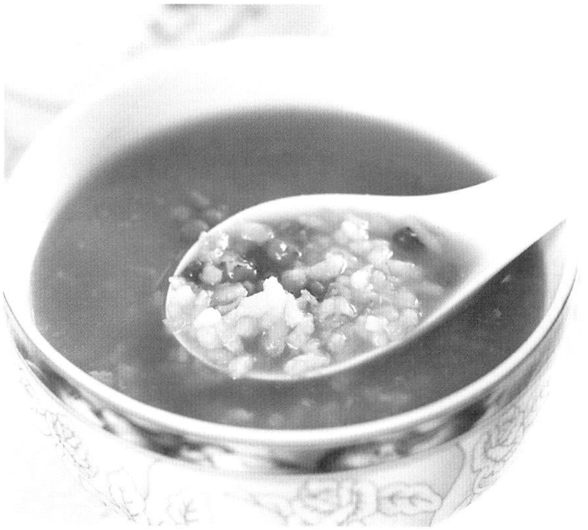

绿豆粥

原料

绿豆80克，粳米50克

调料

红糖5克

做法

❶ 将粳米和绿豆洗净，泡水30分钟备用。

❷ 锅中放适量水，加入绿豆、粳米大火煮开。

❸ 转用小火煮至粳米熟烂，粥浓时，再下入红糖，继续煮至糖化开即可。

专家点评

这道绿豆粥香甜嫩滑，有清肝泄热、开胃解渴的功效，适合在夏季食欲不振时食用。绿豆中含有香豆素、生物碱等多种生物活性物质，能提高孩子的身体免疫力。粳米中的蛋白质主要是米精蛋白，其氨基酸的组成比较完整，孩子容易消化吸收。

红豆

别名：赤小豆、红小豆。

性味归经：性平，味甘、酸。归心、小肠经。 热量：1293千焦/100克

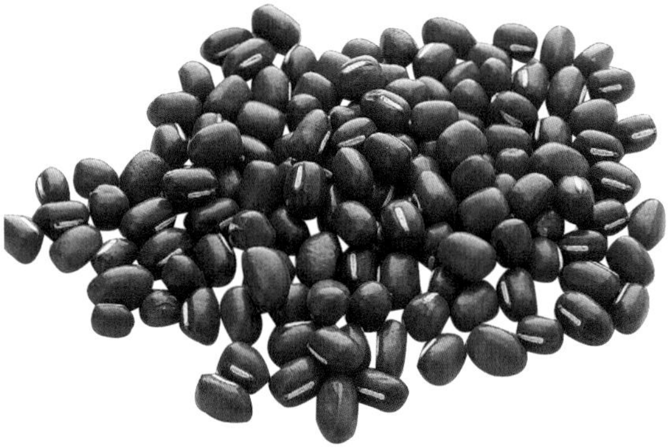

主要营养素

膳食纤维、碳水化合物、维生素E、铁、锌

红豆含有丰富的膳食纤维和大量的碳水化合物、维生素E、铁、锌等营养素，能够补充孩子身体所需的营养，提高孩子的免疫能力。

食疗功效

红豆营养丰富，含有丰富的蛋白质、脂肪、碳水化合物、膳食纤维、核黄素等多种人体所需的营养素，具有止泻、消肿、通乳、健脾养胃、清热利尿、抗菌消炎、解毒等功效，还能增进食欲，促进孩子胃肠道的消化和吸收功能，具有良好的润肠通便的功效。

搭配宜忌		
宜	红豆+南瓜	可润肤、止咳、减肥
宜	红豆+粳米	可益脾胃
忌	红豆+羊肚	可致水肿、腹痛、腹泻

红豆牛奶

原料

红豆15克，低脂鲜奶190毫升

做法

❶ 红豆洗净，浸泡一夜。

❷ 红豆放入锅中，开中火煮约30分钟，熄火后再焖煮约30分钟。

❸ 将红豆、低脂鲜奶放入碗中，搅拌混合均匀即可食用。

专家点评

红豆是一种营养价值高、功效多的杂粮，它富含蛋白质、脂肪、糖类、B族维生素和钾、铁、磷等营养物质，对于秋冬季怕冷、易疲倦、面少血色的孩子，应经常食用红豆食品，以补血、促进血液循环、增强体力和抗病能力。红豆与醇香的牛奶搭配，增加了钙质和优质蛋白，能给孩子提供更全面的营养，不仅能补充孩子骨骼和牙齿发育所需要的钙质，还能预防孩子出现佝偻病。

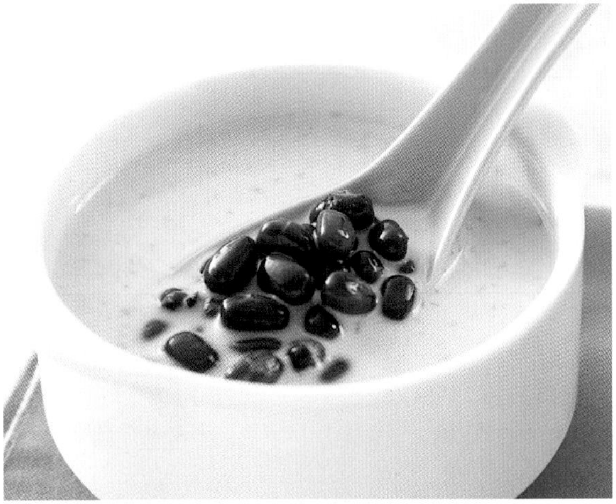

毛豆

别名：菜用大豆。晒干之后又称大豆。

性味归经：性平，味甘。归脾、大肠经。 热量：452千焦/100克

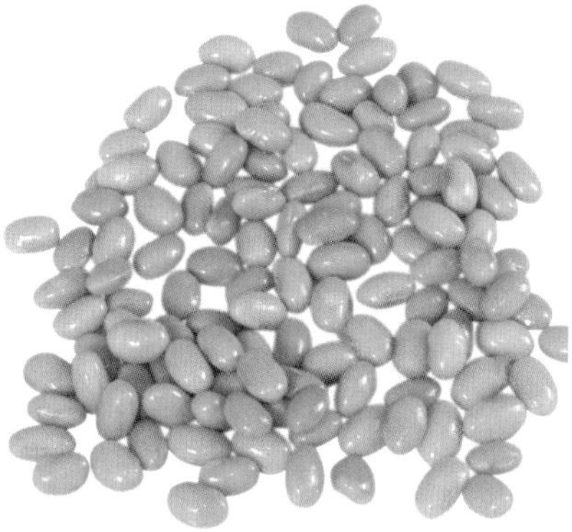

主要营养素

卵磷脂、钙、铁、锌

毛豆中含有的卵磷脂是大脑发育不可缺少的营养素之一，能保证孩子大脑和视网膜的正常发育。毛豆还富含钙、铁、锌，这些营养物质易为人体吸收，是保证孩子健康发育的必需营养素。

食疗功效

毛豆具有降血脂、抗癌、润肺、强筋健骨等功效。其所含的植物性蛋白质有降低胆固醇的功效；所含的丰富油脂多为不饱和脂肪酸，能清除积存在血管壁上的胆固醇，可预防多种老年性疾病。毛豆中还含有丰富的膳食纤维，能促进肠胃蠕动，具有防治便秘的功效。

搭配宜忌		
宜	毛豆+香菇	可益气补虚、健脾和胃
	毛豆+花生	可健脑益智
忌	毛豆+鱼	会破坏维生素B_1

芥菜毛豆

原料

芥菜100克，毛豆200克，红甜椒少许

调料

香油20毫升，盐3克，白醋5毫升

做法

❶ 芥菜择洗干净，汆水后切成末；红甜椒洗净，去蒂、籽，切粒。

❷ 毛豆择洗干净，放入沸水中煮熟，捞出装入盘中。

❸ 加入芥菜末、红甜椒粒，调入香油、白醋、盐和毛豆炒匀即可食用。

专家点评

芥菜含有大量的抗坏血酸，是活性很强的还原物质，参与机体重要的氧化还原过程，能增加大脑中的氧含量，促进大脑对氧的利用，有解除疲劳的作用。芥菜还有解毒消肿之功，能抗感染和预防疾病的发生。毛豆中的卵磷脂是孩子大脑发育不可缺少的营养之一，有助于孩子大脑的发育。此外，毛豆中还含有丰富的膳食纤维、钙和铁，不仅能改善便秘，还有利于孩子补钙、补铁。

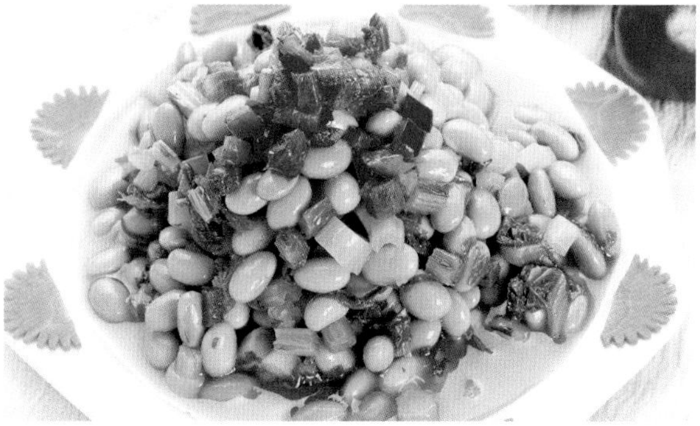

黄豆

别名：大豆、黄大豆。

性味归经：性平，味甘。归脾、大肠经。　热量：1456千焦/100克

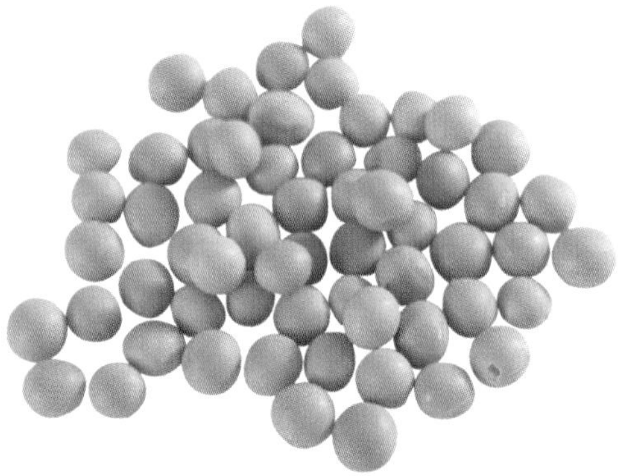

营养成分表

营养素	含量（每100克）
蛋白质	35克
脂肪	16克
碳水化合物	34克
膳食纤维	7.7克
维生素A	37微克
维生素B_1	0.41毫克
维生素B_2	0.2毫克
维生素E	18.9毫克
钙	191毫克
铁	8.2毫克
锌	3.34毫克
硒	6.16微克
铜	1.35毫克

搭配宜忌		
宜	黄豆+胡萝卜	有助于骨骼发育
宜	黄豆+红枣	有补血降血脂的功效
忌	黄豆+虾皮	会影响钙的消化吸收
忌	黄豆+核桃	可导致腹胀、消化不良

主要营养素

铁、锌、钙、蛋白质

黄豆的铁含量丰富，易被人体吸收，可预防缺铁性贫血；黄豆中还含有丰富的锌，能促进孩子大脑发育，让孩子更聪明。同时，黄豆还富含钙和蛋白质，有强身健体的作用。

食疗功效

黄豆的植物蛋白质含量丰富，能补充孩子身体所需的营养，促进骨骼健康发育。黄豆含有的蛋白质与不饱和脂肪酸是脑细胞生长的基本成分，含有的氨基酸和钙是健脑的营养成分。适量吃一些黄豆及其制品可以改善记忆力，对孩子的大脑发育也有促进作用。

选购保存

优质黄豆为黄色，颜色鲜艳有光泽，颗粒饱满且整齐均匀，无破瓣、无缺损、无虫害、无霉变，有正常的香气和口味。将晒干的黄豆与干辣椒混合，放在密封罐里，将密封罐放在通风干燥处保存即可。

温馨提示

黄豆营养丰富，能补充孩子身体所需的多种营养物质，是孩子天然的免疫食品，但是，黄豆较难消化，因此，肠胃消化功能不佳的孩子应尽量少吃，如果要补充营养，建议制成豆浆让其饮用。

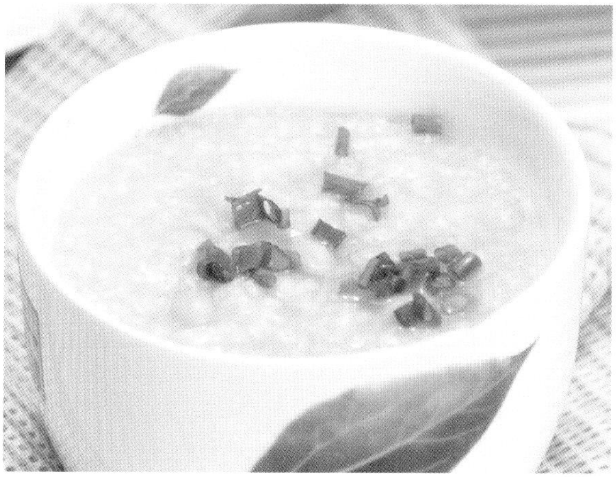

小米黄豆粥

原料

黄豆10克，小米30克

调料

白糖2克，葱花少许

做法

1. 将小米洗净，加水浸泡；黄豆洗净，捞出煮熟。
2. 锅置火上，加适量水，放入小米，大火煮至水开后，加入黄豆，改小火熬煮。
3. 煮至粥烂汤稠后，加白糖即可，可根据孩子的口味添加少许葱花。

专家点评

黄豆素有“豆中之王”的美称，它含有丰富的蛋白质、维生素A、B族维生素、钙、铁等，营养价值非常高。黄豆中所含的亚油酸，能促进孩子的神经发育，还可以降低血中的胆固醇；黄豆中含有丰富的铁元素，能预防孩子缺铁性贫血。小米富含淀粉、钙、磷、铁、维生素B_1、维生素B_2、维生素E、胡萝卜素等，和黄豆一起熬煮成粥，尤其适合脾胃虚寒、呕吐、腹泻的孩子食用。

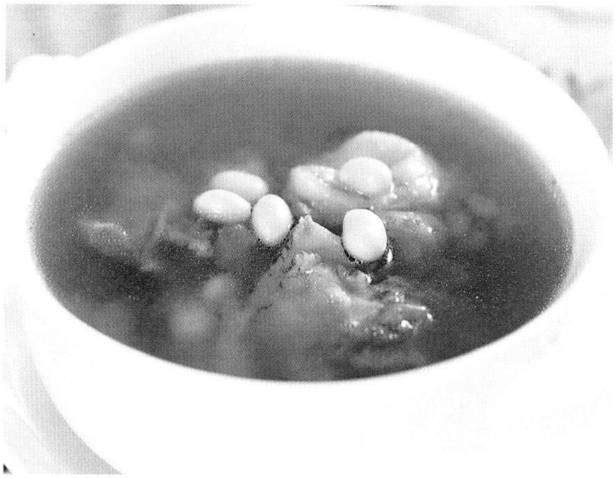

黄豆猪骨汤

原料

猪大骨200克，黄豆50克

调料

盐3克

做法

1. 黄豆洗净，用水浸泡4小时；将猪大骨洗净，斩成小块，用开水汆烫，洗去浮沫。
2. 在煲中加适量清水，将猪大骨同黄豆放入煲中，大火煮开后转小火继续煲。
3. 待黄豆和肉熟烂时，加少许盐调味即可。

专家点评

黄豆含有丰富的钙，并且可促进人体对铁的吸收，有补血的作用；此外，黄豆还含有丰富的锌，锌是孩子大脑发育不可或缺的微量元素，因此，食用黄豆还具有促进孩子的大脑发育的作用。

核桃

别名：胡桃仁、核仁、胡桃肉。

性味归经：性温，味甘。归肾、肺、大肠经。 热量：3214千焦/100克（干核桃）

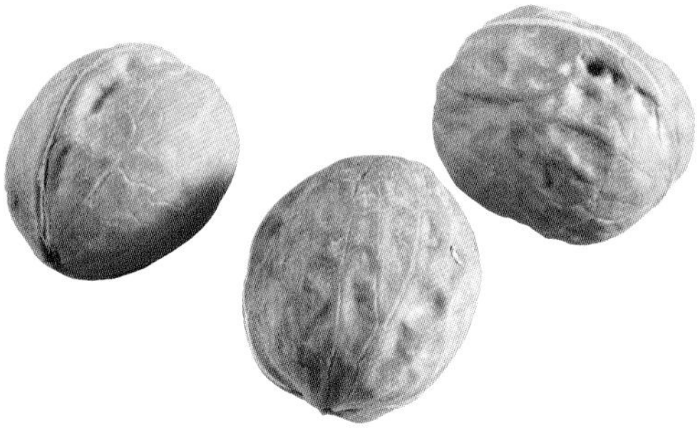

主要营养素

蛋白质、不饱和脂肪酸、碳水化合物、维生素E

核桃中富含蛋白质和不饱和脂肪酸，能滋养脑细胞，增强脑功能；核桃含有的碳水化合物能为孩子提供机体所需的热量；其含有的维生素E能增强孩子的体质，提高孩子的免疫力。

食疗功效

核桃具有滋补肝肾、强健筋骨的功效。核桃油中油酸、亚油酸等不饱和脂肪酸高于橄榄油，饱和脂肪酸含量极微，是优质健康的食用油。核桃中的磷脂，对孩子的脑神经发育具有很好的保健作用，经常食用核桃，既能强身健体，又能补益大脑。

搭配宜忌		
宜	核桃+红枣	可美容养颜
宜	核桃+黑芝麻	可补肝益肾
忌	核桃+野鸡肉	会导致血热

花生核桃猪骨汤

原料

花生50克，核桃仁20克，猪骨500克

调料

盐3克

做法

❶猪骨洗净，斩件；核桃仁、花生洗净，泡发。

❷锅中水烧沸，入猪骨氽透后捞出，冲洗干净。

❸煲中加水烧开，下入猪骨、核桃仁、花生，煲1小时，调入盐即可。

专家点评

这道汤对孩子身体和大脑的发育都很有好处。核桃仁中含有人体不可缺少的微量元素锌、锰、铬等，对人体极为有益。另外，核桃中的营养成分还具有增强细胞活力，促进造血，增强免疫力等功效。花生所含的谷氨酸和天门冬氨酸可促进脑细胞发育。猪骨含有大量骨钙、磷酸钙、骨胶原、骨粘连蛋白等，是补钙的好食材。

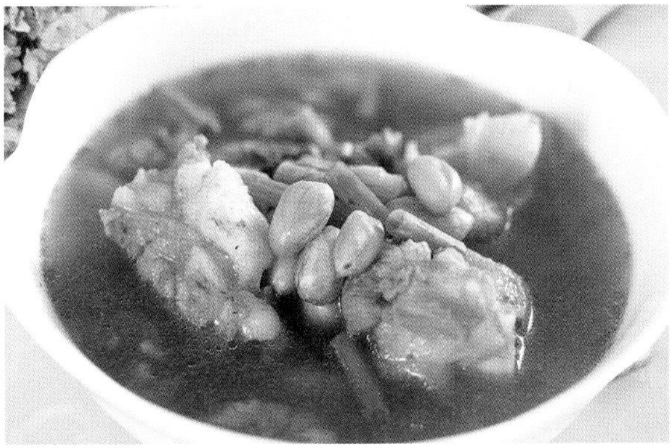

花生

别名：长生果、长寿果、落花生。

性味归经：性平，味甘。归脾、肺经。　　热量：1200千焦/100克（生花生）

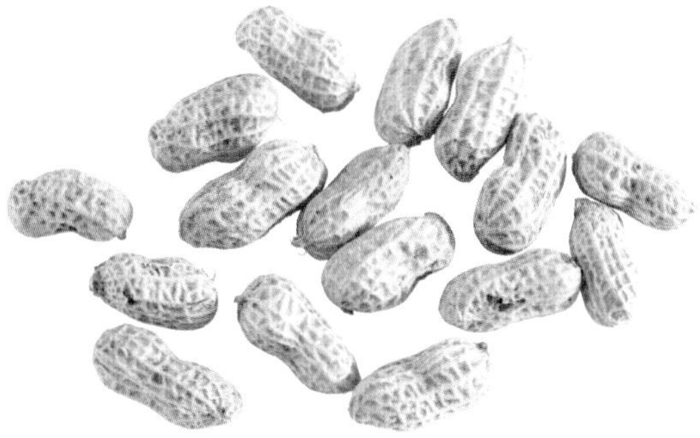

主要营养素

卵磷脂、脑磷脂、蛋白质

花生中含有的蛋白质，能够维持孩子的正常生长发育，提升孩子的免疫力。

食疗功效

花生含有丰富的钙元素，钙元素是孩子骨骼和牙齿发育不可或缺的营养素，因此，常吃花生，对孩子身体发育大有裨益。花生对营养不良、食欲不振有食疗功效，身体瘦弱、胃口不佳的孩子可以多食。常食花生，还能提高记忆力，促进大脑发育。花生红衣能抑制纤维蛋白的溶解，可预防血小板减少和防治出血性疾病；花生壳有降血压、调节胆固醇的作用。

搭配宜忌		
宜	花生+猪蹄	可补血
	花生+红枣	可健脾、止血
忌	花生+黄瓜	会导致腹泻

花生猪骨鸡爪汤

原料

鸡爪350克，花生米100克，猪碎骨80克

调料

盐少许，香油3毫升，姜末3克，高汤、花生油各适量

做法

1. 将鸡爪去甲，洗净，汆水；花生米洗净、浸泡；猪碎骨洗净备用。
2. 炒锅上火倒入花生油，将姜末炝香，下入高汤，倒入鸡爪、花生米、猪碎骨，煲至熟，调入盐，淋入香油即可。

专家点评

花生具有很高的营养价值，其含有的核黄素、钙、磷、铁等的含量也都比牛奶、肉、蛋高，还含丰富的脂肪和蛋白质，特别是花生中的矿物质含量也很丰富，还含有人体必需的氨基酸，有促进脑细胞发育的作用。猪碎骨中含有大量的钙质，能够促进孩子的骨骼和牙齿的发育，还可在一定程度上预防孩子因缺钙而出现的生长迟滞现象，并且可以稳定孩子的情绪，让孩子拥有良好的睡眠。

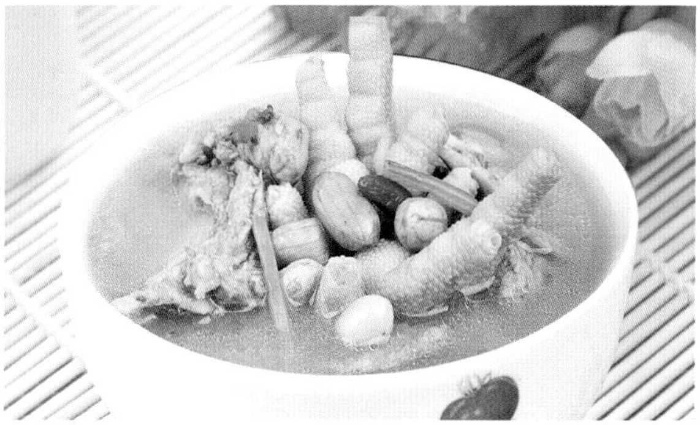

板栗

别名：毛栗、瑰栗、凤栗、栗子。

性味归经：性温，味甘、平。归脾、胃、肾经。　热量：760千焦/100克（鲜板栗）

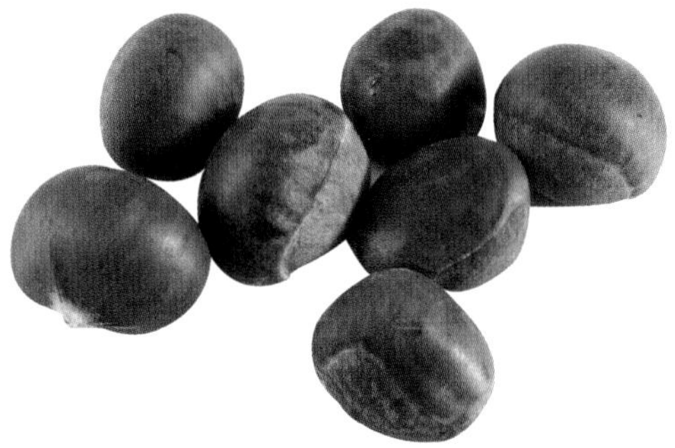

营养成分表

营养素	含量（每100克）
蛋白质	4.2克
脂肪	0.7克
碳水化合物	42.2克
膳食纤维	1.7克
维生素A	32微克
维生素B_1	0.14毫克
维生素B_2	0.17毫克
维生素C	24毫克
维生素E	4.56毫克
钙	17毫克
铁	1.1毫克
锌	0.57毫克
硒	1.13微克

搭配宜忌		
宜	板栗+粳米	可健脾补肾
宜	板栗+鸡肉	可补肾虚、益脾胃
忌	板栗+杏仁	易引起腹胀
忌	板栗+羊肉	不易消化，易引起呕吐

主要营养素

维生素C、锌、钾、铁

板栗营养丰富，其维生素C的含量尤其高，是苹果的十几倍。板栗中还含有锌、钾、铁等多种矿物质，能满足孩子身体发育的多种需求。让孩子适当地食用一些板栗，可以提高其免疫力。

食疗功效

板栗含有大量的淀粉、蛋白质、脂肪、维生素等，具有养胃健脾、补肾强筋的功效。让孩子吃些板栗，能补充钙、钾、磷等矿物质，还能滋补身体，提供孩子正常发育所需的多种营养，还可以有效防治日久难愈的小儿口舌生疮。

选购保存

选购板栗要先看颜色，外壳鲜红，带褐、紫、赭等色，颗粒光泽的，品质一般较好。板栗风干或晒干后连壳保存比较方便，放干燥处防霉变即可。

♥ 温馨提示

板栗素有“干果之王”的美称，是一种价廉物美、富有营养的滋补品及补养的良药。板栗虽然好吃又养人,但是多吃容易引起腹胀，因为板栗生吃过多，会难以消化，而熟食过多，会阻滞肠胃。因此孩子不可过多进食板栗。

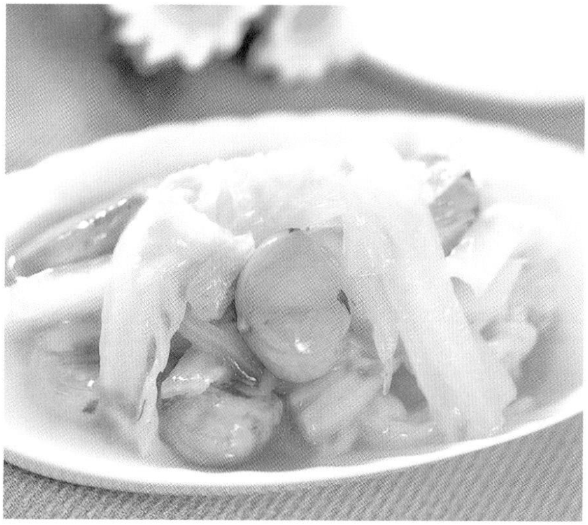

板栗煨白菜

原料

白菜200克，板栗50克

调料

葱、姜、盐、鸡汤、水淀粉、花生油各适量

做法

❶ 白菜洗净，切段；葱洗净，切段；姜洗净，切片；板栗煮熟，剥去壳。

❷ 锅上火，放花生油烧热，将姜片爆香，下白菜、板栗炒匀，加入鸡汤，煨入味后勾芡，加入盐与葱段，炒匀即可出锅。

专家点评

孩子吃板栗可以补充身体所需蛋白质、叶酸等营养物质，叶酸是参与血细胞生成的重要物质，能促进孩子神经系统的发育。但板栗吃多了容易引发便秘，所以这道菜添加了富含膳食纤维的白菜，这样既可以避免孩子便秘，又可为孩子补充发育所需的多种营养物质。

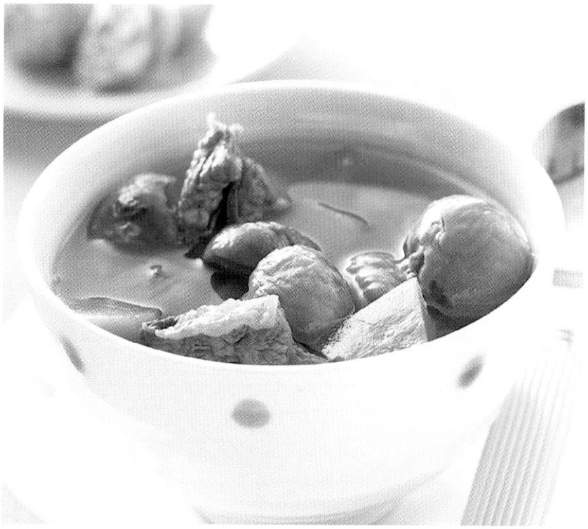

板栗排骨汤

原料

板栗250克，排骨500克，胡萝卜1根

调料

盐3克

做法

❶ 板栗入沸水中用小火煮约5分钟，捞起剥皮；排骨放入沸水中汆烫，捞起，洗净；胡萝卜削皮，洗净切块。

❷ 将以上原料放入锅中，加水盖过材料，以大火煮开，转小火续煮30分钟，加盐调味即可。

专家点评

这道菜含有丰富的蛋白质、脂肪、碳水化合物、钙、磷、铁、锌及维生素 B_1、维生素 B_2、维生素 C、叶酸等多种人体所需的营养素。板栗营养丰富，具有养胃健脾、补肾强筋等作用，与具有补血益气、强筋健骨的排骨，以及有补肝明目、润肠通便的胡萝卜搭配，补而不腻。

茭白

别名：出隧、绿节、菰菜、茭笋、高笋。

性味归经：性寒，味甘。归肝、脾、肺经。　　热量：95千焦/100克

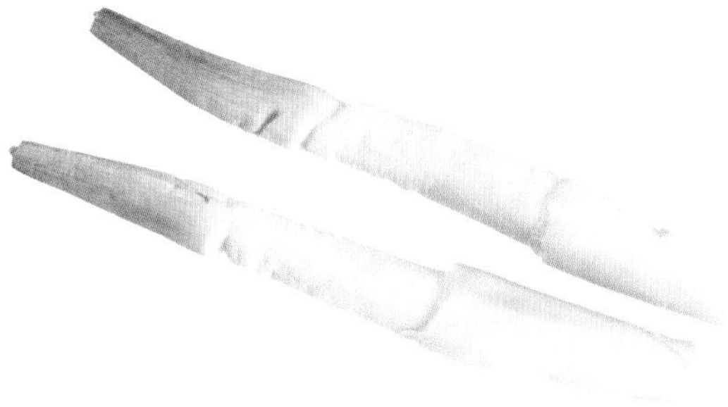

营养成分表

营养素	含量（每100克）
蛋白质	1.2克
脂肪	0.2克
碳水化合物	5.9克
膳食纤维	1.9克
维生素A	5微克
维生素B_1	0.02毫克
维生素B_2	0.03毫克
维生素E	5毫克
钙	0.99毫克
铁	4毫克
锌	0.4毫克
硒	0.33毫克
铜	0.45微克

搭配宜忌		
宜	茭白+猪蹄	补虚益气
宜	茭白+西红柿	清热解毒、利尿降压
忌	茭白+豆腐	容易得结石
忌	茭白+蜂蜜	易引发痼疾

主要营养素

钾、碳水化合物、蛋白质

茭白含有丰富的钾，有助于保护心脑血管。此外，茭白含有的碳水化合物、蛋白质等，能补充孩子身体所需的营养物质，具有健壮身体的作用。

食疗功效

茭白热量低、水分高，既能利水消肿、退黄疸，又可辅助治疗四肢水肿、小便不利以及黄疸型肝炎等症。茭白还有清热解暑、解烦止渴、补虚健体等功效。

选购保存

宜选购新鲜脆嫩、水分足、无黑点的茭白。茭白水分含量极高，若放置过久，会丧失鲜味，最好即买即食，若需保存，可以用纸包住，再用保鲜膜包裹，放入冰箱保存。

♥ 温馨提示

茭白可生食、凉拌、酱制、腌制，也可用来热炒、煲汤。茭白所含粗纤维能促进肠道蠕动，便秘的孩子可以多食用一些茭白。

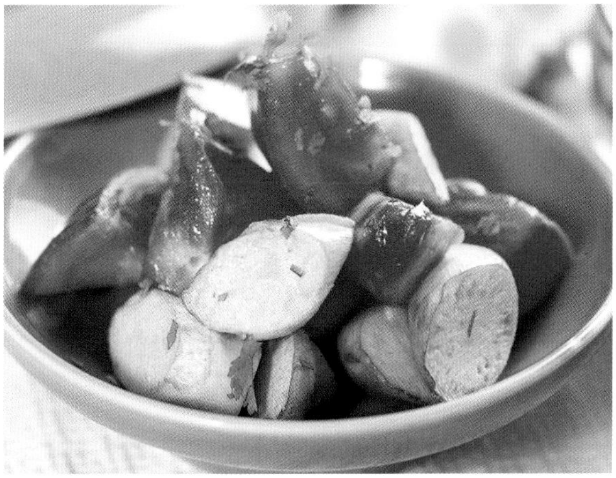

西红柿炒茭白

原料

茭白500克，西红柿100克

调料

盐、白糖、水淀粉各适量

做法

❶ 将茭白洗净后，用刀面拍松，切段；西红柿洗净，切块。

❷ 锅加油烧热，下茭白炸至外层稍收缩、色呈浅黄色时捞出。

❸ 锅内留油，倒入西红柿、茭白、清水、盐、白糖焖烧至汤汁较少时，用水淀粉勾芡即可。

专家点评

茭白含有较多的碳水化合物、蛋白质等，具有利尿、止渴、解毒等功效。西红柿被称为“神奇的菜中之果”，其所含的番茄红素有抑制细菌的作用，所含的苹果酸、柠檬酸和糖类，有助消化的功能；西红柿味酸甜，对食欲不振也有调理的功效。茭白与西红柿二者搭配，具有利肠道、清热解毒的作用，适合于辅助治疗热病烦躁、黄疸等症。

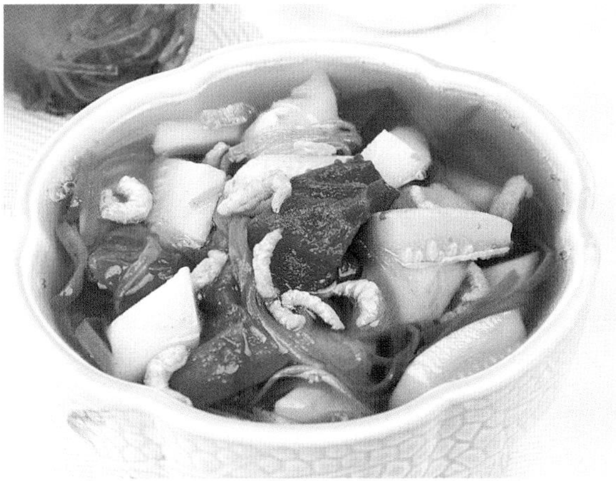

虾米茭白粉条汤

原料

茭白150克，水发虾米30克，水发粉条20克，西红柿1个

调料

色拉油20毫升，盐2克

做法

❶ 将茭白洗净，切小块；水发虾米洗净；水发粉条洗净，切段；西红柿洗净，切块备用。

❷ 汤锅上火倒入色拉油，下入虾米、茭白、西红柿煸炒，倒入水，调入盐，下入粉条煲至熟即可。

专家点评

茭白含较多的碳水化合物、蛋白质、脂肪等，能补充人体的营养物质，具有健壮身体的作用；虾米富含钙、铁、碘；西红柿富含维生素 C、番茄红素。三者搭配，具有补虚、利尿、补血、辅助治疗四肢水肿等作用。这道菜含有多种孩子生长发育必需的营养素，可以提高孩子的免疫力，促进孩子的健康成长。

菜心

别名：菜薹。

性味归经：性温，味甘。归肾、肺、大肠经。　　热量：103千焦/100克

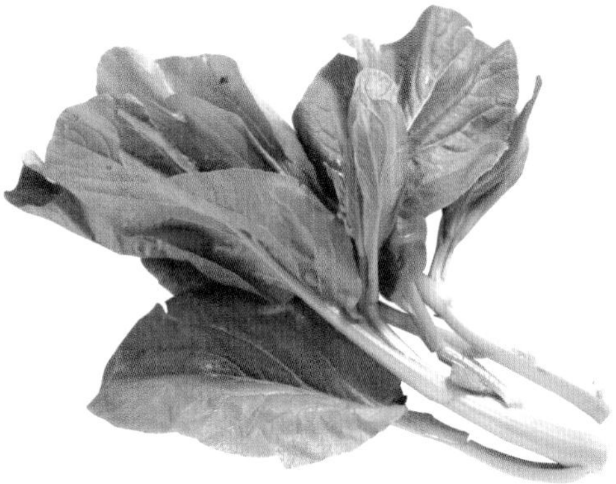

主要营养素

钙、铁、维生素

菜心富含钙、铁、维生素A、维生素C等多种维生素，可增强免疫力，预防孩子缺钙及缺铁性贫血，其中富含的维生素C还有降低胆固醇和降血压的作用。

食疗功效

菜心具有化痰下气、解毒消肿的功效。菜心富含粗纤维、维生素C和胡萝卜素，能够刺激肠胃蠕动，预防孩子便秘。菜心营养丰富，含有吲哚-3-甲醛等对人体有保健作用的物质，能通利肠胃。

搭配宜忌		
宜	菜心+豆皮	可促进代谢
	菜心+鸡肉	益气健脾
忌	菜心+醋	会破坏营养价值
	菜心+碱	会破坏维生素C

牛肝菌菜心炒肉片

原料

牛肝菌100克，猪瘦肉250克，菜心适量

调料

姜丝6克，盐4克，水淀粉、香油、花生油各适量

做法

1. 将牛肝菌洗净，切成片；猪瘦肉洗净，切成片；菜心洗净，取菜梗剖开。
2. 猪瘦肉放入碗内，加入水淀粉，用手抓匀稍腌。
3. 加花生油起油锅，下入姜丝煸出香味，放入猪肉片炒至断生，加入盐、牛肝菌、菜心，再调入香油炒匀即可。

专家点评

猪瘦肉含有优质蛋白质和人体必需的脂肪酸，能够补充孩子日常的能量需求。猪肉可提供血红素（有机铁）和促进铁吸收的半胱氨酸，能改善缺铁性贫血。牛肝菌是具有高蛋白、低脂肪、多糖、多种氨基酸和多种维生素的菌类食物。菜心含有大量胡萝卜素和维生素C，有助于增强机体免疫力。

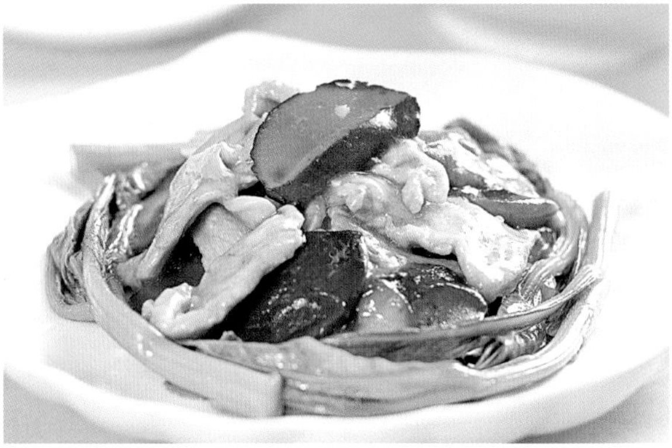

菠菜

别名：赤根菜、鹦鹉菜、波斯菜。

性味归经：性凉，味甘、辛。归大肠、胃经。

热量：97千焦/100克

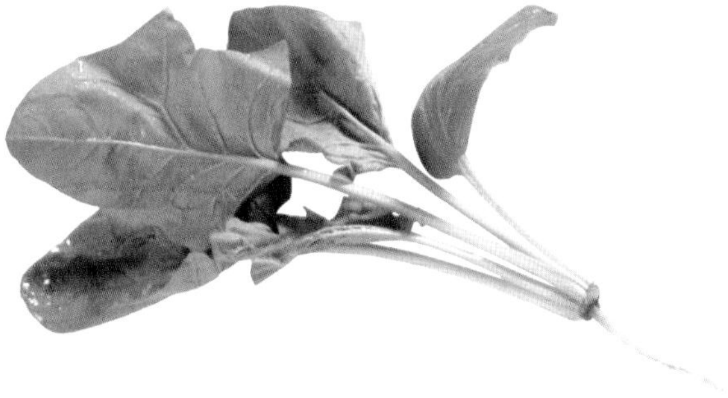

主要营养素

膳食纤维、铁

菠菜富含膳食纤维，能清除胃肠道有害毒素，加速胃肠蠕动，帮助消化；菠菜中所含的铁，有预防缺铁性贫血的作用。

食疗功效

菠菜具有促进肠道蠕动的作用，利于排便，对于痔疮、慢性胰腺炎、便秘、肛裂等病症有食疗作用，能促进生长发育，增强抗病能力，促进人体新陈代谢，延缓衰老。菠菜能帮助孩子预防缺铁性贫血，也适合便秘者、皮肤粗糙者、过敏者食用。

搭配宜忌		
宜	菠菜+胡萝卜	可保持心血管的畅通
	菠菜+鸡蛋	可预防贫血、营养不良
忌	菠菜+大豆	会损害牙齿
	菠菜+鳝鱼	会导致腹泻

上汤菠菜

原料

菠菜500克，咸蛋1个，皮蛋1个，鸡蛋清适量，三花淡奶50毫升

调料

盐3克，蒜6瓣

做法

1. 菠菜洗净，入盐水中焯水，装盘；咸蛋、皮蛋各切成丁状。
2. 锅中放100毫升水，倒入咸蛋、皮蛋、蒜，下锅煮开，再加入三花淡奶煮沸，下鸡蛋清拌匀即成美味的上汤。
3. 将上汤倒于菠菜上即可。

专家点评

这道菜清新爽口，是孩子夏季食物的较佳选择。菠菜茎叶柔软滑嫩、味美色鲜，能提高孩子的食欲。菠菜中含有大量的抗氧化剂、维生素E以及硒元素，能促进人体细胞增殖，还能激活大脑的功能。另外，菠菜中还含有丰富的维生素C、胡萝卜素、蛋白质，以及铁、钙、磷等矿物质，可帮助孩子预防缺铁性贫血，增强孩子的身体素质。

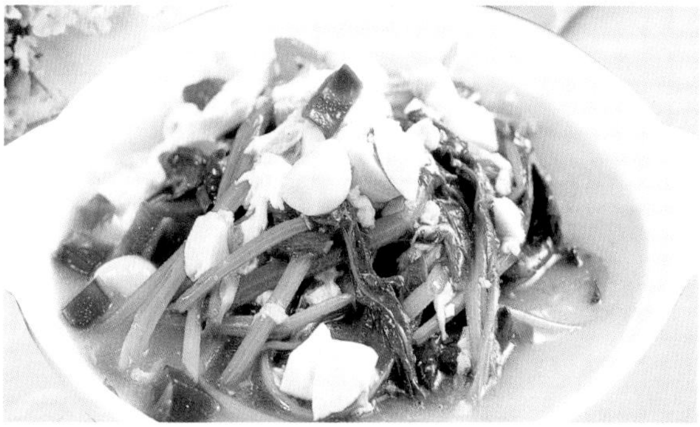

茼蒿

别名：蓬蒿、菊花菜、蒿菜、艾菜。

性味归经：性温，味甘、涩。归肝、肾经。　　热量：85千焦/100克

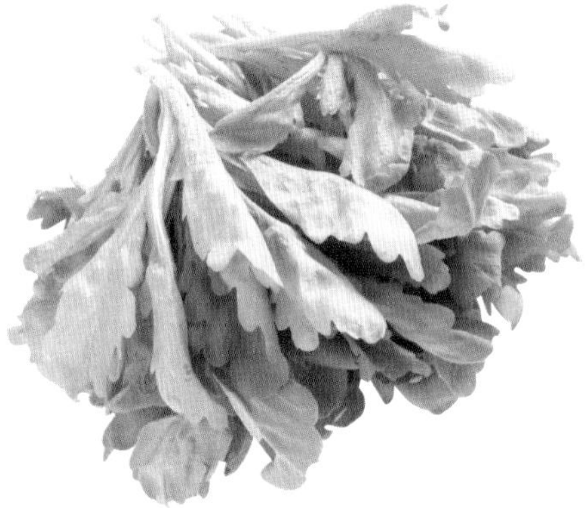

主要营养素

铁、胡萝卜素

茼蒿中含有丰富的营养成分，其中所含的铁元素，有助于孩子的生长发育和预防缺铁性贫血。此外，茼蒿还含有丰富的胡萝卜素，能对抗人体内的自由基，有降血糖的作用。

食疗功效

茼蒿具有平肝补肾、缩尿止遗、宽中理气的作用，对心悸、怔忡、失眠多梦、心烦不安、痰多咳嗽、腹泻、胃脘胀痛、夜尿频多、腹痛寒疝等症有食疗作用。另外茼蒿中富含铁、钙等营养素，可以帮助身体制造新血液，以及增强骨骼的坚硬性。

搭配宜忌		
宜	茼蒿+鸡蛋	可帮助充分吸收维生素A
	茼蒿+粳米	可健脾养胃
忌	茼蒿+醋	会降低营养价值

蒜蓉茼蒿

原料

茼蒿400克

调料

盐3克，大蒜20克

做法

❶ 大蒜去皮，洗净剁成细末；茼蒿去掉黄叶后，洗净。

❷ 锅中加水，烧沸，将茼蒿稍微焯水，捞出。

❸ 锅中加油，炒香蒜蓉，下入茼蒿、盐，翻炒均匀即可。

专家点评

这道菜清淡爽口，有开胃消食之功。茼蒿中含有特殊香味的挥发油，有助于宽中理气，消食开胃，增加食欲；丰富的粗纤维有助肠道蠕动，促进排便，达到通腑利肠的目的。茼蒿含有丰富的维生素、胡萝卜素及多种氨基酸，可以养心安神、稳定情绪、降压补脑、防止记忆力减退。茼蒿含有多种氨基酸、脂肪、蛋白质及较丰富的钾，能调节体内代谢，通利小便，消除水肿。

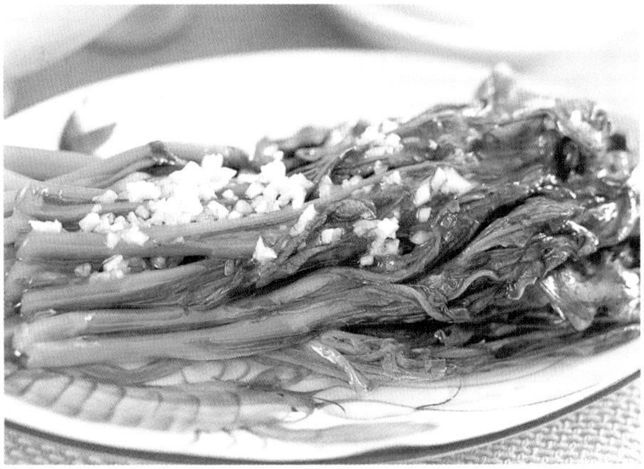

花菜

别名：菜花、花椰菜、球花甘蓝。

性味归经：性凉，味甘。归肝、肺经。

热量：96千焦/100克

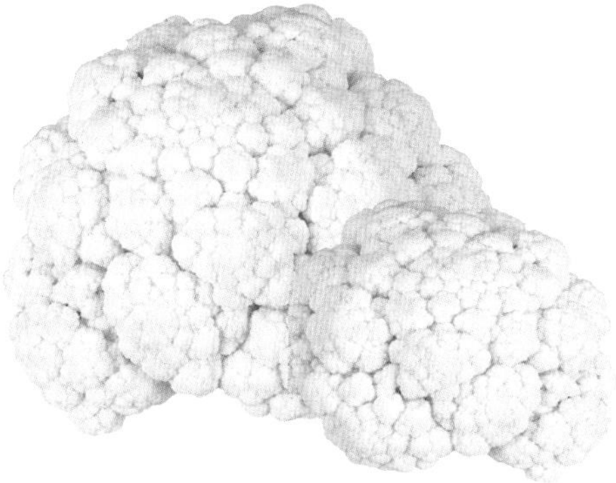

主要营养素

类黄酮、维生素C

花菜是含有类黄酮最好的食物之一，能增强孩子的抵抗力；花菜中含有的维生素C，具有抗氧化功能，能保护细胞，维护骨骼、肌肉、牙齿等的正常功能。

营养成分表

营养素	含量（每100克）
蛋白质	2.1克
脂肪	0.2克
碳水化合物	4.6克
膳食纤维	1.2克
维生素A	5微克
维生素B_1	0.03毫克
维生素B_2	0.08毫克
维生素C	61毫克
维生素E	0.43毫克
钙	23毫克
铁	1.1毫克
锌	0.38毫克
硒	0.73微克

甜椒花菜

原料

花菜300克，青甜椒1个

调料

香油5毫升，白糖25克，白醋、盐少许

做法

❶ 将花菜洗净，切成小块；青甜椒去蒂和籽，洗净后切小块。

❷ 将青甜椒和花菜放入沸水锅内烫熟，捞出，用凉水过凉，沥干水分，放入盘内。

❸ 花菜、青甜椒内加入盐、白糖、白醋、香油，一起拌匀即成。

专家点评

这道菜中，花菜与青甜椒都是维生素 C 含量丰富的食物，是孩子补充维生素 C 的优质来源。此外，花菜对婴幼儿咳嗽有食疗功效，所以此道菜特别适合咳嗽的孩子。

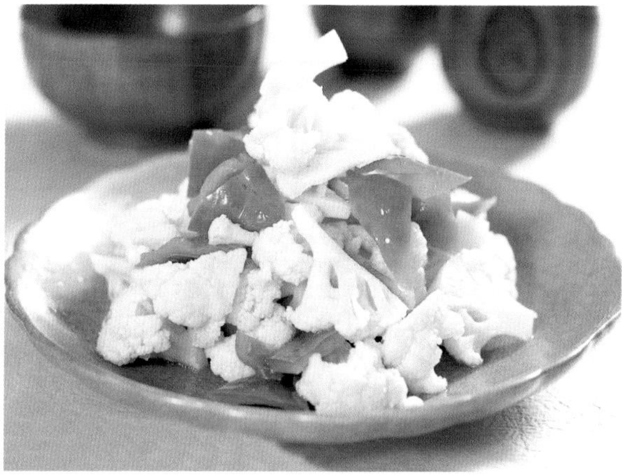

芹菜

别名：蒲芹、香芹。

性味归经：性凉，味甘、辛。归肺、胃、经。　热量：80千焦/100克

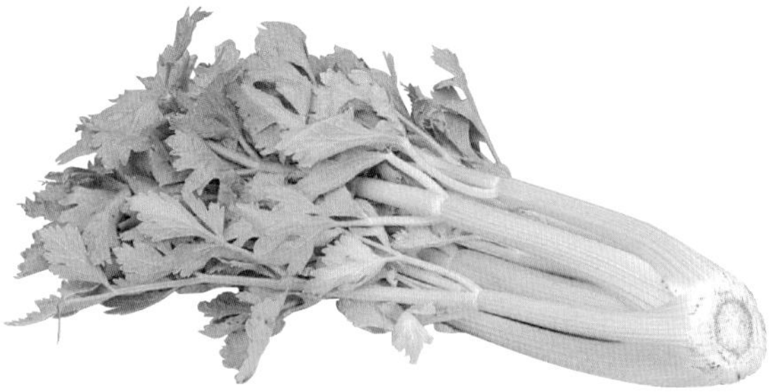

营养成分表

营养素	含量（每100克）
蛋白质	1.2克
脂肪	0.2克
碳水化合物	4.5克
膳食纤维	1.2克
维生素A	57微克
维生素B_1	0.02毫克
维生素B_2	0.06毫克
维生素E	8毫克
钙	1.32毫克
铁	80毫克
锌	1.2毫克
硒	0.24毫克
铜	0.57微克

搭配宜忌		
宜	芹菜+西红柿	可降低血压
宜	芹菜+牛肉	可增强免疫力
忌	芹菜+鸡肉	会伤元气
忌	芹菜+南瓜	会引起腹胀、腹泻

主要营养素

膳食纤维、铁

芹菜含有丰富的膳食纤维，能促进胃肠蠕动，预防便秘。芹菜还含有丰富的铁，能补充孩子对铁元素的需求，预防孩子缺铁性贫血，还有养血安神的作用。

食疗功效

芹菜是高纤维食物，常吃芹菜，尤其是芹菜叶，对预防高血压、头痛、头晕、黄疸、水肿、小便热涩不利、动脉硬化等都十分有益。芹菜还含有一种挥发性芳香油，会散发出特殊的香味，可以促进食欲，对食欲不振的孩子很有益处。

选购保存

要挑选色泽鲜绿、叶柄厚、茎部稍呈圆形、内侧微向内凹的芹菜。用保鲜膜将芹菜茎叶包严，根部朝下，竖直放入水中，水没过芹菜根部5厘米，可保持芹菜1周内不老不蔫。

♥ 温馨提示

判断芹菜新鲜与否，主要看叶身是否平直，新鲜的芹菜叶子是平直的，存放时间较长的芹菜，叶子尖端就会翘起，叶子软，甚至发黄起锈斑。芹菜中含有利尿的成分，可消除体内水钠潴留，利尿消肿，对局部有水肿的孩子尤其有益。

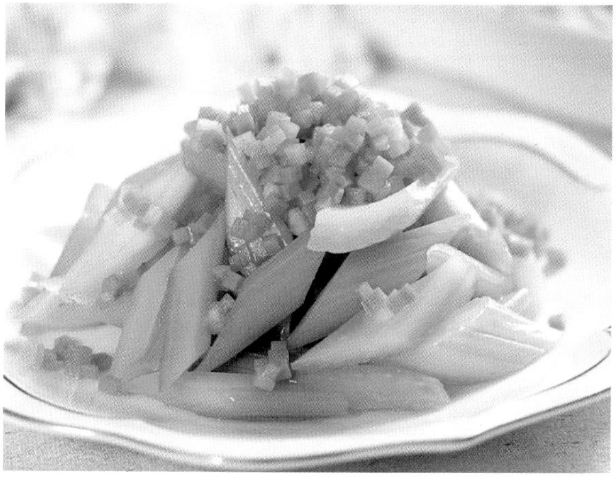

芹菜炒胡萝卜粒

原料

芹菜250克，胡萝卜150克

调料

香油5毫升，盐3克

做法

❶将芹菜洗净，切菱形块，入沸水锅中焯水；胡萝卜洗净，切成粒。

❷锅注油烧热，放入芹菜爆炒，再加入胡萝卜粒一起炒至熟。

❸加入香油、盐调味即可出锅。

专家点评

芹菜营养丰富，含有挥发性芳香油，因而具有特殊的香味，能增进食欲。孩子对铁的需求很大，若供给不足，极易导致缺铁性贫血，对孩子的身体发育极为不利，经常食用芹菜，可有效预防缺铁性贫血。芹菜还富含膳食纤维，能促进肠道蠕动，防治孩子便秘。同时，芹菜还含有丰富的矿物质，孩子经常食用，能避免皮肤苍白、干燥、面色无华，而且可使目光有神，头发黑亮。

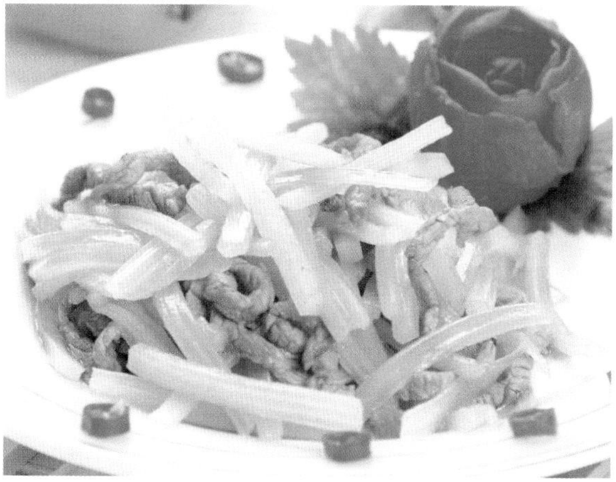

芹菜肉丝

原料

猪瘦肉、芹菜各200克，红甜椒15克

调料

盐3克，花生油适量

做法

❶猪瘦肉洗净，切丝；芹菜洗净，切段；红甜椒去蒂洗净，切圈。

❷锅下花生油烧热，放入肉丝略炒片刻，再放入芹菜，加盐调味，炒熟装盘，用红甜椒装饰即可。

专家点评

芹菜是常用蔬菜之一，含有丰富的铁、锌等微量元素，有平肝降压、安神镇静、抗癌防癌、利尿消肿、增进食欲的作用。多吃芹菜还可以增强人体的抗病能力。猪肉含有丰富的优质蛋白质和人体必需的脂肪酸，并提供血红素（有机铁）和促进铁吸收的半胱氨酸，能改善缺铁性贫血，具有补肾养血、滋阴润燥的功效。

上海青

别名：油菜、小棠菜、云薹、胡菜。

性味归经：性温，味辛。归肝、肺、脾经。 热量：104千焦/100克

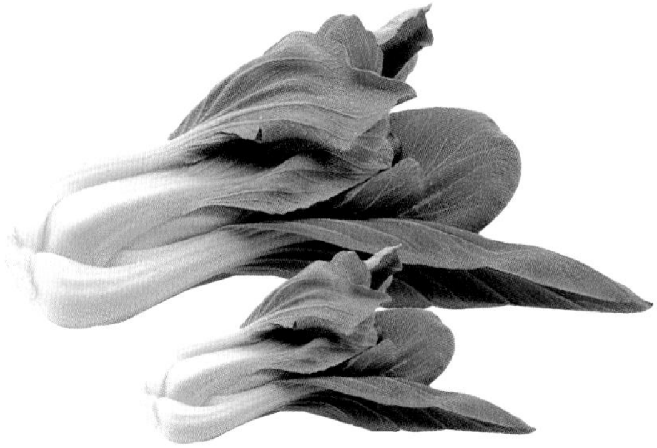

营养成分表

营养素	含量（每100克）
蛋白质	1.8克
脂肪	0.5克
碳水化合物	3.8克
膳食纤维	1.1克
维生素A	103毫克
维生素B_1	0.04毫克
维生素B_2	0.11毫克
维生素C	36毫克
维生素E	0.88毫克
钙	108毫克
铁	1.2毫克
锌	0.33毫克
硒	0.79微克

搭配宜忌		
宜	上海青+虾仁	可增加钙吸收、补肾壮阳
宜	上海青+豆腐	可止咳平喘，增强机体免疫力
忌	上海青+黄瓜	会破坏维生素C
忌	上海青+南瓜	会降低营养

主要营养素

钙、维生素C、纤维素

上海青具有强健身体、保持身体骨密度的作用，能促进孩子骨骼和牙齿的发育。上海青中还含有丰富的维生素C和膳食纤维，可以增强孩子的免疫能力，以及促进肠道蠕动，防治便秘。

食疗功效

上海青具有活血化瘀、消肿解毒、促进血液循环、润便利肠、美容养颜、强身健体的功效，对游风丹毒、手足疖肿、乳痈、习惯性便秘等病症有食疗作用，可以让孩子放心食用。另外，患口腔溃疡、口角湿白者，齿龈出血、牙齿松动者以及瘀血腹痛者也适宜食用上海青。

选购保存

要挑选新鲜、油亮、无虫、无黄萎叶的嫩上海青。用两指轻轻一掐即断者为嫩上海青，还要仔细观察菜叶的背面有无虫迹和药痕。上海青可用保鲜膜封好后置于冰箱中保存1周左右。

♥ 温馨提示

吃剩的熟上海青过夜后就不宜再食用，以免造成亚硝酸盐沉积，引发癌症。食用上海青时要现做现切，并用大火爆炒，这样既可保持鲜脆，又可使其营养成分不被破坏。上海青里含有的草酸很少，可以放心让孩子适当多吃。

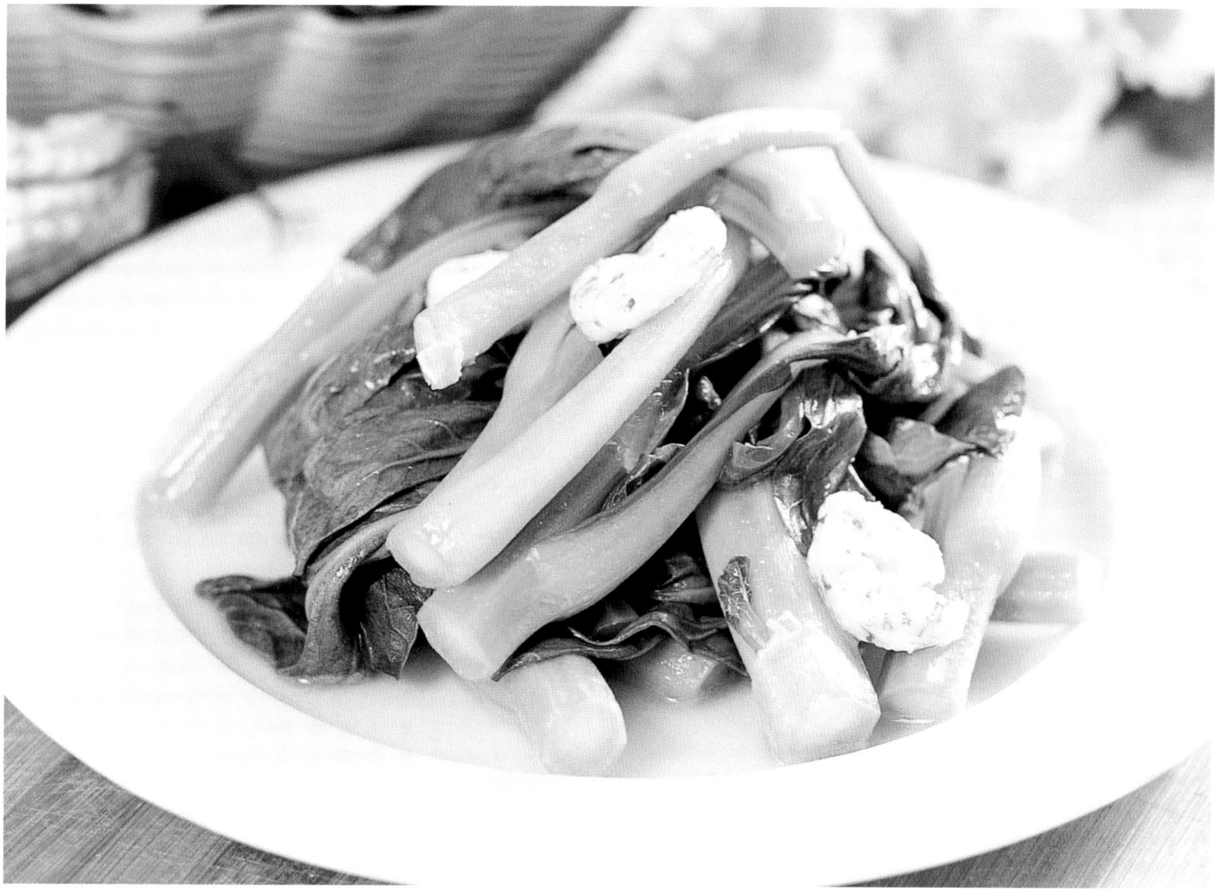

上海青炒虾仁

原料

虾仁30克，上海青100克

调料

葱丝、姜丝、盐、花生油各少许

做法

❶ 将上海青清洗干净后切成段，用沸水焯一下，备用。

❷ 将虾仁清洗干净，除去虾线，用水浸泡片刻；爆香葱丝、姜丝，将虾仁下油锅翻炒。

❸ 再下入上海青，加调料炒熟即可。

专家点评

这道菜色泽碧绿，清新爽口。上海青富含钙、铁、维生素 C 和胡萝卜素，有明目、促进血液循环等功效；虾仁富含优质蛋白质、矿物质，且肉质松软、易于消化，能够增强身体免疫力，预防缺钙。两者搭配制作的营养辅食，能给孩子补充丰富的锌、钙等营养素，有益于孩子的身体和智力发育。

芦笋

别名：露笋、石刁柏、芦尖。

性味归经：性凉，味苦、甘。归肺经。

热量：75千焦/100克

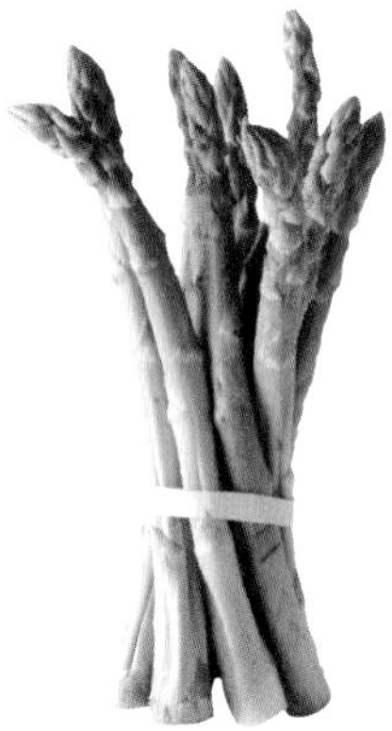

主要营养素

叶酸、碳水化合物、硒

芦笋中所含的叶酸，可作为孩子补充叶酸的重要来源。芦笋中碳水化合物的含量也很高，可为人体提供能量。而芦笋中所含的硒，可降低血压、消除水肿。

营养成分表

营养素	含量（每100克）
蛋白质	1.4克
脂肪	0.1克
碳水化合物	4.9克
膳食纤维	1.9克
维生素A	17微克
维生素B_1	0.04毫克
维生素B_2	0.05毫克
维生素C	45毫克
叶酸	1.09毫克
钙	10毫克
铁	1.4毫克
锌	0.41毫克
硒	0.21微克

什锦芦笋

原料

无花果、鲜百合各100克，芦笋、冬瓜各200克

调料

香油、盐、花生油各适量

做法

1. 将芦笋洗净切斜段，下入开水锅内焯熟，捞出控水备用。
2. 鲜百合洗净掰片，冬瓜洗净切片，无花果洗净。
3. 油锅烧热，放芦笋、冬瓜煸炒，下入百合、无花果炒片刻，下盐，淋香油装盘即可。

专家点评

芦笋所含蛋白质、碳水化合物、多种维生素和微量元素的质量优于普通蔬菜，经常食用，能为孩子补充必需的营养素。将其搭配无花果、百合、冬瓜一起烹饪，不仅口味鲜美、口感丰富，而且营养搭配合理，是孩子补充营养的不错选择。

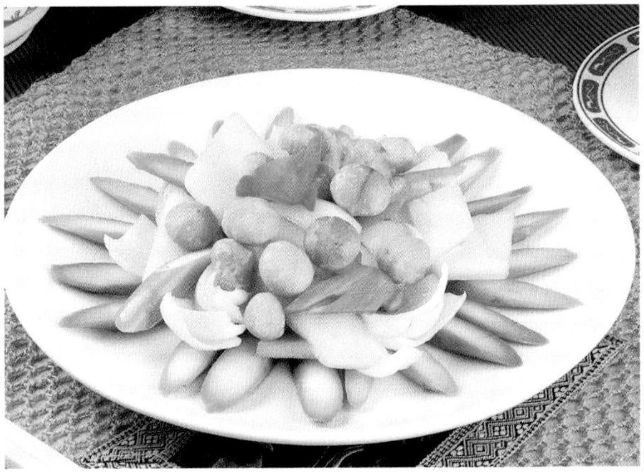

扁豆

别名：菜豆、季豆。

性味归经：性平，味甘。归脾、胃经。

热量：154千焦/100克

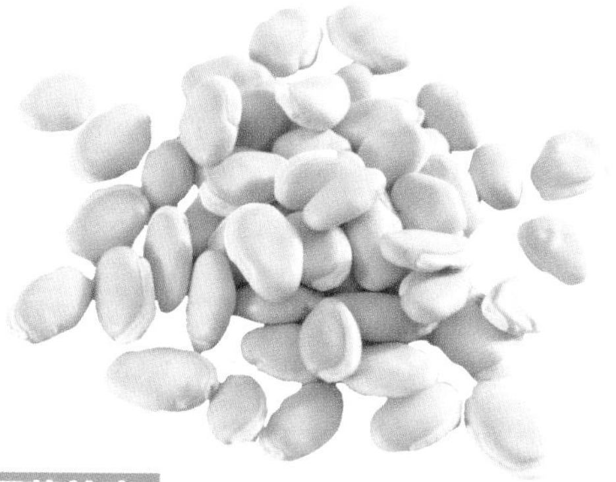

主要营养素

膳食纤维、维生素C、叶酸

扁豆中含有丰富的膳食纤维，可促进排便，预防便秘。扁豆中富含的维生素C有增强免疫力、清除胆固醇的功效。此外，扁豆还富含叶酸，适量食用有助于孩子的健康发育。

营养成分表

营养素	含量（每100克）
蛋白质	2.7克
脂肪	0.2克
碳水化合物	8.2克
膳食纤维	2.1克
维生素A	25微克
维生素B_1	0.04毫克
维生素B_2	0.07毫克
维生素C	13毫克
维生素E	0.24毫克
镁	34毫克
铁	1.9毫克
锌	0.72毫克
硒	0.94微克

蒜香扁豆

原料

扁豆350克

调料

蒜泥10克，盐适量

做法

1. 扁豆清洗干净，去掉筋，整条截一刀，入沸水中稍焯。
2. 接着在锅内加入少许油烧热，下入蒜泥煸香，加入扁豆同炒。
3. 待扁豆煸炒至软时，放入适量盐炒至熟透装盘即可。

专家点评

这道菜味道鲜美，色泽诱人，有开胃消食的功效。扁豆中含有叶酸及维生素 A、维生素 C 等营养成分，有健脾、益气的作用，适合食欲不佳的孩子食用。

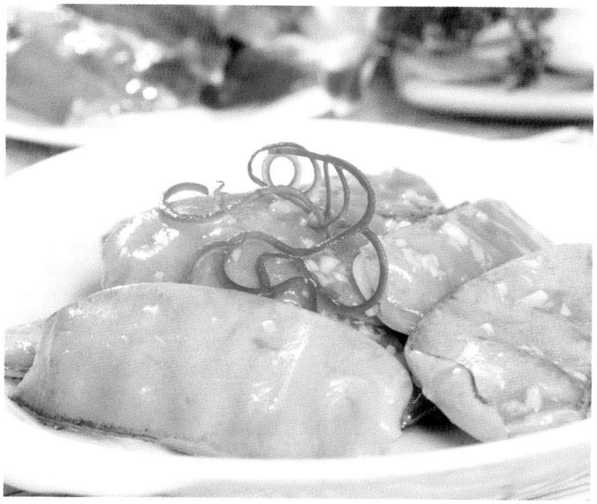

莲子

别名：莲肉、白莲子、湘莲子。

性味归经：性平、味甘、涩。归心、脾、肾经。 热量：1439千焦/100克（干品）

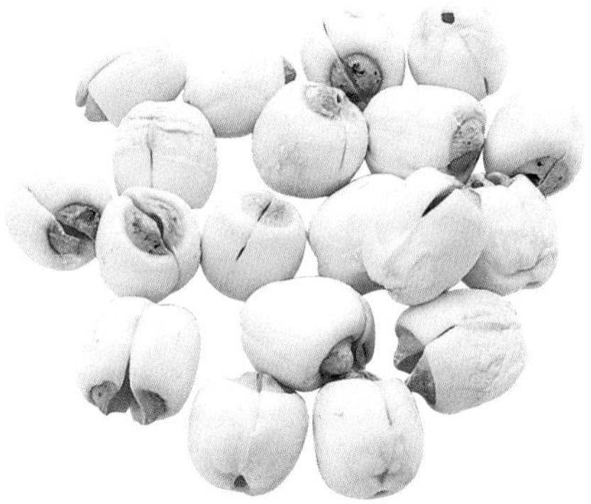

主要营养素

棉子糖、钙、磷、钾

莲子中所含的棉子糖，对孩子有很好的滋补作用。莲子还富含钙、磷、钾，有安神、养血的作用，经常食用，可为孩子的骨骼和牙齿发育提供丰富的钙，预防佝偻病。

营养成分表

营养素	含量（每100克）
蛋白质	17.2克
脂肪	2克
碳水化合物	67.2克
膳食纤维	3克
维生素A	未测定
维生素B_1	0.16毫克
维生素B_2	0.08毫克
维生素C	5毫克
维生素E	2.71毫克
钙	97毫克
铁	3.6毫克
锌	2.78毫克
硒	3.36微克

桂圆莲子羹

原料

莲子50克，桂圆肉20克，枸杞子10克

调料

白糖5克

做法

❶将莲子洗净，泡发；枸杞子、桂圆肉均洗净备用。

❷锅置火上，注入清水，放入莲子煮沸后，下入枸杞子、桂圆肉。煮熟后放入白糖调味，即可食用。

专家点评

这道甜品甜香软糯，有健脾、安神、养血的功效。莲子中的钙、磷和钾含量非常丰富，可以促进孩子骨骼和牙齿的成长。桂圆营养价值甚高，富含高碳水化合物、蛋白质、多种氨基酸和维生素，是健脾、益智的传统食物，对贫血的孩子尤其有益。

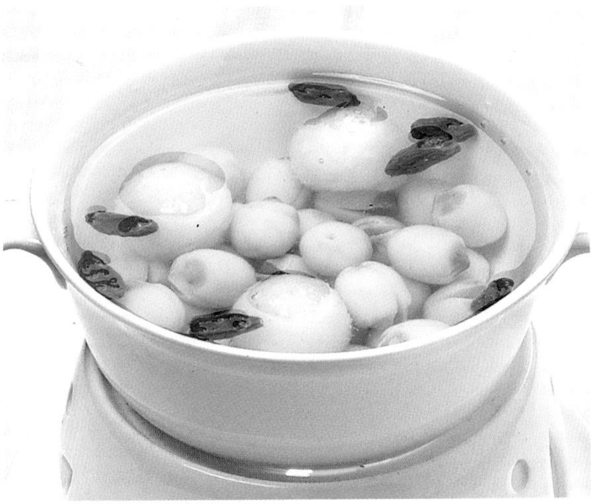

南瓜子

别名：南瓜仁、白瓜子、金瓜米。

性味归经：性平、味甘。归大肠经。

热量：2402千焦/100克

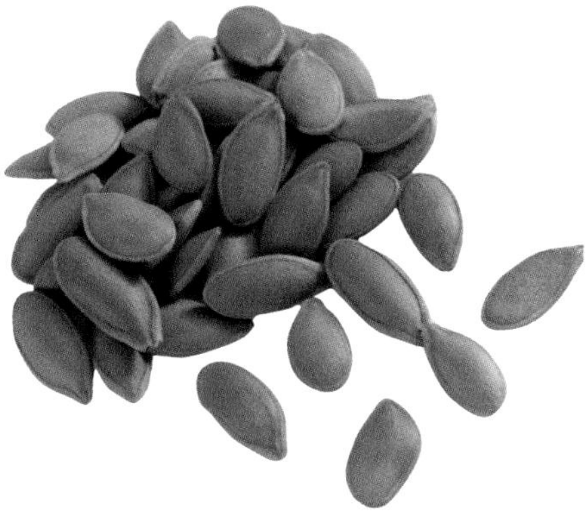

主要营养素

蛋白质、脂肪、维生素E、矿物质

南瓜子含有丰富的蛋白质、脂肪，以及钙、铁、锌等矿物质，能为孩子提供生长发育所需的营养。此外，南瓜子含有的维生素E，可防止色素沉着。

营养成分表

营养素	含量（每100克）
蛋白质	36克
脂肪	46.1克
碳水化合物	7.9克
膳食纤维	4.1克
维生素A	未测定
维生素B_1	0.08毫克
维生素B_2	0.16毫克
维生素C	未测定
维生素E	27.28毫克
钙	37毫克
铁	6.5毫克
锌	7.12毫克
硒	27.03微克

凉拌玉米瓜仁

原料

玉米粒100克，南瓜子仁50克，枸杞子10克

调料

香油、盐各适量

做法

❶ 先将玉米粒洗干净，沥干水；再将南瓜子仁、枸杞子洗干净。

❷ 先将玉米粒、南瓜子仁、枸杞子与玉米粒一起入沸水中焯熟，捞出，沥干水后，加入香油、盐，拌均匀即可。

专家点评

这道菜具有良好的滋养作用。南瓜子富含脂肪、蛋白质、B 族维生素、维生素 C 以及脲酶、南瓜子氨酸等，与玉米、枸杞子一起同食，能为孩子提供充足营养，还能促进孩子消化吸收。

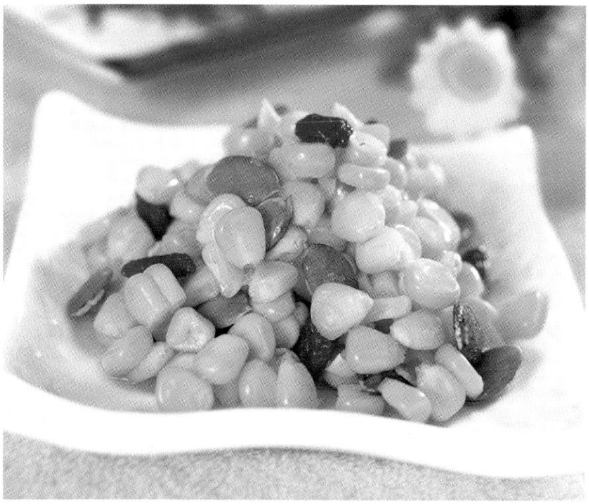

芝麻

别名：胡麻、黑芝麻。

性味归经：性平，味甘。归肝、肾、肺、脾经。

热量：2222千焦/100克（黑芝麻）

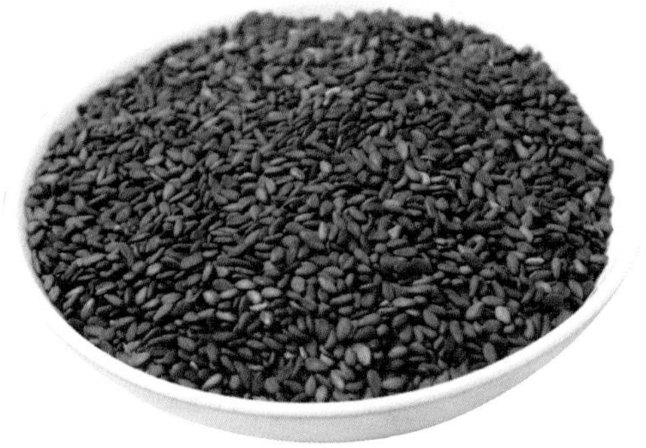

主要营养素

矿物质、维生素A、维生素D

芝麻富含矿物质，如钙、镁、铁等，有助于骨骼生长，补血益气。此外，还含有脂溶性维生素A、维生素D等，对孩子有补中健身、和血脉及破积血等良好作用。

营养成分表

营养素	含量（每100克）
蛋白质	19.1克
脂肪	46.1克
碳水化合物	24.1克
膳食纤维	14克
维生素A	未测定
维生素B_1	0.66毫克
维生素B_2	0.25毫克
维生素C	未测定
维生素E	50.4毫克
钙	780毫克
铁	22.7毫克
锌	6.13毫克
硒	4.7微克

木瓜芝麻羹

原料

木瓜20克，熟芝麻少许，粳米80克

调料

盐2克，葱花少许

做法

❶ 粳米泡发洗净；木瓜去皮洗净，切小块；葱洗净，切花。

❷ 锅置火上，注入水，加入粳米，煮至熟后，加入木瓜同煮。

❸ 用小火煮至呈浓稠状时，调入盐，撒上葱花、熟芝麻即可。

专家点评

芝麻含有大量的脂肪和蛋白质，还有糖类、维生素A、维生素E、卵磷脂、钙、铁、镁等营养成分，此外，芝麻因富含矿物质，如钙与镁等，有助于促进孩子骨骼生长，而其他营养成分则有助于滋润孩子肌肤。

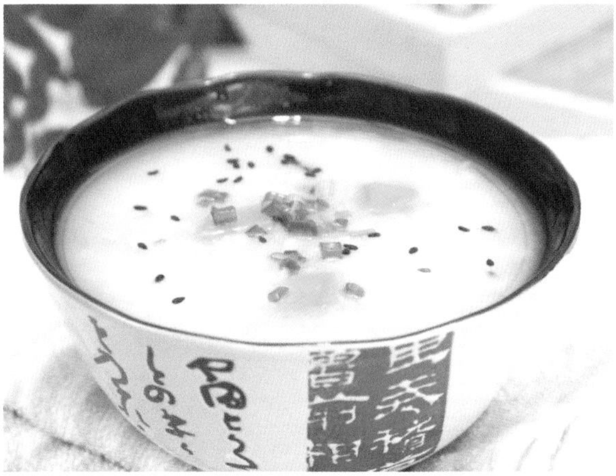

鸡腿菇

别名：刺蘑菇、毛头鬼伞。

性味归经：性平，味甘。归脾、胃、肝经。 热量：1075千焦/100克

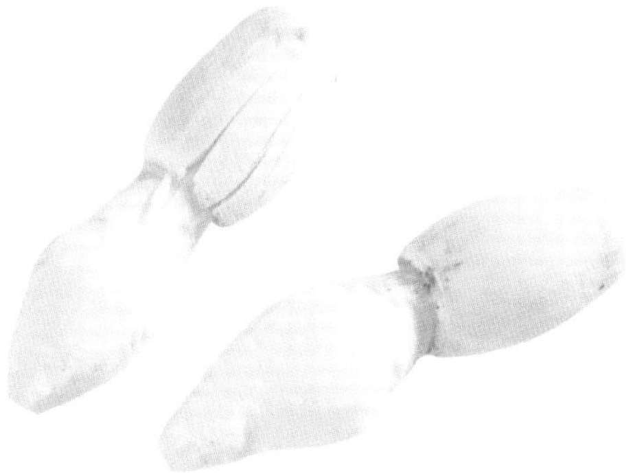

主要营养素

蛋白质、生物活性酶

鸡腿菇中富含蛋白质，蛋白质是维持免疫功能最重要的营养素之一，为构成白细胞和抗体的主要成分，因此多食用有助于提高机体免疫力。鸡腿菇中还含有多种生物活性酶，有帮助消化的作用。

营养成分表

营养素	含量（每100克）
蛋白质	25.90克
脂肪	2.9克
碳水化合物	未测定
膳食纤维	7.1克
维生素B_1	未测定
维生素B_2	未测定
维生素E	未测定
钙	106.7毫克
镁	191.47毫克
铁	1376微克
锌	92.2毫克
铜	45.37毫克

鸡腿菇烧排骨

原料

排骨250克，鸡腿菇100克

调料

酱油5毫升，葱花、姜丝各5克，盐适量

做法

1. 先将排骨斩断，用酱油稍腌；鸡腿菇清洗干净，对切。
2. 然后将排骨入砂锅，加入水及葱花、姜，以及适量盐煲熟，捞出装盘，并保留砂锅中的汁水，下入鸡腿菇略煮，盛出铺入装有排骨的碗中即可。

专家点评

这道菜味道鲜美，经常食用有助于增进孩子食欲、促进孩子消化吸收、提高孩子免疫力。

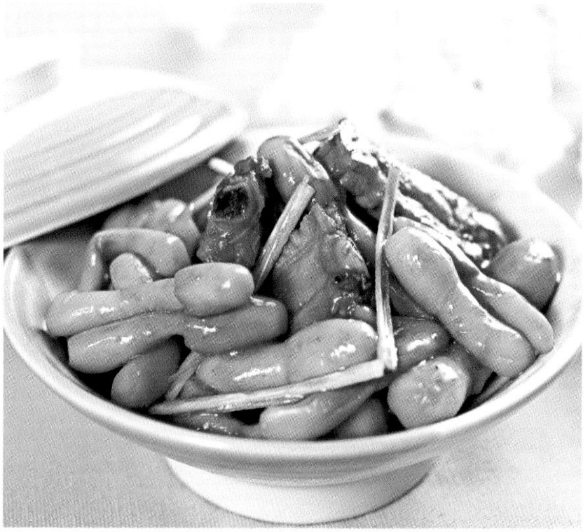

口蘑

别名：白蘑、云盘蘑、银盘。

性味归经：性平，味甘。归肺、心二经。

热量：1012千焦/100克

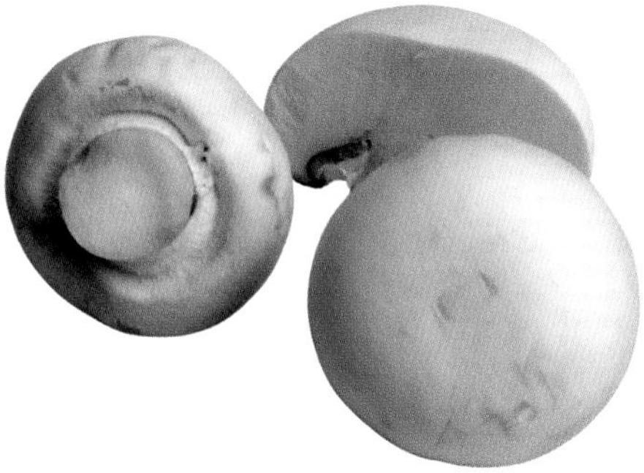

主要营养素

膳食纤维

口蘑中含有大量的膳食纤维，有润肠通便、排毒的功效，还可促进胆固醇的排泄，降低胆固醇含量。

营养成分表

营养素	含量（每100克）
蛋白质	38.7克
脂肪	3.3克
碳水化合物	31.6克
膳食纤维	17.2克
烟酸	44.3毫克
维生素B_1	0.07毫克
维生素B_2	0.08毫克
维生素E	8.57毫克
钙	169毫克
镁	167毫克
铁	19.4毫克
锌	9.04毫克
硒	未测定

口蘑山鸡汤

原料

口蘑200克，山鸡400克，红枣30克，莲子50克，枸杞子30克

调料

盐适量、姜片适量

做法

❶将口蘑清洗干净，切块；山鸡清洗干净，剁块；红枣、莲子、枸杞子洗净后泡发 。

❷然后将山鸡块入沸水中汆透捞出，入冷水中清洗干净。

❸最后待煲中水烧开，下入姜片、山鸡块、口蘑、红枣、莲子、枸杞子一同煲炖90分钟，调入盐即可。

专家点评

这道汤口味鲜美，有滋补强身、增进食欲、防治便秘的效果，很适合孩子食用。

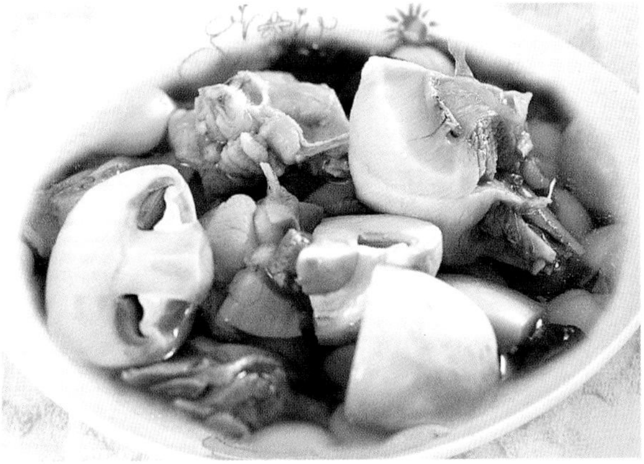

香菇

别名：菊花菇、合蕈。

性味归经：性平，味甘。归脾、胃经。 热量：77千焦/100克

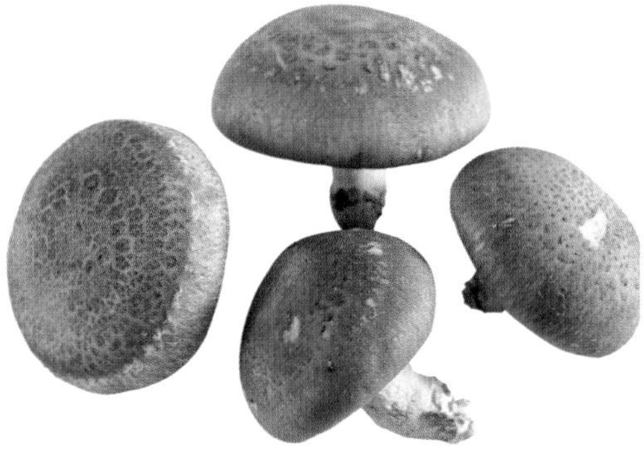

主要营养素

香菇多糖、维生素、矿物质

香菇中含有香菇多糖，这种物质能提高辅助性T细胞的活力。香菇还含有多种维生素、矿物质，能补充孩子身体发育所需的多种营养，还能促进人体新陈代谢。

食疗功效

香菇具有化痰理气、益胃和中、透疹解毒之功效，对食欲不振、身体虚弱、小便失禁、大便秘结、形体肥胖等病症有食疗功效。

搭配宜忌		
宜	香菇+牛肉	可补气养血
	香菇+猪肉	可促进消化
忌	香菇+野鸡	会引发痔疮
	香菇+鹌鹑	面生黑斑

香菇冬笋煲小鸡

原料

小公鸡250克，鲜香菇100克，冬笋65克，上海青50克

调料

盐、花生油少许，香油2毫升，葱花、姜末各3克

做法

1. 将小公鸡处理干净，剁块，汆水；鲜香菇去根，洗净；冬笋洗净，切片；上海青洗净备用。
2. 炒锅上火倒入花生油，将葱、姜爆香，倒入水，下入鸡肉、香菇、冬笋，调入盐烧沸，放入上海青，淋入香油即可。

专家点评

这道汤营养丰富，可滋补养身、清热化痰、利水消肿、润肠通便。其中香菇是一种高蛋白、低脂肪的健康食品，它的蛋白质中含有多种氨基酸，对孩子大脑发育十分有益；香菇中含有丰富的维生素D，能促进钙、磷的消化吸收，有助于孩子骨骼和牙齿的发育。冬笋质嫩味鲜，清脆爽口，含有蛋白质、维生素、钙、磷等营养成分，有消肿、通便的功效。

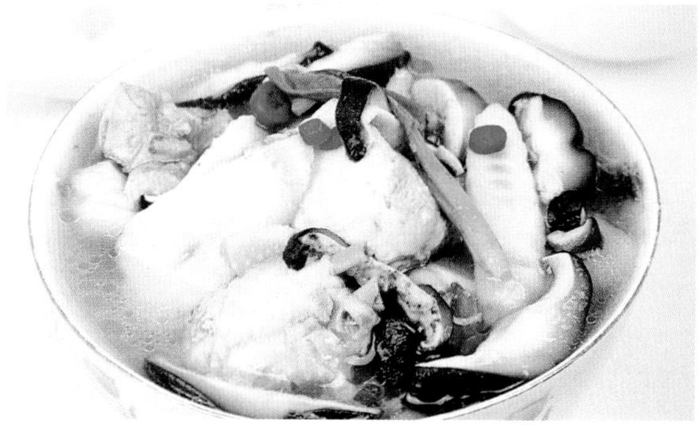

银耳

别名：白木耳、雪耳。

性味归经：性平，味甘。归肺、胃、肾经。

热量：800千焦/100克（干银耳）

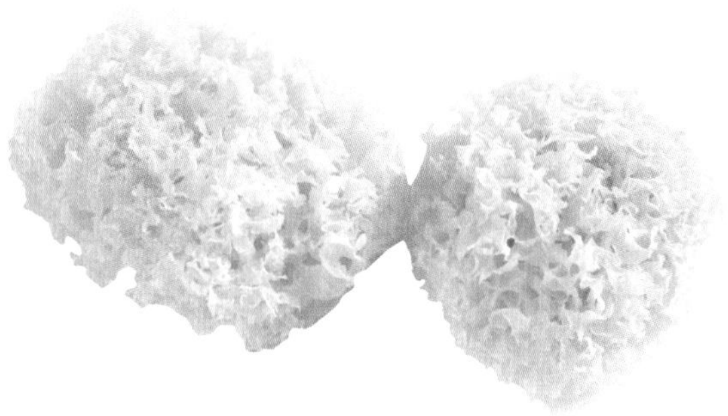

营养成分表

营养素	含量（每100克）
蛋白质	10克
脂肪	1.4克
碳水化合物	36.9克
膳食纤维	30.4克
维生素A	8微克
维生素B_1	0.05毫克
维生素B_2	0.25毫克
维生素C	未测定
维生素E	1.26毫克
钙	36毫克
铁	4.10毫克
锌	3.03毫克
硒	2.95微克

搭配宜忌		
宜	银耳+莲子	可滋阴润肺
宜	银耳+鹌鹑蛋	可健脑强身
忌	银耳+菠菜	会破坏维生素C
忌	银耳+鸡蛋黄	不利于消化

主要营养素

碳水化合物、矿物质、多糖类

银耳富含碳水化合物及钙、钾、铁等多种矿物质，对孩子的补益效果尤其显著；银耳还含有多糖类物质，能增强人体免疫力，加强白细胞的吞噬能力，兴奋骨髓的造血功能。

食疗功效

银耳滋润而不腻滞，具有补脾开胃、益气清肠、安眠健胃、补脑、养阴清热、润燥的功效，能提高肝脏的解毒能力，保护肝脏。

选购保存

优质的银耳无味道，色泽白或略带微黄，有光泽，朵大，体轻，疏松，肉质肥厚，坚韧而有弹性，蒂头无耳脚、黑点，无杂质。干品要注意防潮，保存时用塑料袋装好，封严，常温或冷藏保存均可。

♥ 温馨提示

银耳能清肺热，故外感风寒者忌用。此外，应忌食霉变银耳，因银耳霉变后，会产生很强的毒素，对身体危害重大，严重者可导致死亡。由于银耳含糖量高，睡前不宜食用，以免血液黏稠度增高。

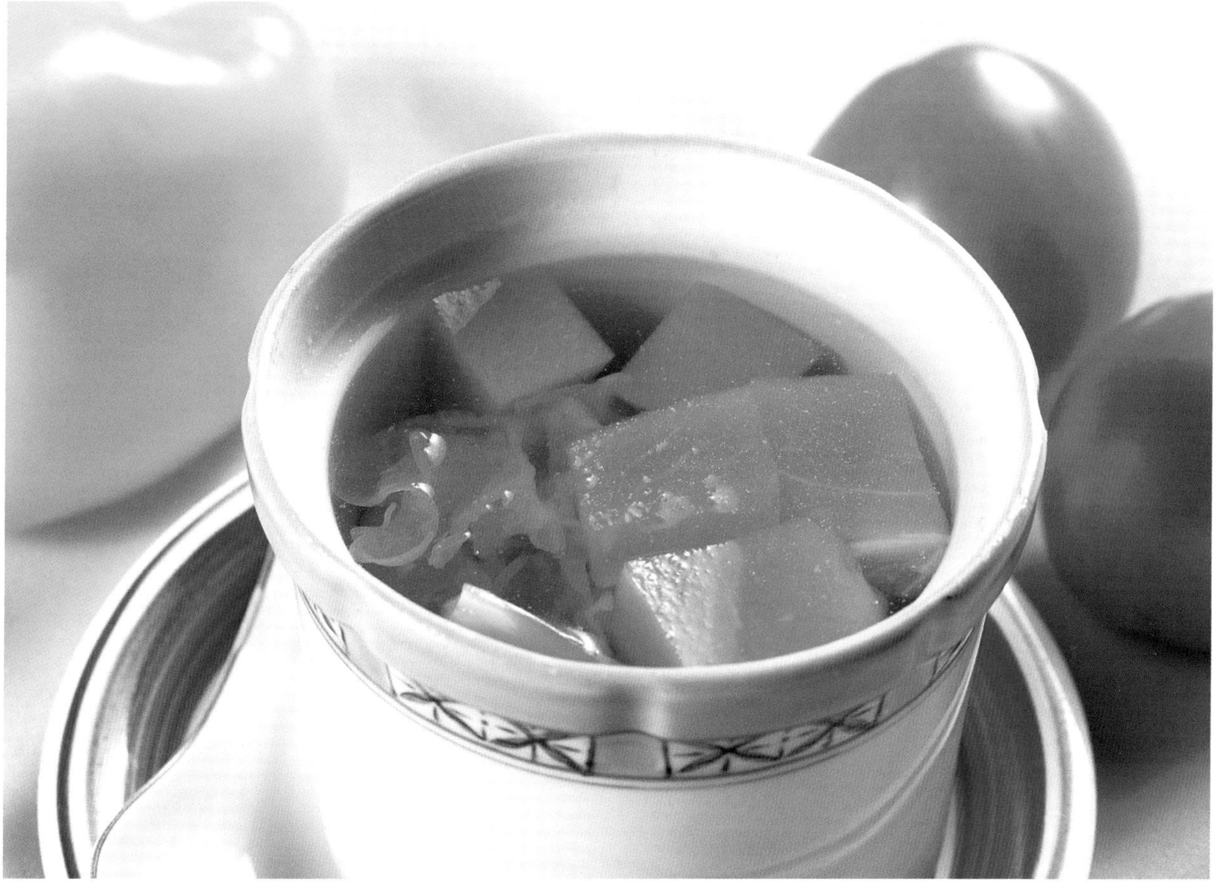

木瓜炖银耳

原料

木瓜1个，银耳100克

调料

白糖2克

做法

❶ 将木瓜洗净，去皮切块；银耳泡发，洗净。

❷ 炖盅中放水，将木瓜、银耳一起放入炖盅，炖制半个小时。

❸ 炖盅中加入白糖拌匀，即可出锅食用。

专家点评

食用本品能养阴润肺、滋润皮肤。木瓜含有丰富的维生素 A、维生素 C 和膳食纤维，其中的水溶性纤维更有助于平衡血脂水平，还能消食健胃，对消化不良具有食疗作用。银耳有滋阴、润肺、养胃、生津、益气、补脑、强心之功效，适宜于体虚的孩子食用，对食欲不振、肠胃不佳的孩子也有很好的调理作用。

黑木耳

别名：树耳、木蛾、黑菜。

性味归经：性平，味甘。归肺、胃、肝经。

热量：840千焦/100克（干黑木耳）

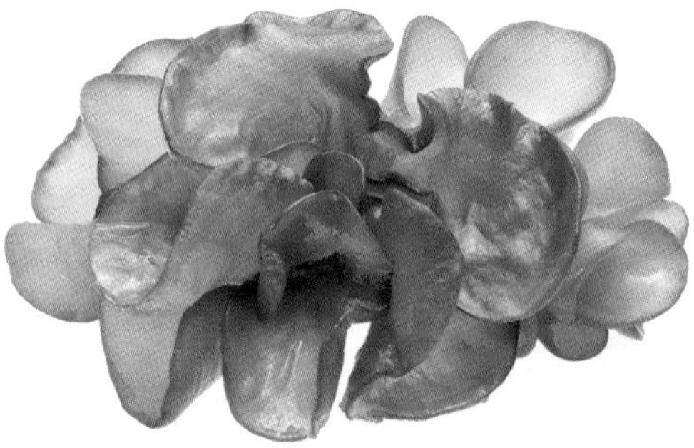

营养成分表

营养素	含量（每100克）
蛋白质	12.1克
脂肪	1.5克
碳水化合物	65.6克
膳食纤维	29.9克
维生素A	17微克
维生素B_1	0.17毫克
维生素B_2	0.44毫克
维生素E	11.34毫克
钙	247毫克
铁	97.4毫克
锌	3.72毫克
硒	9.54微克
铜	0.32毫克

搭配宜忌		
宜	黑木耳+银耳	可提高免疫力
宜	黑木耳+绿豆	可降压消暑
忌	黑木耳+田螺	不利于消化
忌	黑木耳+茶	不利于铁的吸收

主要营养素

铁、钙、碳水化合物

黑木耳中所含的铁有补血、活血的功效，能有效预防缺铁性贫血；含有的钙有助于孩子的骨骼和牙齿发育；含有的碳水化合物能为孩子提供日常活动所必需的热量。

食疗功效

黑木耳营养丰富，除含有大量蛋白质、糖类、钙、铁及钾、钠、少量脂肪、粗纤维、维生素B_1、维生素B_2、维生素C、胡萝卜素等人体所必需的营养成分外，还含有卵磷脂、脑磷脂、鞘磷脂及麦角固醇等。孩子适量食用黑木耳，不仅能补充身体所需的多种营养素，还能促进孩子大脑发育，提升孩子的记忆力。

选购保存

干黑木耳越干越好，朵大适度，朵面乌黑但无光泽，朵背略呈灰白色的为上品。保存干黑木耳要注意防潮，最好用塑料袋装好、封严，常温或冷藏保存均可。

♥ 温馨提示

鲜黑木耳中含有一种叫卟啉的光感物质，人食用后经太阳照射可引起皮肤瘙痒、水肿，严重的可致皮肤坏死。干黑木耳是经暴晒处理的成品，在暴晒过程中会分解大部分卟啉，食用前，干黑木耳要经水浸泡，水发后的干木耳可安全食用。

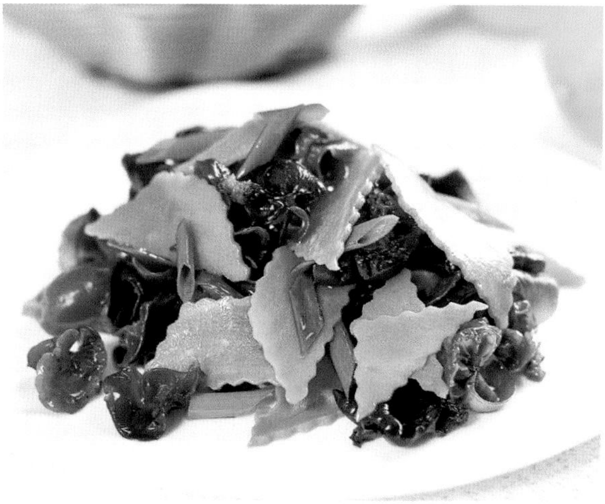

胡萝卜炒黑木耳

原料

胡萝卜200克，黑木耳20克

调料

盐适量，花生油少许

做法

❶ 黑木耳用冷水泡发清洗干净；胡萝卜清洗干净，切成片。

❷ 锅置火上倒入花生油，待油烧至七成热时，放入黑木耳稍炒一下，再放入胡萝卜片、少许盐炒匀即可。

专家点评

黑木耳营养丰富，其含铁量是一般动物食品的 5 倍，是菠菜的 30 倍，营养学家将其誉为“素中之荤”“素菜之王”。黑木耳中还含有丰富的促进孩子大脑发育的营养物质，如卵磷脂、脑磷脂、鞘磷脂等，家长可有选择性地喂食孩子黑木耳 。胡萝卜中含有丰富的胡萝卜素，胡萝卜素可以保护呼吸道免受感染，对孩子的视力发育也很有好处。

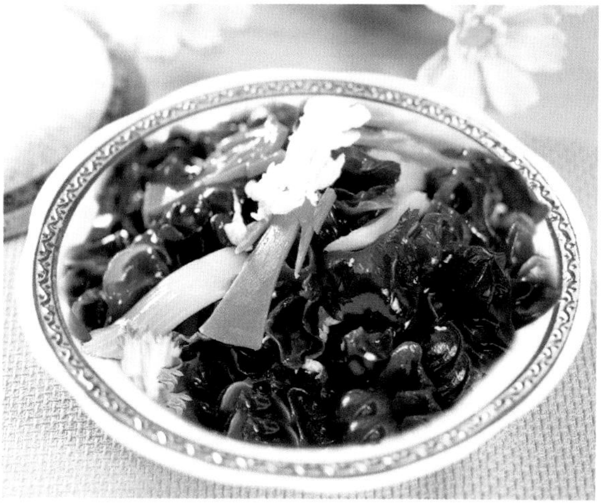

芙蓉黑木耳

原料

水发黑木耳150克，鸡蛋2个

调料

花生油、盐各适量

做法

❶ 鸡蛋取蛋液打散，用花生油滑散。

❷ 水发黑木耳清洗干净，焯水备用。

❸ 锅留底油，下入黑木耳、鸡蛋液，加入调料，炒匀即可。

专家点评

黑木耳营养价值较高，味道鲜美，蛋白质含量甚高，被称为“素中之荤”，是一种营养颇丰的食品，既可作菜肴，还可防病健体，可谓药食兼优。而且黑木耳中的胶质，还可将残留在人体消化系统内的灰尘杂质吸附聚集，排出体外，起清涤肠胃的作用，有助于孩子排毒并防治便秘。同时，黑木耳含有抗肿瘤活性物质，能增强机体免疫力，经常食用可防癌抗癌。

茶树菇

别名：茶新菇。

性味归经：性平，味甘，无毒。归脾、胃经。

热量：1056千焦/100克（干茶树菇）

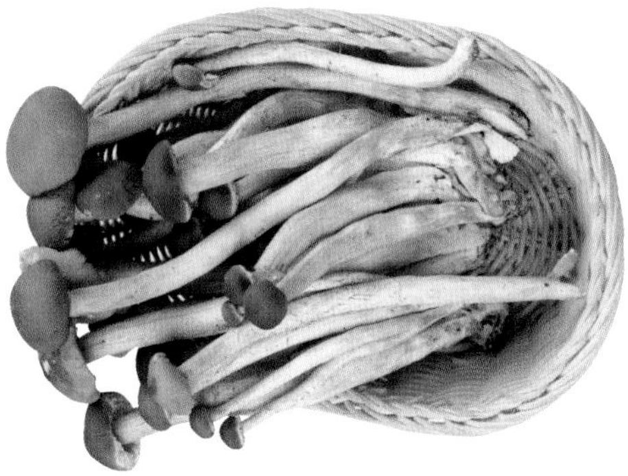

营养成分表

营养素	含量（每100克）
蛋白质	14.4克
脂肪	2.6克
碳水化合物	56.1克
膳食纤维	15.4克
维生素C	–
维生素E	–
钙	26.2毫克
铁	42.3毫克
锌	8.38毫克
硒	7.24毫克

搭配宜忌		
宜	茶树菇+猪骨	可增强免疫力
	茶树菇+鸡肉	可增强免疫力
忌	茶树菇+酒	容易中毒
	茶树菇+鹌鹑	会降低营养价值

主要营养素

蛋白质、钙、铁

茶树菇富含蛋白质、钙和铁，可为人体提供多种必需氨基酸，有增强免疫力、促进孩子骨骼和牙齿的发育、防止缺铁性贫血的作用。

食疗功效

茶树菇中的糖类化合物能增强免疫力，促进抗氧化成分形成。茶树菇含有人体必需的多种氨基酸，含量齐全，并且含有丰富的B族维生素和钾、钠、钙、镁、铁、锌等，能补充孩子身体所需的大部分营养物质。茶树菇还具有滋阴壮阳、美容保健之功效，对小儿低热、尿床有较理想的辅助治疗作用。

选购保存

以菇形基本完整、菌盖有弹性、无严重畸形、菌柄脆嫩者为佳。茶树菇需剪去根部及附着的杂质保存，也可速冻保鲜。

♥ 温馨提示

茶树菇有补肾滋阴、健脾胃、提高人体免疫力的功效。此外，茶树菇对肾虚尿频、水肿、气喘，尤其小儿低热、尿床有很好的疗效。

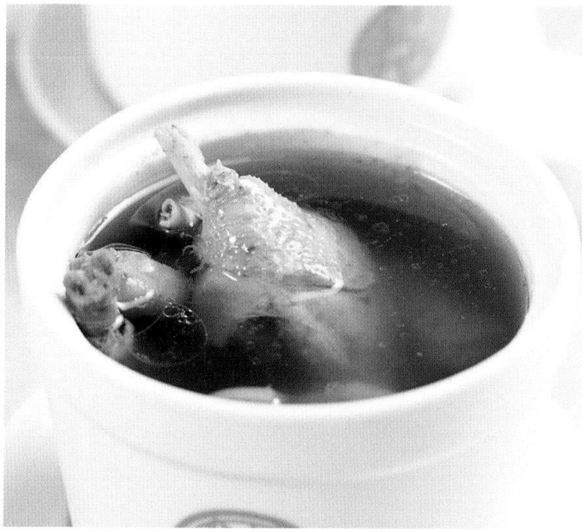

茶树菇鸭汤

原料

鸭肉250克，茶树菇少许

调料

盐适量

做法

❶ 将鸭肉斩成块，清洗干净后焯水；茶树菇清洗干净。

❷ 将所有原料放入盅内蒸2个小时。

❸ 最后放入盐调味即可。

专家点评

相比猪肉、牛肉等脂肪含量较多的红肉，鸭肉属于热量较低、口感较清爽的白肉，特别适合孩子在夏季食用。而汤中的另一道重要食材茶树菇是以富含氨基酸和多种营养成分出名的食用菌类；茶树菇还含有丰富的膳食纤维，能吸收汤中多余的油，使汤汁喝起来清爽不油腻。这道汤成品口感清爽甜美，鸭肉鲜嫩，茶树菇吃起来也爽脆可口，还有滋补身体的功效。

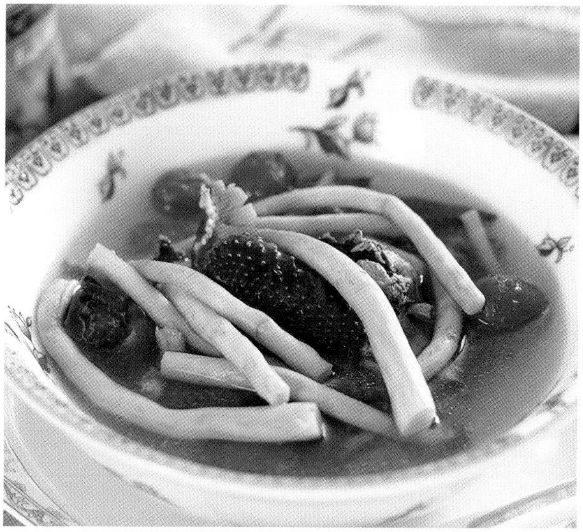

茶树菇红枣乌鸡汤

原料

乌鸡半只，茶树菇150克，红枣10颗

调料

盐适量

做法

❶ 乌鸡清洗干净，放入开水中汆烫3分钟捞出，切块备用。

❷ 茶树菇浸泡10分钟，清洗干净；红枣清洗干净，去核。

❸ 将以上所有材料放入煲中，倒入2000毫升水煮开，用中火煲2小时，再加盐调味即可。

专家点评

茶树菇红枣煲乌鸡汤是一道孩子健康营养美食。乌鸡补益肝肾，滋阴补血，清热补虚。茶树菇的氨基酸、微量元素含量较多，能够益气和胃，消除水肿。这道汤可以增强孩子的免疫力，促进孩子的脑发育，还能起到防治缺铁性贫血的作用。

鸽肉

别名：家鸽肉、白凤。

性味归经：性平，味咸。归肝、肾经。

热量：804千焦/100克

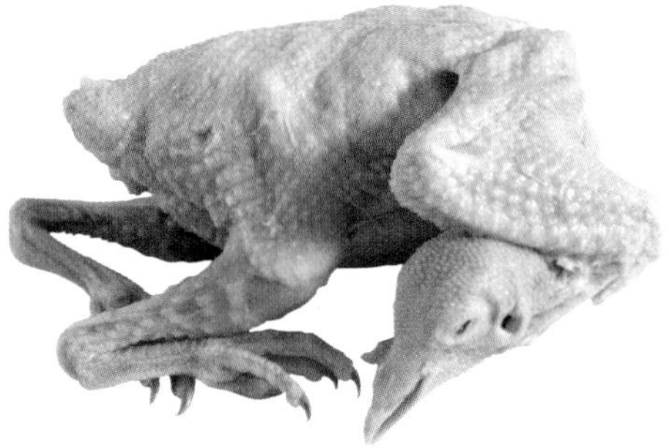

营养成分表

营养素	含量（每100克）
蛋白质	16.5克
脂肪	14.2克
碳水化合物	1.7克
膳食纤维	未测定
维生素A	53微克
维生素B_1	0.06毫克
维生素B_2	0.2毫克
维生素C	未测定
维生素E	0.99毫克
钙	30毫克
铁	3.8毫克
锌	0.82毫克
硒	11.08微克

搭配宜忌		
宜	鸽肉+螃蟹	补肾益气、降血压
忌	鸽肉+黄花菜	引起痔疮
	鸽肉+香菇	引起痔疮
	鸽肉+猪肝	会使皮肤出现色素沉淀

主要营养素

高蛋白、铁

鸽肉内含丰富的蛋白质，脂肪含量很低，营养作用优于鸡肉，且比鸡肉易消化吸收，能为孩子补充优质蛋白。鸽肉还含有丰富的铁元素，经常食用能预防缺铁性贫血。

食疗功效

鸽肉营养丰富，有补肝壮肾、益气补血、清热解毒、生津止渴等保健功效，能防治多种疾病；鸽肉含有赖氨酸、甲硫氨酸等人体必需的氨基酸，适量食用，能增强孩子体质，提高孩子免疫力。鸽的骨内含有丰富的软骨素，具有改善皮肤细胞活力，增强皮肤弹性的作用，因此，也适合妈妈食用。

选购保存

选购时以无鸽痘，皮肤无红色充血痕迹，肌肉有弹性，经指压后凹陷部位立即恢复原位，无异味者为佳。鸽肉比较容易变质，购买后要马上放进冰箱里冷藏。

♥ 温馨提示

古话说“一鸽胜九鸡”，鸽肉营养价值较高，且易被人体吸收，非常适宜孩子食用。另外，民间称鸽子为“甜血动物”，对贫血的人有较大补益。

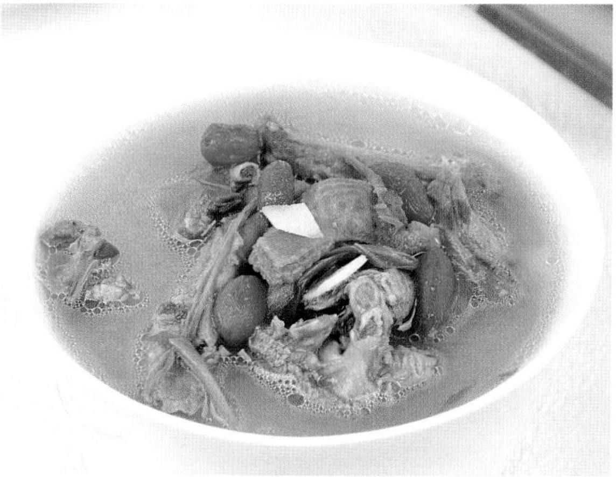

枸杞子鸽子煲

原料

鸽子1只，枸杞子20克

调料

姜少许，盐适量

做法

❶鸽子处理干净，斩块，汆水；姜洗净，切片；枸杞子洗净，泡开备用。

❷炒锅上火倒入水，下入鸽子、姜片、枸杞子，调入盐，小火煲至熟即可。

专家点评

这是一道很滋补的汤，有滋阴润燥、补气养血的功效。鸽肉不仅味道鲜美，而且营养丰富，其含有丰富的蛋白质，而脂肪含量极低，消化吸收率在95%以上。与鸡、鱼、牛、羊肉相比，鸽肉所含的维生素A、维生素B_1、维生素B_2、维生素E及造血用的微量元素也很丰富。此外，鸽子骨内含有丰富的软骨素，有改善皮肤细胞活力的功效。鸽肉和枸杞子都有补血的功效，因此，对于有贫血症状的孩子，这是一道很合适的滋补汤。

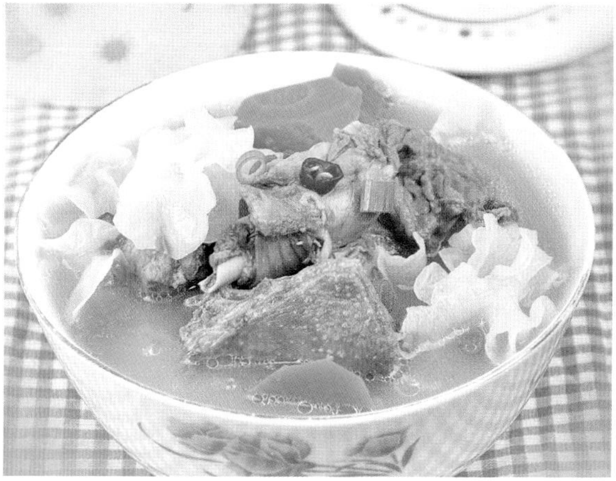

鸽子银耳胡萝卜汤

原料

鸽子1只，水发银耳20克，胡萝卜20克

调料

盐3克，葱花少许

做法

❶将鸽子处理干净，剁块，汆水；水发银耳洗净，撕成小朵；胡萝卜去皮，洗净，切块备用。

❷汤锅上火倒入水，下入鸽子、胡萝卜、水发银耳，调入盐煲至熟，最后撒上葱花即可。

专家点评

鸽子富含蛋白质、脂肪、钙、铁、铜以及多种维生素，有非常好的滋补效果。银耳含有丰富的蛋白质、脂肪和多种氨基酸、矿物质，银耳中富含的维生素D，能防止人体中钙的流失；银耳中含有的多种微量元素，具有增强人体免疫功能的作用。鸽肉和银耳煲汤，对处于生长发育阶段的孩子，有很好的强身健体的作用。

鹌鹑

别名：鹑鸟肉、赤喉鹑肉。

性味归经：性平，味甘。归大肠、脾、肺、肾经。 热量：445千焦/100克

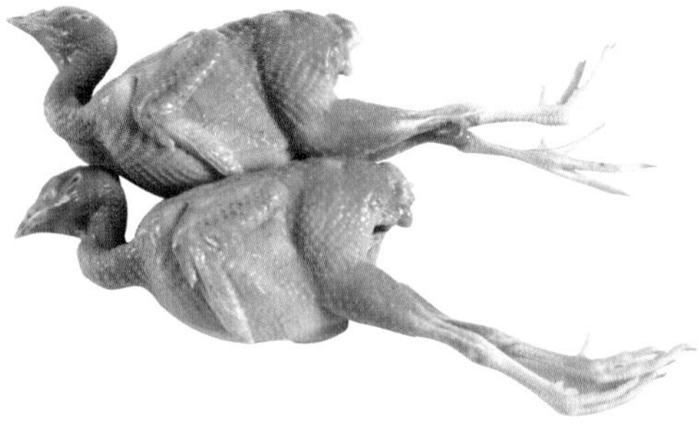

主要营养素

高蛋白、氨基酸

鹌鹑肉是典型的高蛋白、低脂肪、低胆固醇食物，非常适合孩子食用。鹌鹑肉含有多种无机盐、卵磷脂、激素和多种人体必需的氨基酸，能有效缓解神经衰弱、小儿疳积等症。

食疗功效

鹌鹑肉营养价值很高，适宜于营养不良、体虚乏力、贫血头晕、体虚瘦弱的孩子食用。鹌鹑肉中含有丰富的卵磷脂，可生成溶血磷脂，抑制血小板凝结，具有保护血管壁的功效。另外，磷脂还是高级神经活动不可缺少的营养物质，具有健脑的作用。

搭配宜忌		
宜	鹌鹑+天麻	可改善贫血
	鹌鹑+桂圆	可补肝益肾、养心和胃
忌	鹌鹑+黑木耳	会引发痔疮
	鹌鹑+猪肝	会使皮肤出现色素沉淀

莲子鹌鹑煲

原料

鹌鹑400克，莲子100克，上海青30克，枸杞子少许

调料

盐少许，高汤、香油各适量

做法

1. 将鹌鹑处理干净，斩块，汆水；莲子洗净；上海青洗净，撕成小片备用。
2. 炒锅上火倒入高汤，下入鹌鹑、莲子、枸杞子，调入盐，小火煲至熟时，下入上海青，最后淋入香油即可。

专家点评

现代营养学认为鹌鹑富含蛋白质、脂肪、无机盐、卵磷脂、多种维生素和多种人体必需的氨基酸，且容易被人体吸收。它富含的卵磷脂是构成神经组织和脑代谢的重要物质。丰富的矿物质和维生素是脑功能活动和促进智力活动的必需品，鹌鹑及莲子均有这些营养物质，两者一起煲汤，醇香可口，有健脑益智、益心养血、健脾壮骨的功效，可强健孩子的身体，促进孩子的大脑发育。

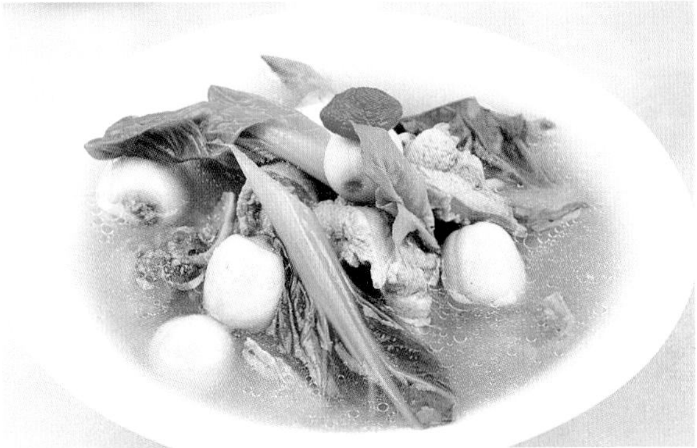

青鱼

别名：螺蛳青、乌青鱼、青根鱼。

性味归经：性平，味甘。归脾、胃经。　　热量：473千焦/100克

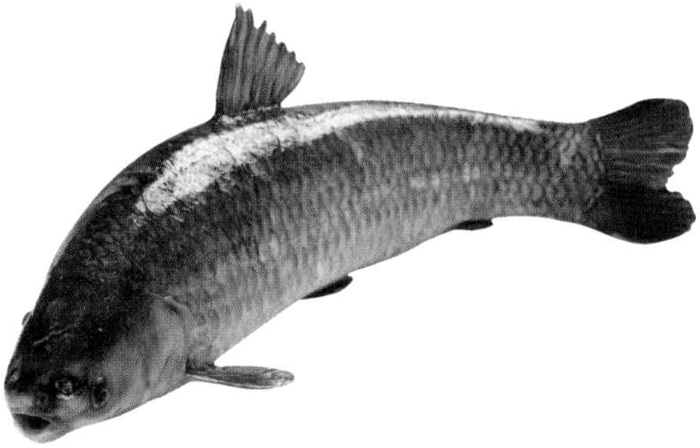

主要营养素

蛋白质、脂肪、核酸

青鱼中含有丰富的蛋白质和脂肪，能维持孩子的基本生理需求，为孩子的日常活动提供能量。青鱼中还含有核酸，这是生命组成的最基本物质之一，能够提高机体的免疫功能。

食疗功效

青鱼具有补气、健脾、养胃、祛风、利水等功效，对脾胃失调、烦闷、疟疾等症有较好的食疗作用。由于青鱼还含有丰富的硒、碘等微量元素，故有提高孩子免疫力，促进孩子智力发育的作用，尤其适合水肿、脾胃虚弱、气血不足、营养不良的孩子食用。

搭配宜忌		
宜	青鱼+银耳	可滋补身体
宜	青鱼+苹果	可治疗腹泻
忌	青鱼+李子	会引起身体不适

番茄酱鱼片

原料

青鱼1条，蛋黄2个

调料

盐3克，白糖3克，葱5克，淀粉50克，食用油少许，番茄酱258克

做法

1. 将青鱼宰杀后去鳞、内脏、鳃，再清洗干净。
2. 将整鱼去头和骨，剔去鱼刺，鱼肉切成片；蛋黄打散，加淀粉调成糊状；葱洗净切葱花备用。
3. 炒锅置火上，加食用油烧热，取鱼片蘸蛋糊，逐片炸透捞出，锅内余油倒出。
4. 锅置火上，放水和番茄酱、白糖、盐，再将炸好的鱼片放入，翻炒均匀，撒上葱花即成。

专家点评

青鱼肉营养丰富，具有滋补健胃、利水消肿的功效。蛋黄中含有丰富的卵磷脂，对孩子的大脑发育很有益处。用鸡蛋黄和番茄酱一起烧制的青鱼片，既营养又美味。

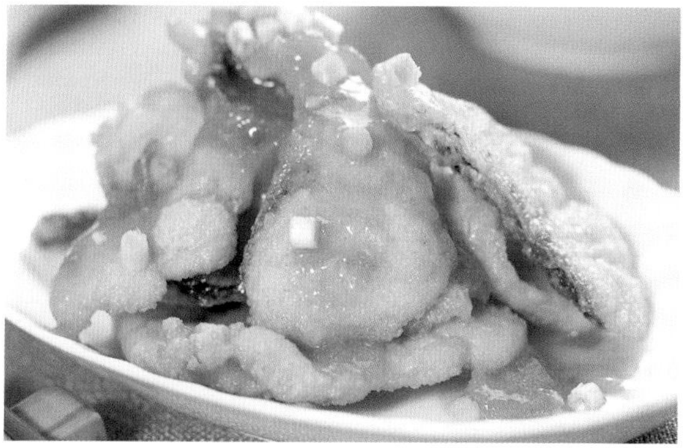

泥鳅

别名：蝤、鳅鱼。

性味归经：性温，味甘。归脾、肝经。

热量：385千焦/100克

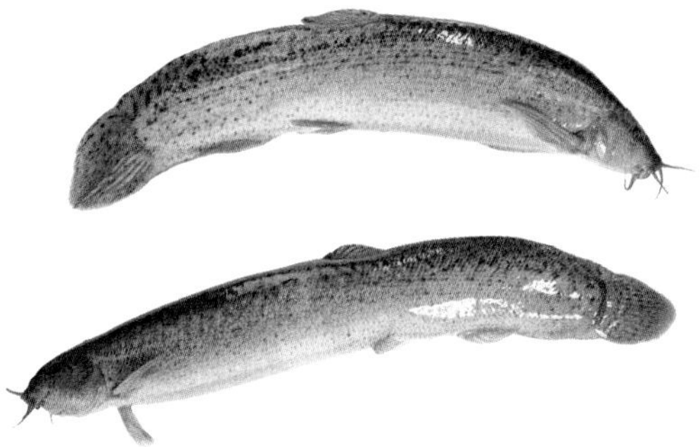

营养成分表

营养素	含量（每100克）
蛋白质	17.9克
脂肪	2克
碳水化合物	1.7克
维生素A	14微克
维生素B_1	0.1毫克
维生素B_2	0.33毫克
维生素E	0.79毫克
钙	299毫克
镁	28毫克
铁	2.9毫克
锌	2.76毫克
硒	35.3微克
铜	0.09毫克

搭配宜忌		
宜	泥鳅+豆腐	可增强免疫力
	泥鳅+黑木耳	可补气养血、健体强身
忌	泥鳅+茼蒿	会降低营养
	泥鳅+蟹	引起中毒

主要营养素

钙、铁

泥鳅中含有丰富的铁元素，铁是人体必需的微量元素之一，具有造血的功能，同时还参与血红蛋白、细胞色素及各种酶的合成；泥鳅中还含有丰富的钙质，能补充孩子骨骼和牙齿生长所需要的钙元素。

食疗功效

泥鳅肉质鲜美，营养丰富，富含蛋白质，还有多种维生素，具有暖脾胃、祛湿、止虚汗、补中益气的功效，是治疗湿热黄疸、小便不利、病后盗汗等症的辅助佳品。此外，泥鳅皮肤中分泌的黏液即所谓“泥鳅滑液”，有较好的抗菌、消炎的作用，对痈肿等有很好的食疗作用。

选购保存

要选购新鲜、无异味的泥鳅。泥鳅买回后用清水漂一下，放在装有少量水的塑料袋中，扎紧口，放在冰箱中冷冻，泥鳅很长时间都不会死掉，只是呈冬眠状态。

♥ 温馨提示

泥鳅含有丰富的营养，其所含的脂肪成分较低，胆固醇更少，属高蛋白、低脂肪食品，是人们所喜爱的水产佳品。给孩子食用时一定要是熟食，炖的时候记得放几片姜，生吃易感染寄生虫。

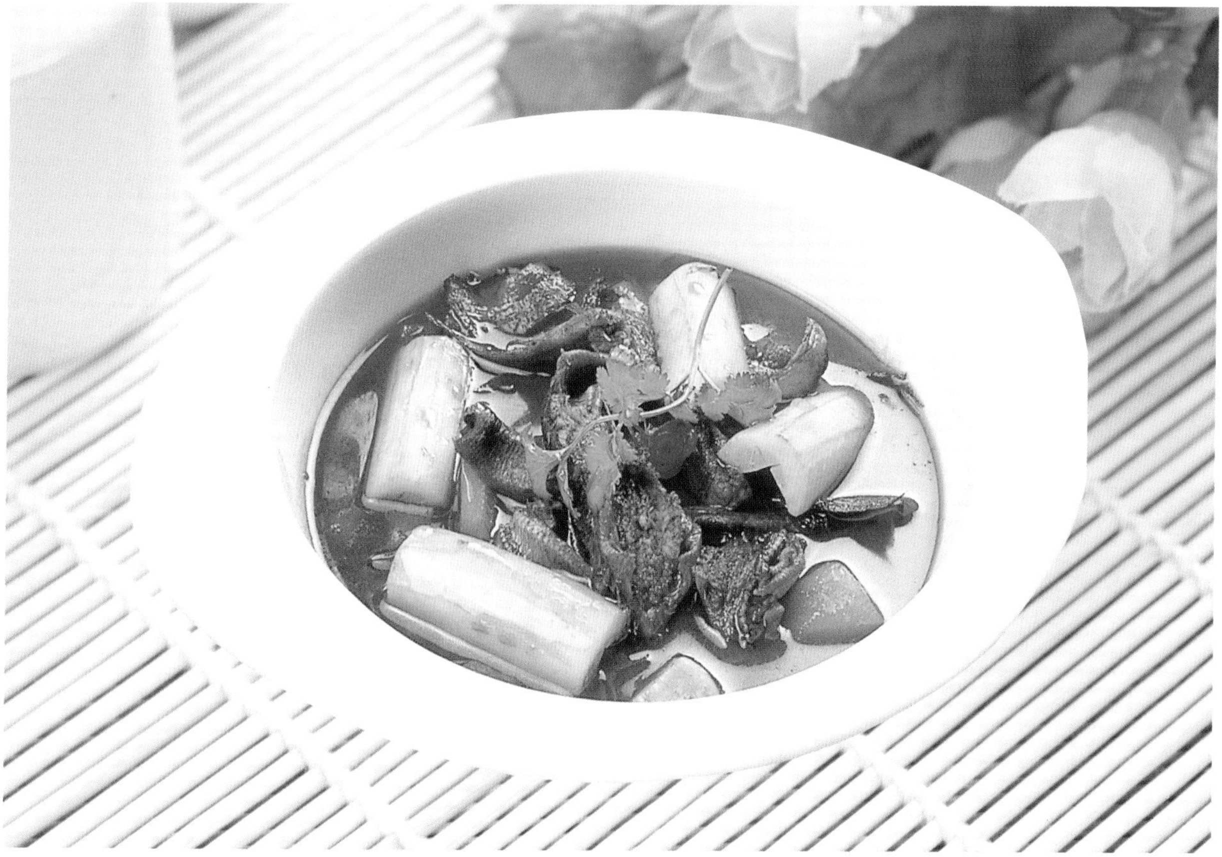

老黄瓜煮泥鳅

原料

泥鳅400克，老黄瓜100克

调料

盐3克，醋5毫升，酱油10毫升，香菜、食用油少许

做法

❶ 泥鳅处理干净，切段；老黄瓜洗净，去皮，切块；香菜洗净切段。

❷ 锅内注食用油烧热，放入泥鳅翻炒至变色，注入适量水，并放入黄瓜焖煮。

❸ 煮至熟后，加入盐、醋、酱油调味，撒上香菜段即可。

专家点评

这道汤中泥鳅肉质细嫩，爽利滑口，清鲜味美，营养丰富，含胆固醇少，富含维生素A、维生素B_1以及铁、磷、钙等营养素，有补中益气的功效，有“天上斑鸠，地下泥鳅”“水中人参”的说法；老黄瓜含有丰富的维生素E，可起到排毒的作用，其含有的黄瓜酶，有很强的生物活性，能有效地促进机体的新陈代谢。

鲇鱼

别名：鲶鱼、胡子鲢、黏鱼、生仔鱼。

性味归经：性温，味甘。归脾、胃经。

热量：403千焦/100克

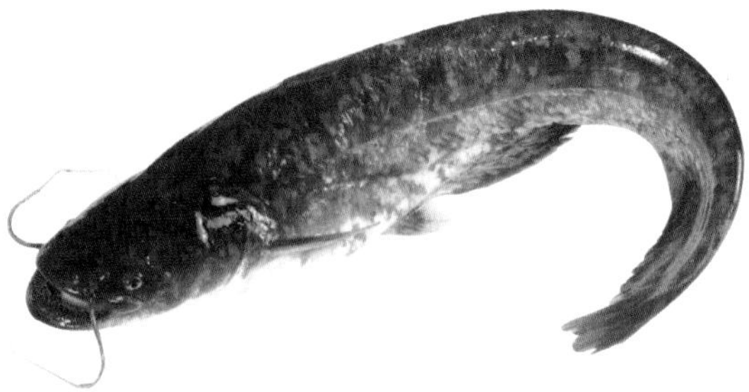

营养成分表

营养素	含量（每100克）
蛋白质	17.3克
脂肪	3.7克
碳水化合物	未检测
维生素A	未测定
维生素B_1	0.03毫克
维生素B_2	0.1毫克
维生素E	0.54毫克
钙	42毫克
镁	22毫克
铁	2.1毫克
锌	0.53毫克
硒	27.49微克
铜	0.09毫克

搭配宜忌		
宜	鲇鱼+豆腐	可提高营养吸收率
	鲇鱼+茄子	营养丰富
忌	鲇鱼+西红柿	不利于营养的吸收
	鲇鱼+甘草	会引起中毒

主要营养素

二十二碳六烯酸、氨基酸

鲇鱼不仅含有丰富的二十二碳六烯酸（DHA），能够为孩子大脑神经系统发育提供丰富营养，还含有人体必需的多种氨基酸，具有补中益气、强健身体的作用。

食疗功效

鲇鱼有补中益气、开胃利尿的功效，它还含有蛋白质、多种矿物质，对体质虚弱、营养不良的孩子有很好的补益效用。而且鲇鱼油脂含量低，其肉蛋白在胃蛋白酶的作用下很容易分解成氨基酸，消化率达98%，对孩子身体和大脑发育很有益处。

选购保存

鲇鱼的显著特征是周身无鳞，身体表面多黏液，头扁口阔，上下颌有4根胡须。活鲇鱼直接放在水盆里即可，在水里滴上几滴油更好。另外，选购时，宜选购体积较小的鲇鱼，这种鱼存活时间较短，体内毒素较少。

♥ 温馨提示

尽量不要选黑色的鲇鱼，黑色的鲇鱼土腥味最重。鲇鱼的卵有毒，误食会导致呕吐、腹痛、腹泻、呼吸困难，情况严重的会造成瘫痪。鲇鱼体表黏液丰富，宰杀后放入沸水中烫一下，再用清水洗净，即可去除黏液。

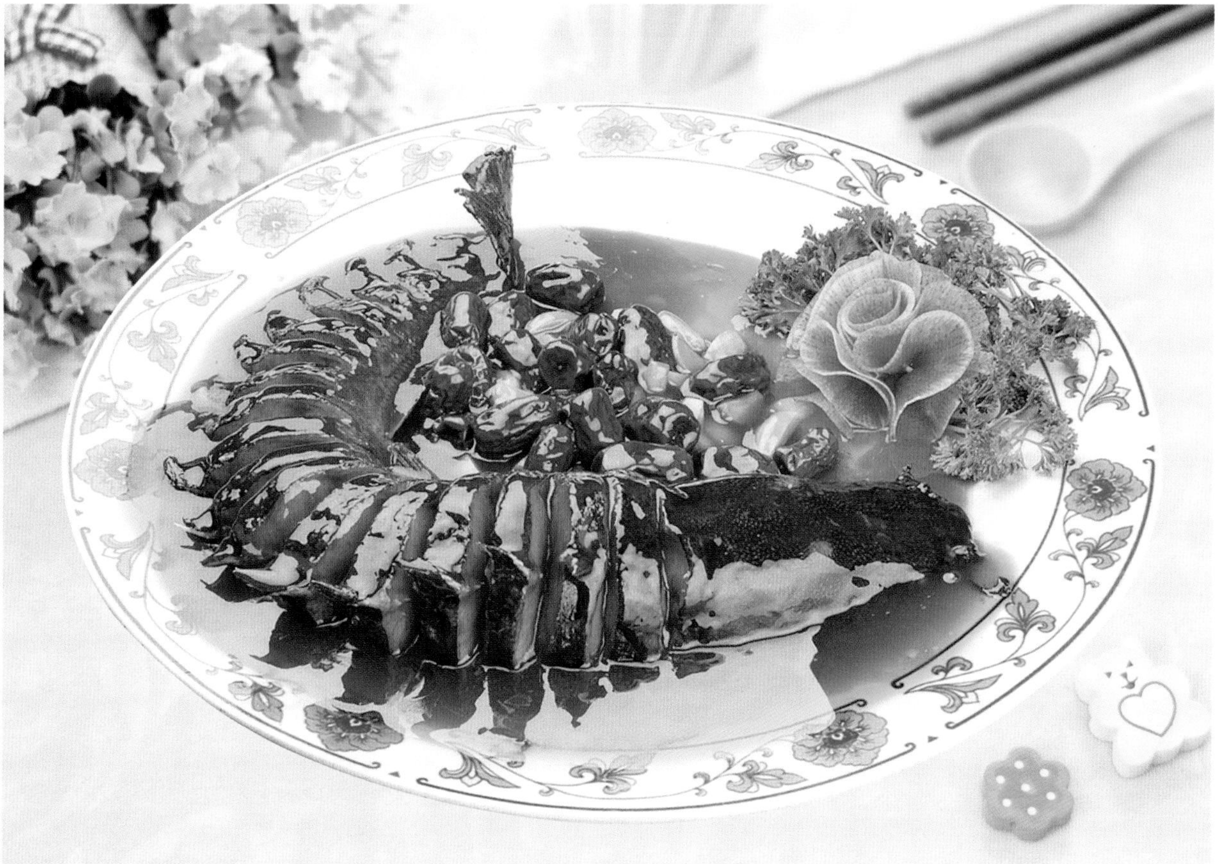

枣蒜烧鲇鱼

原料

鲇鱼500克，红枣100克

调料

盐3克，酱油、醋、白糖、高汤、花生油各适量，蒜100克

做法

❶ 将红枣洗净；蒜去皮，洗净；鲇鱼处理干净，肉切开但不切断，用盐腌渍5分钟。

❷ 油锅烧热，放入鲇鱼稍煎，注入高汤。

❸ 放蒜、红枣，加盐、酱油、醋、白糖焖熟即可。

专家点评

鲇鱼含有丰富的二十二碳六烯酸（DHA），能够为孩子大脑神经系统发育提供丰富营养，其钙、磷、维生素A、维生素D含量也很高，并含有人体所必需的各种氨基酸，具有强健筋骨、滋补气血的功效。红枣营养丰富，既含蛋白质、脂肪、有机酸、黏液质和钙、磷、铁等，又含有多种维生素，有补中益气、养血安神的功效。二者同食，能强身健脑、促进生长发育。

墨鱼

别名：乌贼、花枝、墨斗鱼。

性味归经：性温，味微咸。归肝、肾经。

热量：332千焦/100克

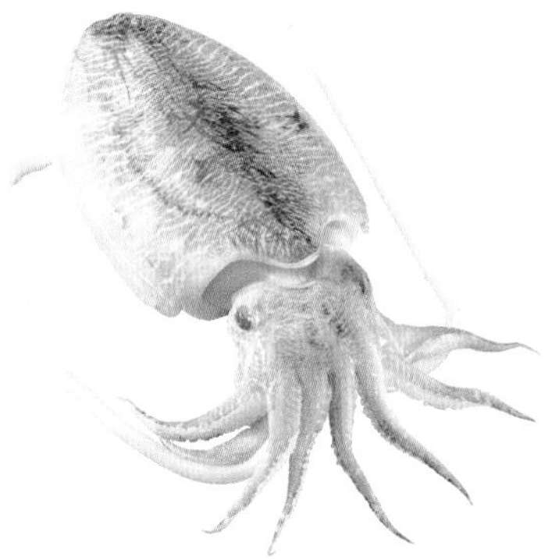

营养成分表

营养素	含量（每100克）
蛋白质	17.4克
脂肪	1.6克
维生素A	35微克
维生素B_1	0.02毫克
维生素B_2	0.06毫克
维生素E	1.68毫克
钙	44毫克
磷	19毫克
镁	42毫克
铁	0.9毫克
锌	2.38毫克
硒	38.18微克
铜	0.45毫克

搭配宜忌		
宜	墨鱼+黄瓜	可清热利尿、健脾益气
宜	墨鱼+木瓜	可补肝肾
忌	墨鱼+碱	不利于营养吸收
忌	墨鱼+果汁	会破坏蛋白质的吸收

主要营养素

蛋白质、锌

墨鱼的蛋白质含量丰富，有修补机体组织、维持机体正常代谢、提供热能的作用。墨鱼还富含锌，锌能促进细胞的分裂和生长，对孩子的生长发育、免疫功能、视觉及性发育有重要的作用。

食疗功效

墨鱼具有补益精气、健脾利水、养血滋阴、温经通络、收敛止血、美肤乌发的功效。墨鱼肉质中含有一种可降低胆固醇的氨基酸，可防止动脉硬化。墨鱼含营养丰富，有多种人体所需的营养素，适量食用墨鱼，可提高孩子的免疫力，促进孩子骨骼发育。墨鱼味道鲜美，还能调理孩子食欲不振等症状。

选购保存

优质鲜墨鱼的腹部颜色是均匀的；劣质鲜墨鱼有“吊白块”，腹部的颜色不均匀，会起泡。保存时用塑料袋装好墨鱼，放于冰箱冷冻保存。

♥ 温馨提示

墨鱼不宜吃太多，不然很容易造成消化不良。另外，由于墨鱼是肉食性鱼类，体内的污染物含量较高，所以，孩子不宜多食。此外墨鱼中含有丰富的蛋白质，有营养过剩情况的孩子，也不宜多食。

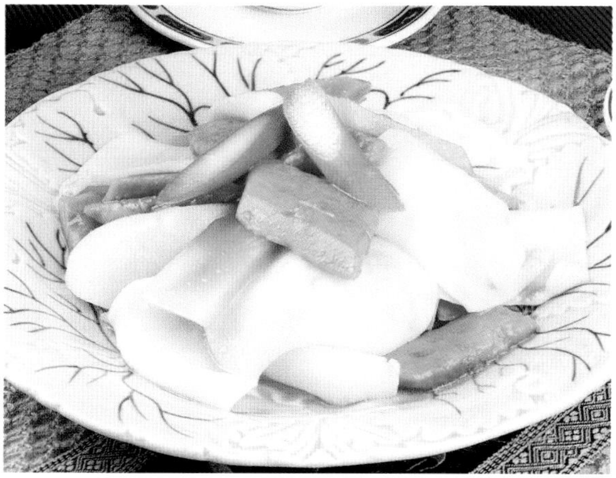

木瓜炒墨鱼片

原料

墨鱼300克，木瓜150克，芦笋、莴笋各适量

调料

盐3克，花生油适量

做法

1. 墨鱼处理干净，切片，汆水后捞出，沥干；木瓜去皮洗净，切块；芦笋洗净，切段；莴笋洗净，去皮，切块备用。
2. 油锅烧热，放墨鱼炒匀，再加入木瓜、芦笋、莴笋，翻炒，最后加入盐，炒匀即可。

专家点评

木瓜能帮助人体消化和吸收，其中所含的蛋白酶能将蛋白质分解转化为氨基酸，而所含的脂肪酶能分解脂肪，因此，形体过胖，有营养过剩趋向的孩子可以多食。本品用木瓜、墨鱼、芦笋等合炒，色香味俱全，能激发孩子的食欲。另外，本品还富含蛋白质、脂肪、维生素A、B族维生素及钙、磷、铁、核黄素等，有补气强身、滋补肝肾的作用。

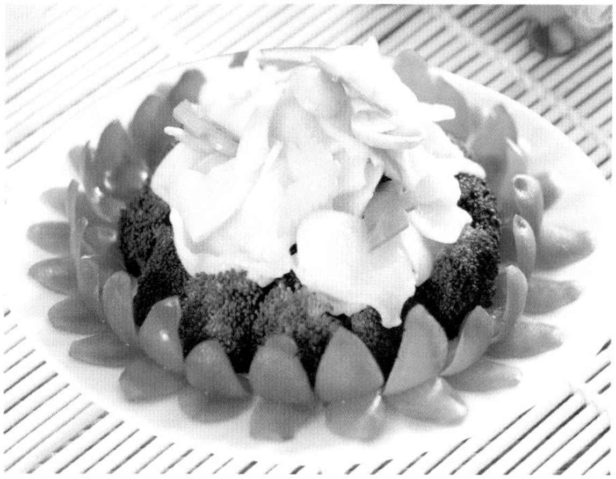

西蓝花墨鱼片

原料

墨鱼片150克，西蓝花250克，西红柿片适量

调料

干葱花3克，盐、香油各少许

做法

1. 将墨鱼片洗净，改刀后，待用。
2. 净锅放水烧开，下入西蓝花汆熟，排在碟上。
3. 把墨鱼片加调料炒好，放在西蓝花上，用西红柿围边装饰即可。

专家点评

墨鱼鲜脆爽口，含有丰富的蛋白质、脂肪、维生素、碳水化合物以及钙、铁、磷等人体必需的物质，是高蛋白、低脂肪的滋补食物。西蓝花的营养十分全面且丰富，主要有蛋白质、碳水化合物、矿物质、维生素、胡萝卜素以及孩子健康发育十分需要的叶酸，孩子常食用西蓝花，能补充身体所需的多种营养，还能提高身体的免疫功能。用西蓝花和墨鱼一起制作菜肴，具有滋补气血的功效。

鱿鱼

别名：柔鱼、枪乌贼。

性味归经：性温，味甘。归肝、肾经。

热量：337千焦/100克

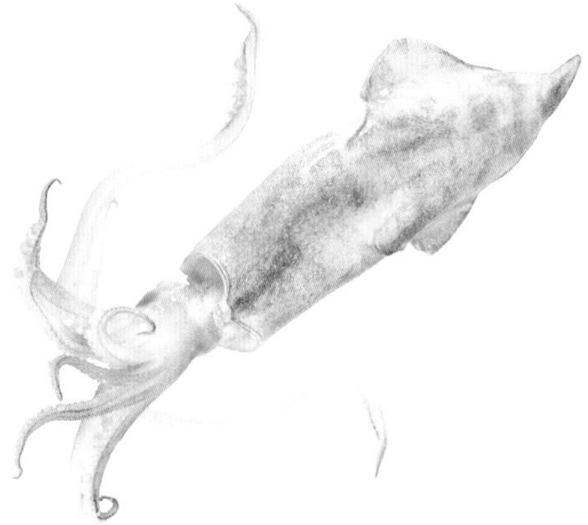

主要营养素

二十二碳六烯酸

鱿鱼中含有丰富的二十二碳六烯酸（DHA），DHA可维持神经系统细胞生长，是大脑和视网膜的重要构成成分，对孩子的智力和视力发育有着重要的作用。

食疗功效

鱿鱼富含钙、锌、铁等营养素，有利于骨骼发育和造血，能防治缺铁性贫血。鱿鱼具有补虚养气的功效，可降低血液中胆固醇的浓度，保护神经纤维，活化细胞，对预防血管硬化、胆结石，补充脑力等有一定的食疗功效。

搭配宜忌		
宜	鱿鱼+黄瓜	营养全面丰富
忌	鱿鱼+茶叶	会影响蛋白质的吸收

鱿鱼四宝

原料

鱿鱼、虾仁、香菇、干贝各100克，上海青8棵

调料

盐3克，香油、花生油各适量

做法

1. 鱿鱼处理干净后，切花；虾仁洗净；香菇洗净后，切片；干贝洗净，用温水泡发；上海青洗净，焯水后捞出装盘。
2. 锅内放入花生油烧热，放入鱿鱼花、虾仁、干贝、香菇片，炒至将熟时放入盐、香油，入味后盛入盘中即可。

专家点评

这道菜营养十分丰富，含有蛋白质、氨基酸、钙、铁、锌等营养成分，不仅有利于骨骼发育和造血，预防缺铁性贫血，还有保肝护肾、强身健体的功效。另外，由于鱿鱼中含有丰富的DHA，而DHA是神经传导细胞的主要成分，还是细胞膜形成的主要成分，因此，常食鱿鱼对孩子的大脑发育和神经发育也有很大的益处。

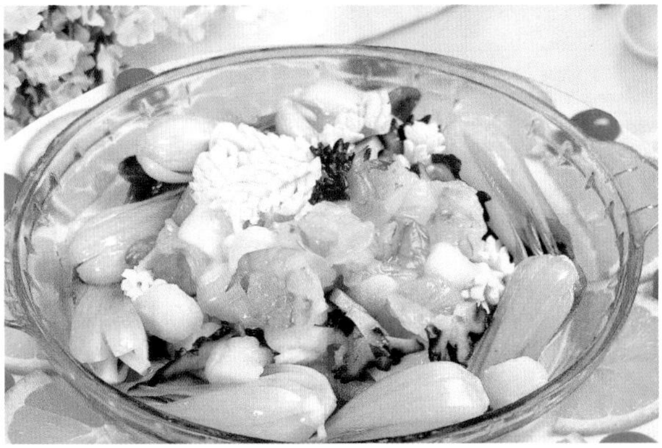

牡蛎

别名：蛎黄、蚝白、青蚵、生蚝。

性味归经：性凉，味咸、涩。归肝、心、肾经。　　热量：293千焦/100克

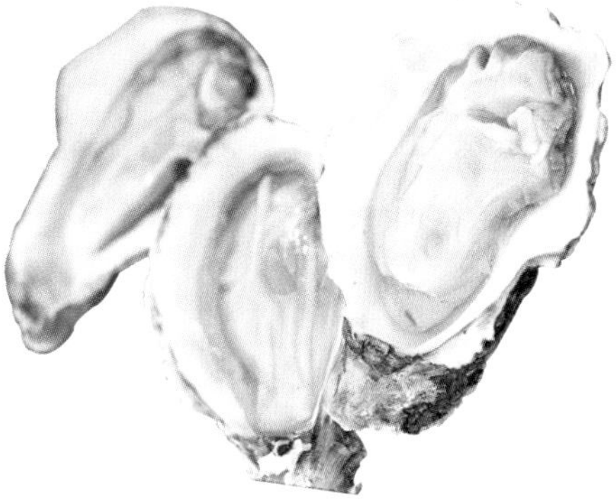

主要营养素

硒、牛磺酸、不饱和脂肪酸

牡蛎中含有丰富的维生素与矿物质，特别是其所含有的硒元素，具有调节神经、稳定情绪的功效。牡蛎中还含有牛磺酸、不饱和脂肪酸等物质，能起到护脑、健脑的作用。

食疗功效

牡蛎肉具有滋养补虚、养血、补五脏、活血等功效。牡蛎对小儿体虚、肺门淋巴结核、颈淋巴结核、阴虚潮热盗汗、心烦不眠、烦躁不安、惊痫癫狂等症有一定的食疗功效。

搭配宜忌		
宜	牡蛎+猪肉	可滋阴补阳、润肠通便
	牡蛎+百合	可润肺调中
忌	牡蛎+柿子	会引起肠胃不适
	牡蛎+糖	会导致胸闷、气短

牡蛎豆腐羹

原料

牡蛎肉150克，豆腐100克，鸡蛋80克，韭菜50克

调料

花生油、盐、香葱段、香油、高汤各适量

做法

1. 牡蛎肉洗净；豆腐洗净，切成细丝；韭菜洗净，切末；鸡蛋打入碗中备用。
2. 净锅上火倒入花生油，炝香葱，倒入高汤，下入牡蛎肉、豆腐丝，调入盐煲至入味，再下入韭菜末、鸡蛋，淋入香油即可。

专家点评

牡蛎肉质地柔软细嫩，味道鲜美，含有丰富的蛋白质、脂肪、钙、磷、铁等营养成分，其所含有的锌，居众多食物之冠，具有强化免疫功能的作用。豆腐、鸡蛋中也含有丰富的营养，同肉嫩味鲜、营养丰富的牡蛎一起制作成羹，所含的营养更全面，不仅可以增进孩子的食欲，帮助消化，还能促进孩子的骨骼生长。

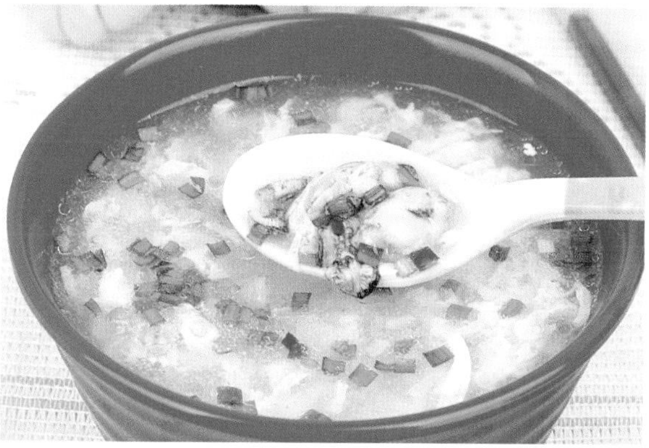

鳙鱼

别名：胖头鱼、摆佳鱼、花鲢鱼、大头鱼。

性味归经：性温，味甘。归胃经。

热量：400千焦/100克

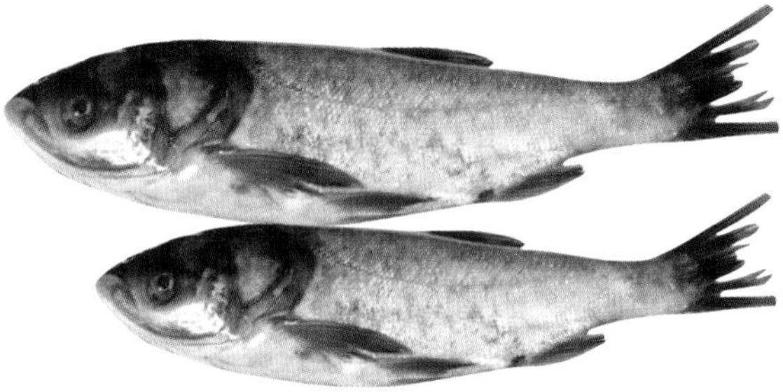

营养成分表

营养素	含量（每100克）
蛋白质	15.3克
脂肪	2.2克
碳水化合物	4.7克
维生素A	34微克
维生素B_1	0.04毫克
维生素B_2	0.11毫克
维生素E	2.65毫克
钙	82毫克
镁	26毫克
铁	0.8毫克
锌	0.76毫克
硒	19.47微克
铜	0.07毫克

搭配宜忌		
宜	鳙鱼+苹果	可治疗腹泻
	鳙鱼+豆腐	有益补钙
忌	鳙鱼+西红柿	不利于营养吸收
	鳙鱼+甘草	易引起身体不适

主要营养素

不饱和脂肪酸

鳙鱼中富含多不饱和脂肪酸，这是一种人类必需的营养素，主要存在于大脑的磷脂中，可以起到维持、提高、改善大脑功能的作用。

食疗功效

鳙鱼具有补虚弱、暖脾胃、去晕眩、益脑髓、祛风寒、益筋骨、疏肝解郁、健脾利肺的功效。此外，鳙鱼富含磷脂，可改善记忆力，经常食用，对孩子的大脑发育很有益处。

选购保存

以鲜活、鱼体光滑、整洁、无病斑、无鱼鳞脱落的鳙鱼为佳。将鱼洗剖干净后抹少许盐腌渍4个小时，春秋季可存放1周，冬天则存放时间更长。

♥ 温馨提示

食用鳙鱼鱼头时要对所食鱼头的来源有所了解，比如因环境受到严重污染而头大、身瘦、尾小的畸形鱼，变质鱼以及死了太久的鱼都不要吃。可以经常清蒸或煮汤给孩子食用，在给孩子食用时，一定要先将鱼刺剔除。

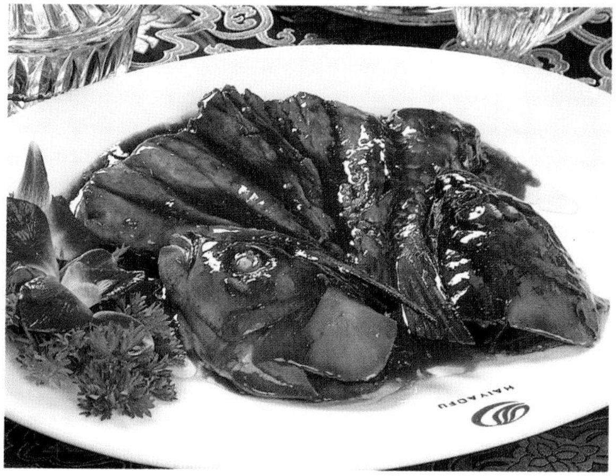

焖烧鳙鱼

原料

鳙鱼1条

调料

盐、花生油、酱油、水淀粉、白糖、姜、蒜各适量

做法

❶ 将鳙鱼处理干净，鱼头对半切开，鱼肉切条，下油锅煎至半熟；姜、蒜洗净，切末。

❷ 另起锅，爆香姜、蒜末，加入适量酱油、白糖、盐和水烧开，再加入鱼头、鱼尾和鱼肉，用中火焖烧10分钟。

❸ 捞出鱼装盘，将锅内的汤汁加水淀粉勾芡，淋在鱼身上即可。

专家点评

这道菜可开胃消食，清淡补益。鳙鱼鱼头肉质细嫩、营养丰富，它还含有鱼肉中所缺乏的卵磷脂，多食用有健脑作用。此外，鱼头中还含丰富的不饱和脂肪酸，它对孩子大脑的健康发育尤为重要。孩子常吃鱼头可以健脑益智。

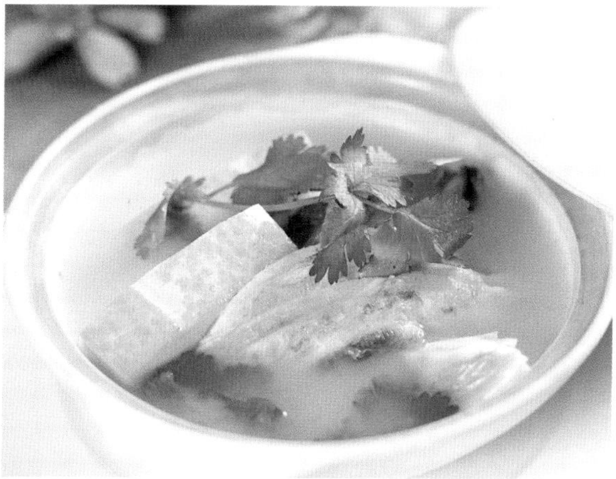

豆腐鱼头汤

原料

鳙鱼头1个，豆腐250克

调料

盐适量，姜2片，花生油适量，香菜10克

做法

❶ 鱼头去鳃，剖开，用盐腌渍2个小时，洗净；香菜洗净；豆腐洗净切块。

❷ 将豆腐、鱼头用花生油煎至两面呈金黄色，盛出。

❷ 锅中下入鱼头、姜，加入沸水，大火煮沸后，加入煎好的豆腐，煲30分钟，依个人口味放入香菜，稍滚即可，不用加盐。

专家点评

鳙鱼头具有暖胃、补虚的作用，体质虚弱的孩子可以多食用鳙鱼头。豆腐营养丰富，含有铁、钙、磷、镁等人体必需的多种营养素，还含有植物油和丰富的优质蛋白，素有“植物肉”之美称，有增加营养、帮助消化、增进食欲的作用，对牙齿、骨骼的生长发育也颇为有益。豆腐、鳙鱼合煮熬汤，很适合生长发育中的孩子食用。

鲈鱼

别名：鲈板、花鲈、花寨、鲈子。

性味归经：性平、淡，味甘。归肝、脾、肾经。

热量：439千焦/100克

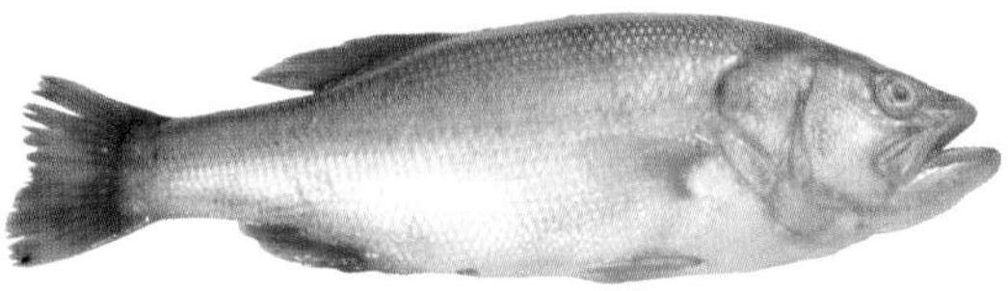

营养成分表

营养素	含量（每100克）
蛋白质	18.6克
脂肪	3.4克
碳水化合物	—
膳食纤维	—
维生素A	19微克
维生素C	—
维生素E	0.75毫克
烟酸	3.1毫克
钙	138毫克
铁	2毫克
锌	2.38毫克
磷	242毫克

搭配宜忌		
宜	鲈鱼+胡萝卜	延缓衰老
	鲈鱼+南瓜	预防感冒
忌	鲈鱼+奶酪	影响钙的吸收
	鲈鱼+哈喇	导致铜、铁的流失

主要营养素

铜、维生素A、B族维生素

鲈鱼中含有较多的铜元素，铜能维持神经系统的正常功能，有助于孩子身体功能的健康运行。鲈鱼是高蛋白肉类，富含维生素A和B族维生素，可以滋补孩子的肝肾脾胃。

食疗功效

鲈鱼富含脂肪，还有维生素、烟酸和钙、磷、铁等多种营养成分。它具有补肝肾、益脾胃、化痰止咳、健身补血等功效，对慢性肠炎、慢性肾炎、手术后伤口难愈合等有食疗作用。鲈鱼中丰富的蛋白质对儿童骨骼组织的生长发育也有益。将鲈鱼鳃晒干，用水煎服，可以治小儿百日咳。

选购保存

选购鲈鱼以鱼身偏青色、鱼鳞有光泽、透亮的为好，翻开鳃呈鲜红者、表皮及鱼鳞无脱落的鲈鱼才是新鲜的。不要买尾巴呈红色的鲈鱼，因为这表明鱼身体有损伤。保存时可先去除内脏、清洗干净，擦干水，用保鲜膜包好，放入冰箱即可。

♥ 温馨提示

鲈鱼肉质白嫩、清香，没有腥味，肉为蒜瓣形，最宜清蒸、红烧或炖汤。孩子吃鲈鱼既补身又不会造成营养过剩，是健身补血、健脾益气的佳品。鲈鱼的鱼肝不能食用，如不慎误食，可用芦根汁解毒。

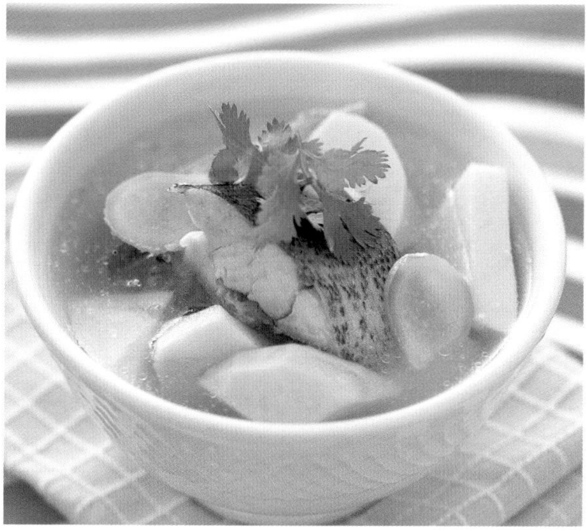

鲈鱼笋块汤

原料

鲈鱼300克，竹笋200克

调料

姜片、香菜各适量

做法

❶鲈鱼处理好，切小块；竹笋剥壳，切块备用。

❷将姜片及竹笋、鱼块放入锅中，以中小火煮沸，转至小火续煮10分钟煮滚，依个人口味撒上香菜即可。

专家点评

鲈鱼富含蛋白质、维生素A、B族维生素、钙、镁、锌、硒等营养素，有补肝肾、益脾胃、化痰止咳的功效。竹笋中富含胡萝卜素及多种维生素，食用后可消除疲劳、恢复活力。若孩子缺锌或者硒，会造成智力发育障碍，因此孩子适量喝点鲈鱼和竹笋煲出的汤，能补充锌、硒及多种维生素，有助于促进孩子头脑的健康发育，也有益于孩子骨骼的健康生长。

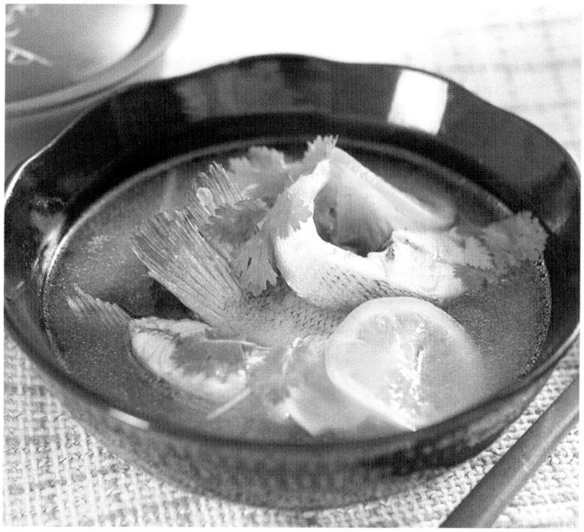

柠檬红枣鲈鱼汤

原料

鲈鱼1条，红枣8颗，柠檬1个

做法

❶鲈鱼洗净切块；红枣泡软去核；柠檬洗净切片。

❷汤锅内倒入1500毫升水，加入红枣、柠檬片，以大火煲至水开，放入鲈鱼，改中火继续煲半个小时至鲈鱼熟透。

专家点评

鲈鱼中富含维生素及多种矿物质，特别是鲈鱼血中还含有较多的铜元素，能维持孩子神经系统的正常功能，还可促进孩子的智力发育，使孩子的思维更加活跃。红枣具有养血安神、健脾和胃等功效，经常食用还能提高人的免疫功能。柠檬中富含维生素C，具有生津止渴、健脾消食的功效，对于预防癌症和一般的感冒很有帮助。

鲫鱼

别名：鲋鱼、鲫瓜子、鲫皮子、肚米鱼。

性味归经：性平，味甘。归脾、胃、大肠经。

热量：451千焦/100克

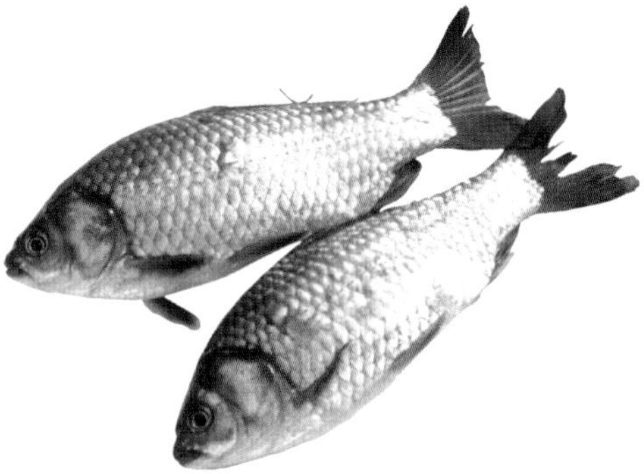

主要营养素

蛋白质、维生素A

鲫鱼所含的蛋白质质优、易于消化吸收，常食可增强抗病能力，减少疾病入侵。鲫鱼含有的维生素A，可以维持正常视力，预防夜盲症，还能增强孩子对传染病的抵抗力。

营养成分表

营养素	含量（每100克）
蛋白质	17.1克
脂肪	2.7克
碳水化合物	3.8克
膳食纤维	—
维生素A	17微克
维生素C	—
维生素E	0.68毫克
烟酸	2.5毫克
钙	79毫克
铁	1.3毫克
锌	1.94毫克
磷	193毫克

搭配宜忌

宜	鲫鱼+黑木耳	润肤抗老
	鲫鱼+西红柿	营养丰富
忌	鲫鱼+蜂蜜	易中毒
	鲫鱼+鸡肉	不利于营养吸收

食疗功效

鲫鱼具有清热解毒、利水消肿、益气健脾的功效，鲫鱼肉中富含蛋白质，且易于被人体吸收，氨基酸含量也很高，所以对促进智力发育也有明显的作用。其还可以治小儿头疮、口疮、重舌和视物不清等症，对慢性肾炎水肿、营养不良性水肿、脾胃虚弱、食欲不振有很好的食疗效果。

选购保存

鲫鱼要买身体扁平、颜色全身都是金黄的，这样的鲫鱼肉质会很嫩，颜色偏白的次之。好的鲫鱼鱼鳞发亮，不掉鳞。在保存时，可以用浸湿的纸贴在鱼眼上，防止鱼视神经后的死亡腺离水后断掉，这样可延长鱼的寿命。

♥ 温馨提示

在熬鲫鱼汤时，可以先将鲫鱼油煎一下，再加入开水小火慢熬，鱼肉中的嘌呤就会逐渐溶解到汤里，整个汤呈现出乳白色，味道更鲜美。鲫鱼肉嫩味鲜，可用来煮粥、做汤、做菜、做小吃等，有较强的滋补作用，也适合孩子食用。

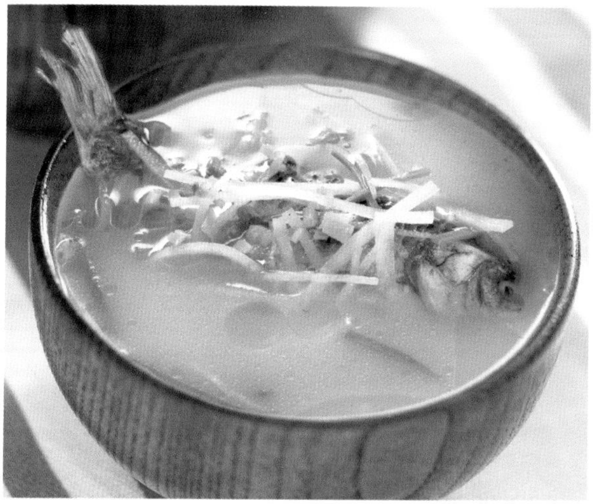

白萝卜鲫鱼汤

原料

鲫鱼300克，白萝卜、胡萝卜各50克

调料

花生油、盐、葱各少许

做法

❶ 将鲫鱼洗净；白萝卜、胡萝卜去皮切丝；葱洗净切成葱花。

❷ 花生油入锅，将鲫鱼放入锅中煎，双面煎出香味。

❸ 锅中加入适量水，放入白萝卜丝和胡萝卜丝，水开后以小火炖煮1个小时，锅中汤汁呈乳白色时，放盐调味，撒入葱花即可。

专家点评

鲫鱼肉质细嫩、肉味甜美，营养价值很高，用它烹煮的汤不仅味香汤鲜，还有助于促进孩子的身体发育和大脑发育。胡萝卜含有丰富的维生素和锌，有助于增强机体的免疫功能，提高抗病能力。白萝卜中的芥子油能促进胃肠蠕动，从而增加食欲，帮助孩子进行消化。

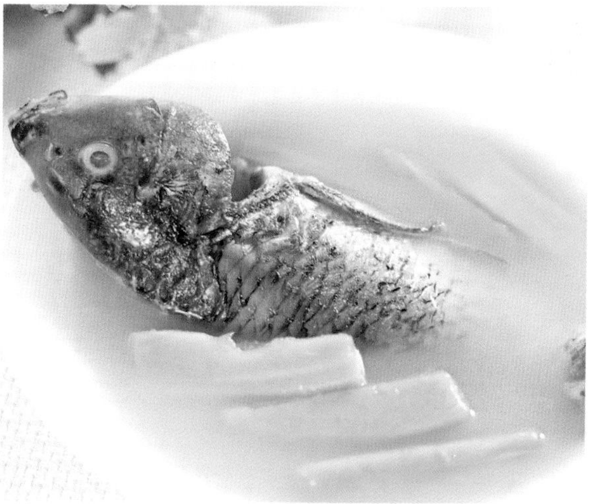

木瓜鲫鱼汤

原料

木瓜300克，鲫鱼500克

调料

姜2片，花生油少许

做法

❶ 木瓜洗净，切块；鲫鱼洗净。

❷ 锅内加花生油烧热，入姜片，将鲫鱼煎至金黄色。

❸ 将适量清水放入瓦煲内，煮沸后加入木瓜和鲫鱼，大火煲滚后，改用小火煲1个小时即可。

专家点评

鲫鱼具有清心润肺、健胃益脾的作用，鲫鱼是饮食中常见的佳肴，有很高的营养价值。鲫鱼还能补虚、利水消肿，还能治呕吐反胃，外用还有解毒消炎的作用。鲫鱼含动物蛋白和不饱和脂肪酸，常吃鲫鱼能使孩子身强体壮。木瓜营养丰富、味道清甜、肉质软滑、多汁，其中含有的胡萝卜素和维生素 C 有很强的抗氧化能力，能帮助机体修复组织，消除有毒物质，还可增强孩子的免疫力。

猪血

别名：液体肉、血豆腐、血花。

性味归经：性平，味咸。无毒。归肝、脾经。　　热量：220千焦/100克

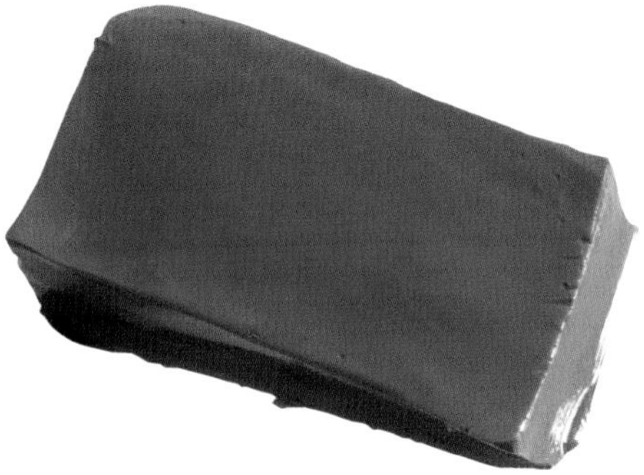

营养成分表

营养素	含量（每100克）
蛋白质	12.2克
脂肪	0.3克
碳水化合物	0.9克
维生素A	12微克
维生素B_1	0.03毫克
维生素B_2	0.04毫克
维生素E	0.02毫克
维生素K	90微克
钙	4毫克
铁	8.7毫克
锌	0.28毫克
硒	7.94微克
铜	0.1毫克

搭配宜忌		
宜	猪血+菠菜	可润肠通便
宜	猪血+葱	可生血、止血
忌	猪血+大豆	会引起消化不良
忌	猪血+海带	会导致便秘

主要营养素

铁、蛋白质

猪血中含有丰富的铁，而且是以血红素铁的形式存在，容易被人体吸收利用，对处于生长发育阶段孩子来说是最好的铁源；猪血中还含有丰富的蛋白质，对孩子的生长发育也有着重要的作用。

食疗功效

猪血营养丰富，不仅具有延缓机体衰老，提高人体免疫力等功能，还能清洁人体新陈代谢所产生的垃圾，被人们冠以“人体清道夫”的美称。猪血还有补血和清热解毒的作用，含有丰富的铁、钾、钙、锌、铜等元素，能补充蛋白质，提高机体免疫力，增强体质。孩子酌量食用猪血，既可以补血又可以清热祛毒。

选购保存

猪血在收集的过程中非常容易被污染，因此最好购买经过灭菌加工的盒装猪血。闻起来有淡淡腥味，颜色呈深红色，易破碎的猪血为好的猪血。猪血宜放入冰箱冷冻保存。

温馨提示

猪血素有“液态肉”之称，是一种食疗价值很高的食品。酌量食用猪血，有防病治病和保健的功效。现在能买到干净的猪血已经不容易了，在品质不能保证的情况下，孩子还是少食猪血为好。

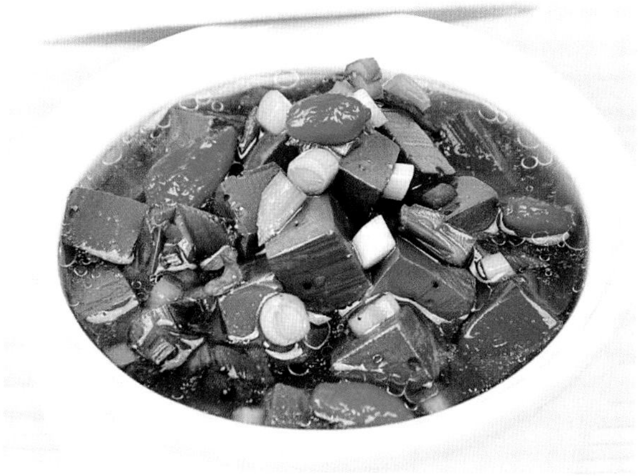

韭菜猪血汤

原料

猪血200克，韭菜100克，枸杞子10克

调料

花生油10毫升，盐适量，葱花3克

做法

❶将猪血洗净，切小丁汆水；韭菜洗净，切末；枸杞子洗净备用。

❷炒锅上火倒入花生油，将葱花炝香，倒入水，调入盐，下入猪血、枸杞子煲至入味，最后撒入韭菜末即可。

专家点评

猪血中所含的铁是以血红素铁的形式存在的，易于被人体吸收利用，经常食用，可起到补血养颜的作用。猪血中含有的蛋白质，有消毒和润肠的作用，可以清除肠腔的沉渣浊垢，对尘埃及金属微粒等有害物质具有净化作用，并且能帮助这些有害物质随排泄物排出体外，所以这道菜不仅可以补血，还可以除去孩子体内多种毒素，有利于孩子的身体健康。

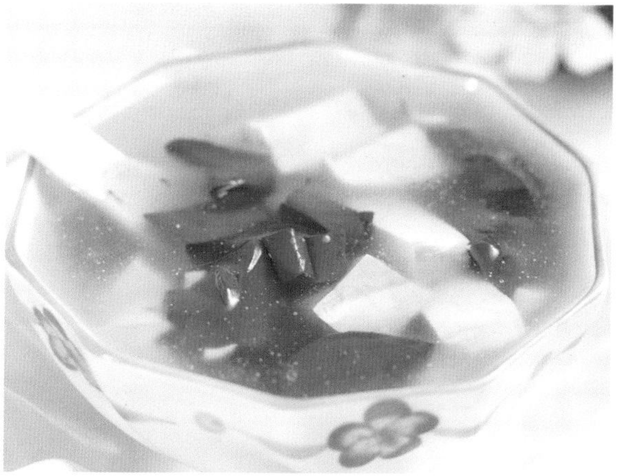

红白豆腐

原料

豆腐150克，猪血150克

调料

葱20克，姜5克，红甜椒1个，盐3克，食用油少许

做法

❶豆腐、猪血洗净，切成小块；红甜椒、姜洗净，切片；葱洗净，切花。

❷锅中加水烧开，下入猪血、豆腐，汆水焯烫后捞出。

❸将葱花、姜片、红甜椒片下入油锅中爆香后，再下入猪血、豆腐稍炒，加入适量清水焖熟后，加盐调味即可。

专家点评

猪血有生血、解毒之功效，且含有丰富的铁、钾、磷、锌等十余种营养素，能满足孩子身体所需的多种营养；豆腐富含大豆蛋白和卵磷脂，能保护血管、降低血脂，同时还有益于孩子大脑的发育。用猪血和豆腐搭配制作的菜肴，所含营养丰富，不仅可以帮助孩子排毒，预防缺铁性贫血，还能有效补充孩子所缺失的铁，并有助于保护心血管。

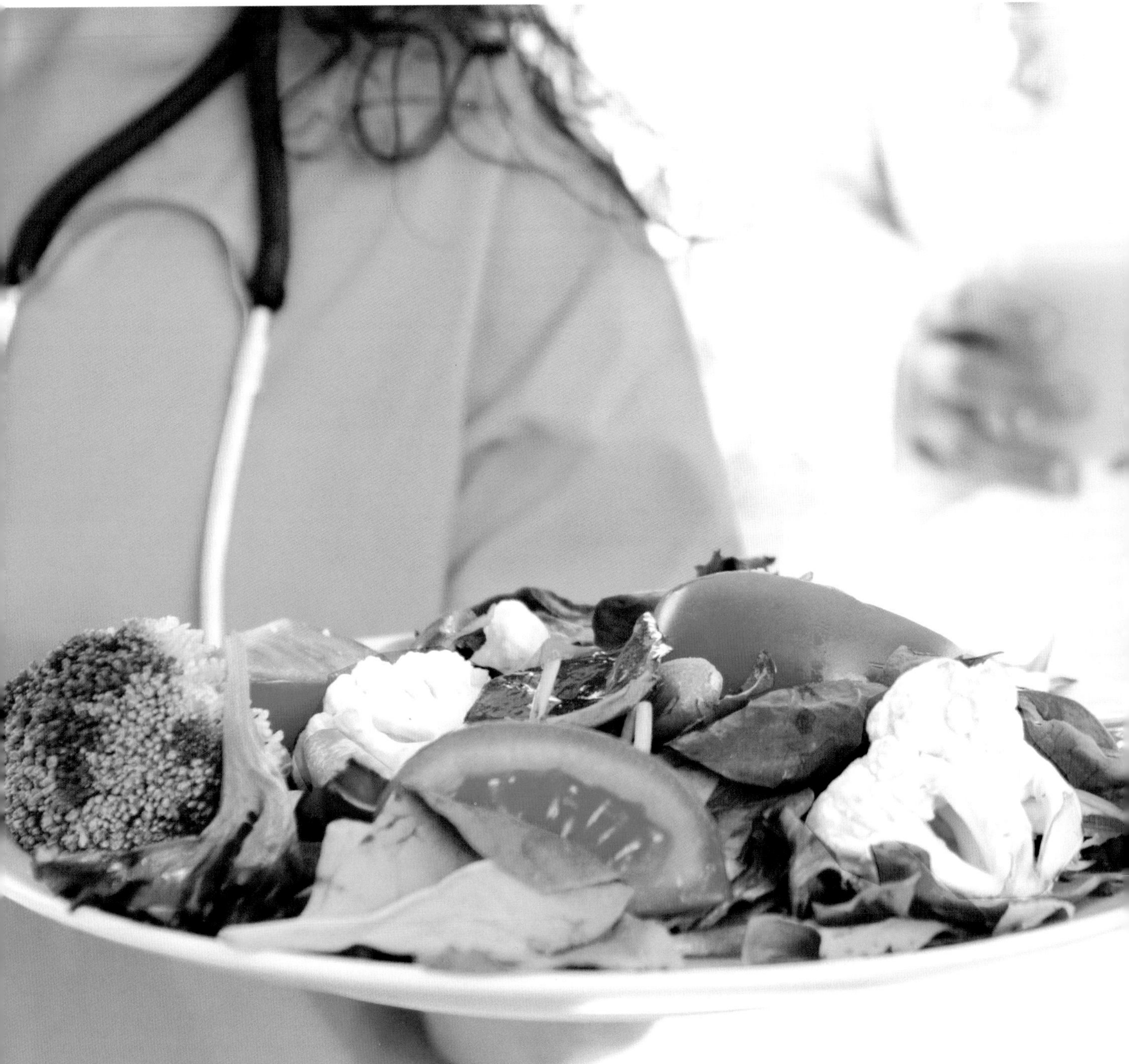

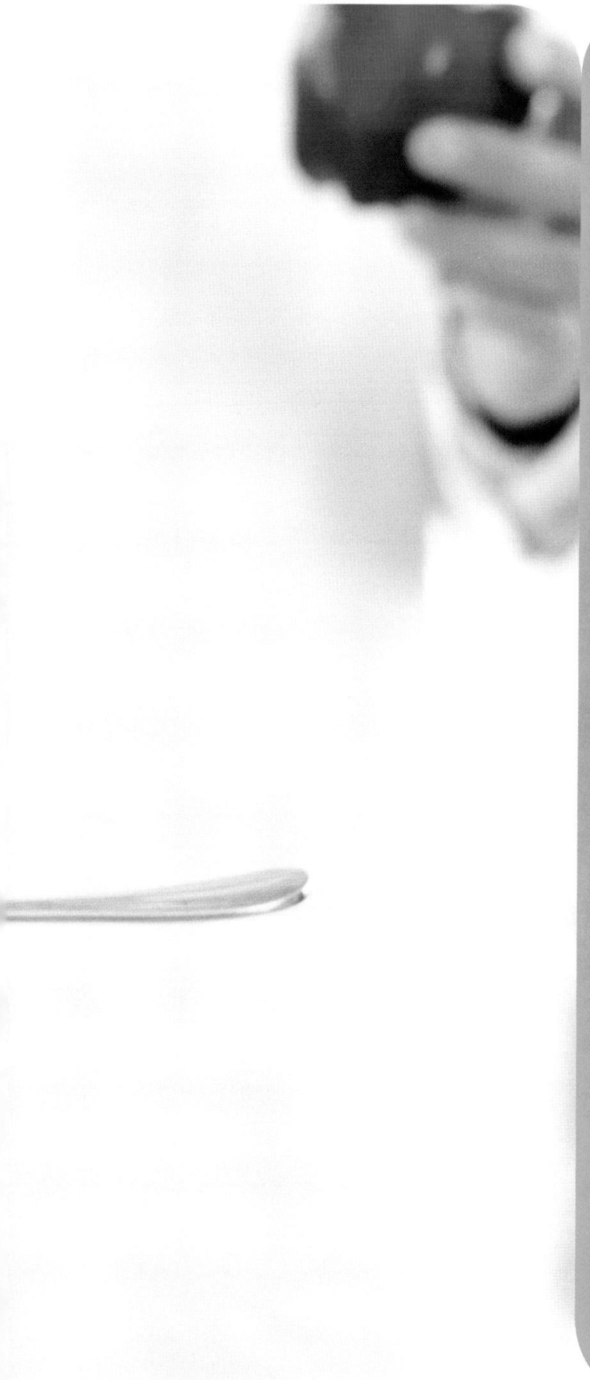

CHAPTER 07

婴幼儿
常见疾病的饮食调养

孩子的身体健康，是父母都重视的事情。为了让孩子健康成长，很多父母会选择药物调理的方式，让孩子直接而迅速地恢复健康。那么，药物调理是解决孩子健康问题的主要措施和治本方法吗？回答是否定的，任何药物都会有一定的副作用。最好且治本的方法应该从孩子的饮食着手，在日常饮食中调补营养，让孩子在温和的食物调补中拥有健康的身体。

感冒

症状说明

小儿感冒是指小儿喉部以上，上呼吸道鼻咽部的急性感染，多以病毒为主，主要症状有鼻塞、流鼻涕、咳嗽、咽喉疼痛、发热、疲倦等。此病全年均可发生，幼儿期发病最多，学龄儿童逐渐减少，潜伏期一般为2～3天，可持续7～8天。

保健提示

感冒时最好吃易消化、营养丰富的食物，如富含蛋白质的豆腐、鱼、肉、鸡蛋、乳制品等。可多吃营养丰富的黄绿色蔬菜。预防小儿感冒最好多吃柑橘类或苹果等富含维生素C的水果。孩子感冒后食欲会下降，制作温和又容易吞咽的食物，孩子会比较有食欲。

○ 宜 豆腐、鱼肉、鸡肉、鸡蛋、橘子、柿子、苹果、南瓜、猪瘦肉、乳制品

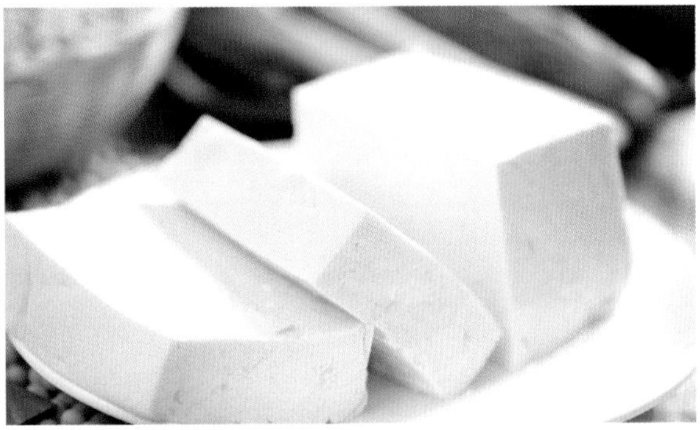

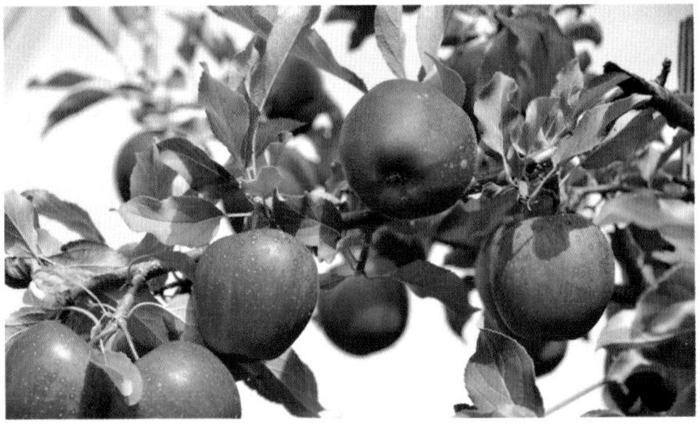

× 忌 冬瓜、梨、西瓜、糖类、樱桃、桑葚、瓜子、人参、巧克力

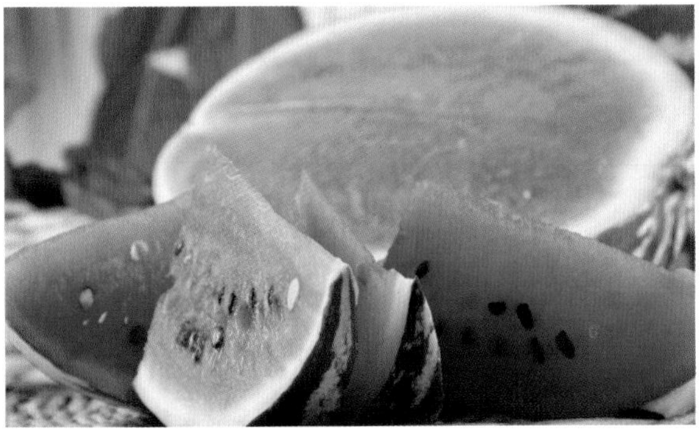

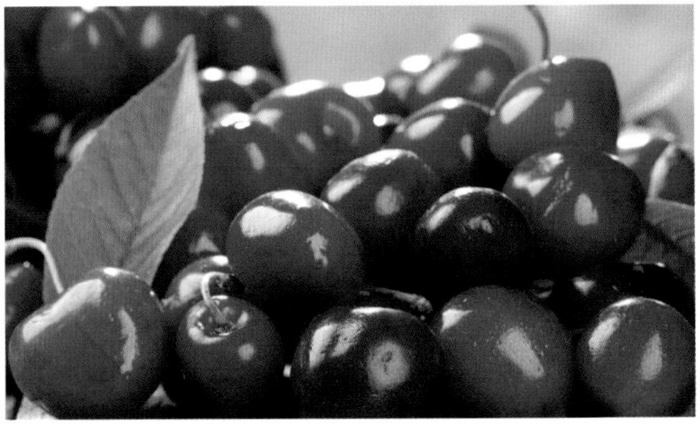

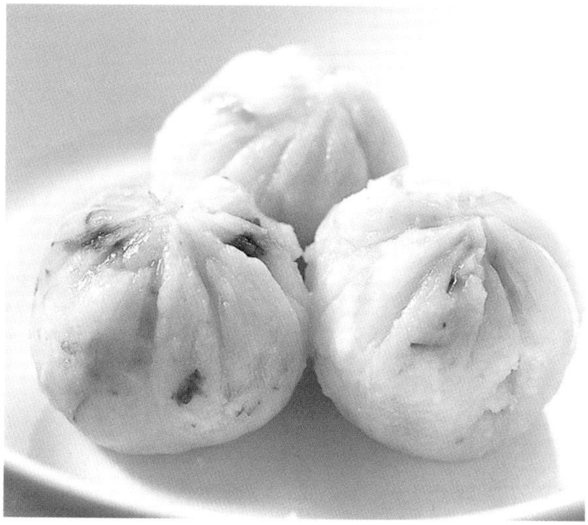

南瓜花生蒸饼

原料

米粉40克，南瓜30克，葡萄干10克

调料

花生粉、核桃粉各1/2小匙，配方奶100毫升

做法

1. 南瓜去皮、籽，洗净，蒸熟，碾成泥状；葡萄干洗净，泡开后剁碎。
2. 在米粉里加入南瓜泥、葡萄干、配方奶，再加入花生粉和核桃粉，搅拌成面糊状。
3. 将搅拌好的面粉糊揉捏成一个个的小圆形，放入蒸笼里蒸熟即可。

健康指南

南瓜中含有丰富的维生素，能增强孩子的身体免疫力，有利于防治感冒。花生粉、核桃粉等材料中含有丰富的B族维生素、维生素E，能增强孩子的抵抗力。加入葡萄干，能改善蒸饼的口味，增强孩子的食欲。

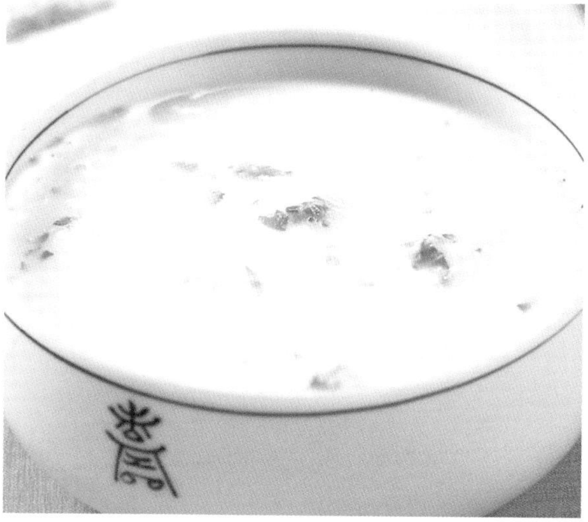

鳕鱼鸡蛋粥

原料

粳米15克，鳕鱼肉30克，土豆20克，上海青10克，鸡蛋黄1个

调料

奶油50克，鲜高汤100毫升

做法

1. 粳米洗净，加水浸泡后磨成米浆；土豆洗净，去皮，剁碎；鳕鱼洗净，蒸熟后剁碎；上海青洗净，焯水，剁碎。
2. 在煎锅里放奶油，化开后先炒鳕鱼肉、土豆碎、上海青，再倒入米浆和鲜高汤小火熬煮，最后将蛋黄打散放进去煮熟即可。

健康指南

添加多种材料制作而成的鳕鱼粥对因感冒引起的消化不良有很好的食疗功效，因为此粥中含有维生素A、维生素D等。

发热

症状说明

正常婴幼儿的基础体温为36.9~37.5℃。一般当体温超过基础体温1℃以上时，可认为发热。其中，低热是指体温波动于38℃左右，高热时体温在39℃以上。连续发热2个星期以上称为长期发热。上述基础体温指的是直肠温度，即从肛门测得的体温。

保健提示

发热容易引起体内水分流失，所以补充水分尤为重要。发热还容易消耗蛋白质、维生素等物质。发热时孩子的消化能力也会降低，所以最好是用营养丰富、容易消化、温和的材料来做副食品，如用豆腐、鸡蛋、香蕉、南瓜等做成粥或布丁、蒸糕等。

○宜

西瓜、绿豆、南瓜、哈密瓜、豆腐、青菜、苹果、梨

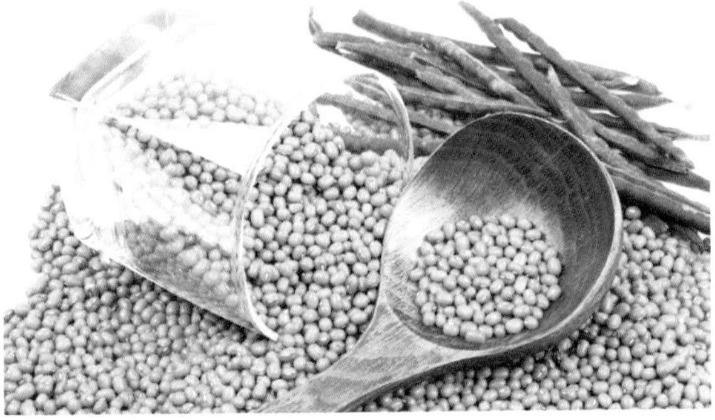

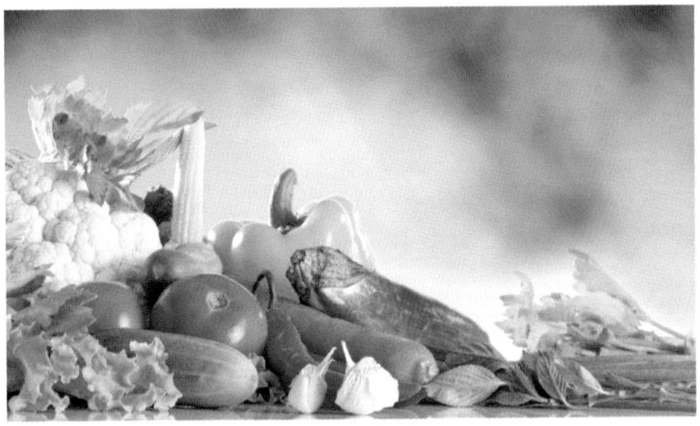

×忌

肥肉、糖、巧克力、胡椒、辣椒

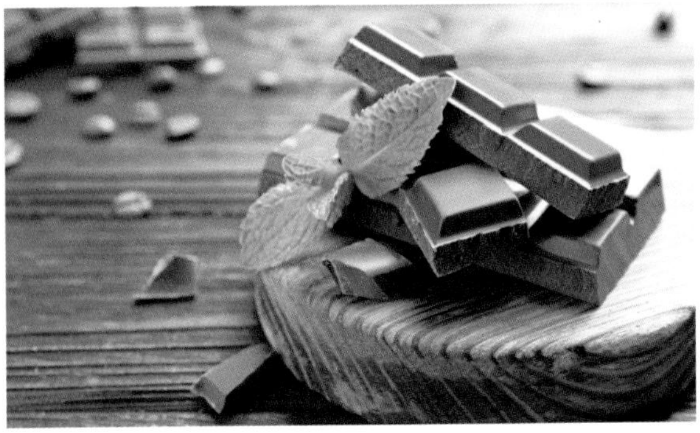

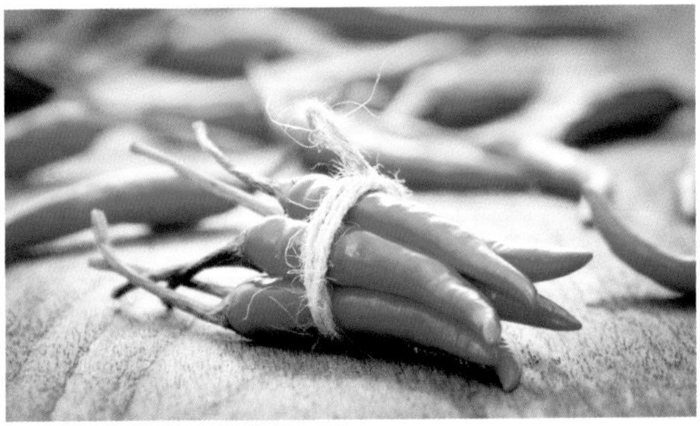

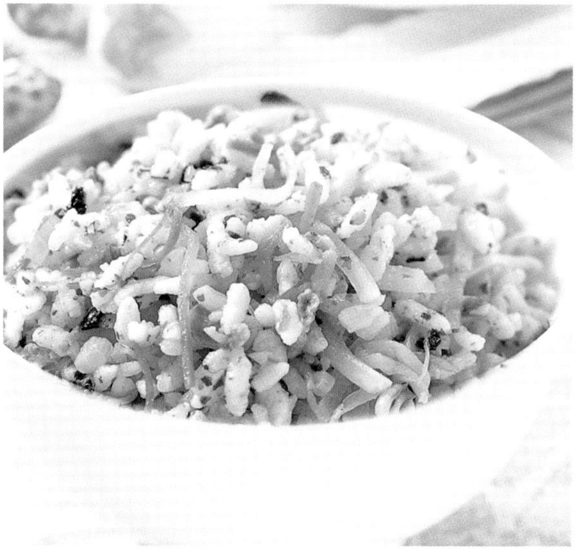

牡蛎萝卜饭

原料

米饭50克，牡蛎、白萝卜各20克，胡萝卜、豆芽各10克

调料

海苔粉1/2小匙，柠檬汁1小匙，香油1/2小匙，葱花、芝麻盐各适量

做法

❶ 将牡蛎放进盐水里洗净、沥干、切片；白萝卜、胡萝卜去皮，洗净，切丝；豆芽洗净汆烫后切段。

❷ 白萝卜丝、胡萝卜丝用香油煸炒，加水、牡蛎、豆芽、葱花，加米饭拌匀，撒上柠檬汁、芝麻盐、海苔粉即可。

健康指南

用各种材料制作的牡蛎萝卜营养饭，味道鲜美，营养丰富，能改善孩子因发热引起的食欲不振，还能补充孩子身体所需的多种营养。

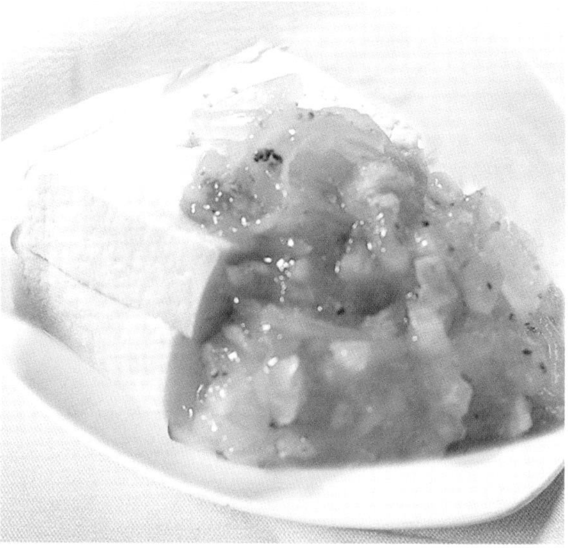

白菜豆腐

原料

豆腐60克，胡萝卜、白菜各10克

调料

水淀粉1大匙，高汤1/4杯，花生油少许

做法

❶ 豆腐洗净，用热水汆烫一下，切成片；胡萝卜去皮洗净，切成细丝；白菜洗净，汆烫一下，剁碎。

❷ 起油锅，煸炒豆腐、胡萝卜丝、白菜，再倒进高汤，最后用水淀粉勾芡即可。

健康指南

发热会使孩子没有胃口，消化功能也会下降。这时候给孩子食用豆腐最合适不过了，豆腐柔软可口，营养丰富，对孩子的牙齿、骨骼的生长发育极为有益，而且口感柔软，易被人体消化吸收。

腹泻

症状说明

2岁以下的孩子易患腹泻，6～11个月的婴儿尤为高发。小儿腹泻以夏秋季节最为多见。夏季腹泻通常是由细菌感染所致，多为黏液便；秋季腹泻多由轮状病毒引起，以稀水样便多见，无腥臭味。腹泻起病可缓可急，需要对症而治。

保健提示

腹泻一般是孩子生病时出现的症状，腹泻时会消耗大量水分，可用大麦茶等来补充，防止脱水。这时宜给孩子喂粥来观察情况，同时给孩子吃苹果或香蕉等有助于排便的食物。也可用纤维含量少的蔬菜、豆腐、海鱼等食材做成食物喂孩子。

○宜 胡萝卜、南瓜、豆腐、小米、粳米、糯米、山楂、山药、牛肉

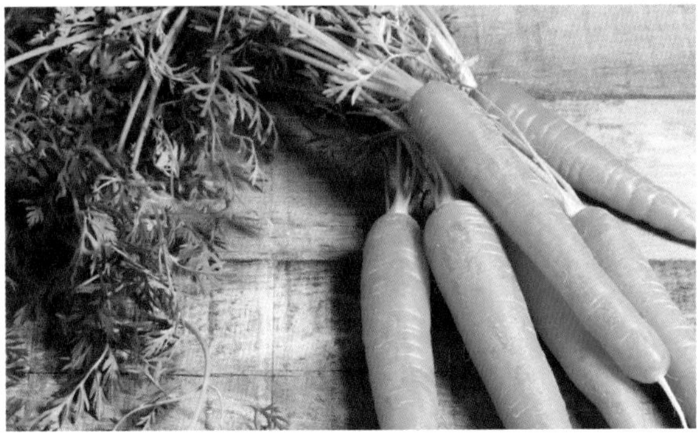

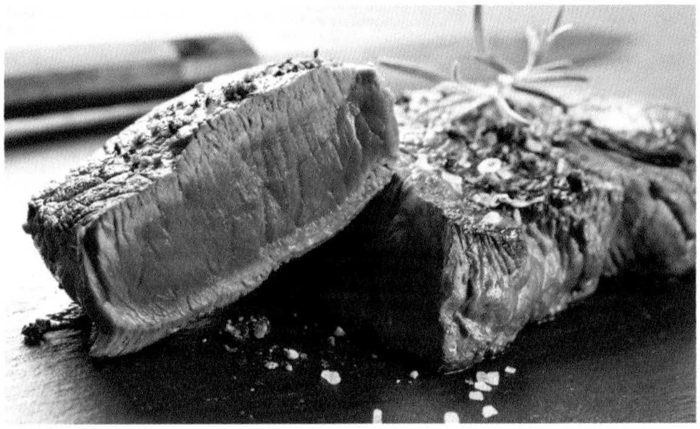

×忌 菠萝、柚子、柠檬、西瓜、橘子、梨、菠菜、竹笋、茭白、辣椒、豆芽、粉丝

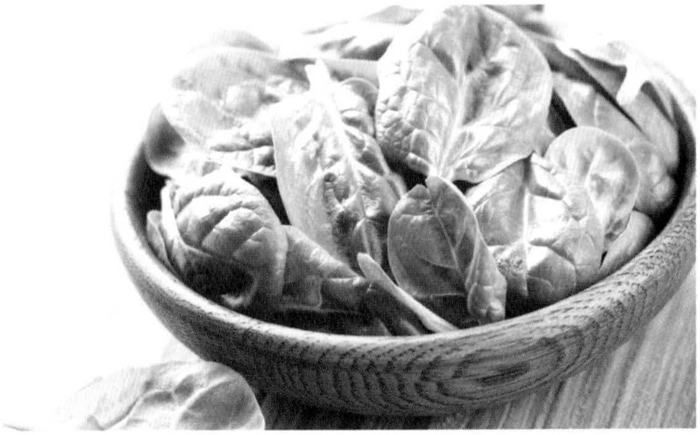

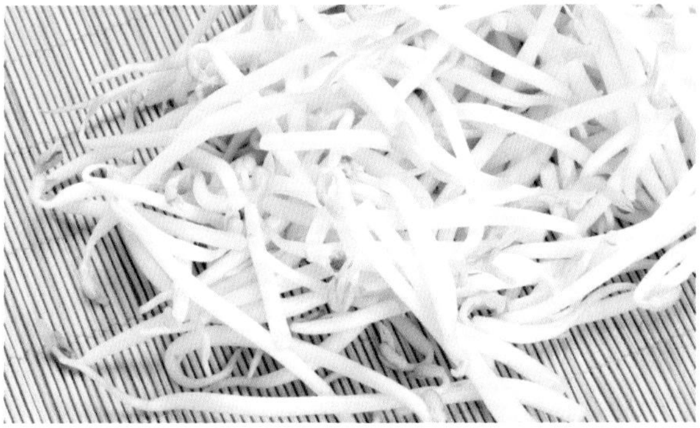

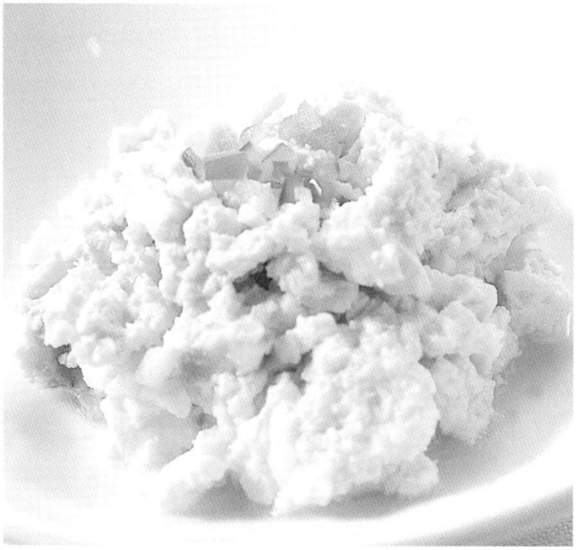

鱼肉蒸豆腐

原料

鸡蛋黄1个，白肉鲜鱼、豆腐各20克

调料

海带汤50毫升

做法

❶ 白肉鲜鱼洗净，蒸好后，去除鱼刺，磨碎；豆腐洗净，汆烫一下，切成小丁。

❷ 蛋黄打散后用筛子筛，放海带汤、鱼肉、豆腐拌匀，最后放入蒸笼里蒸熟即可。

健康指南

豆腐营养丰富，能帮助孩子强健身体，提高身体免疫力。熬煮的海带汤内富含蛋白质、脂肪等多种营养素，对孩子身体十分有益。

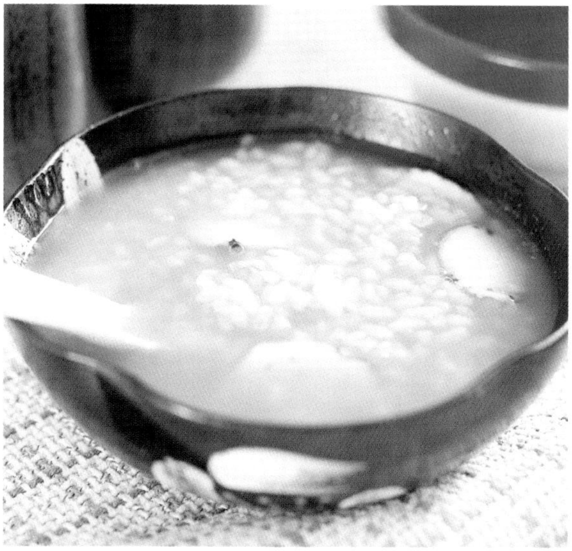

山药糯米粥

原料

山药15克，糯米50克

调料

红糖适量

做法

❶ 将山药去皮，洗净，切片；糯米洗净，沥干。

❷ 炒锅烧热，不加水，直接放入糯米，小火略炒。

❸ 锅置火上，放入炒好的糯米与山药，加适量水，小火煮成粥。粥将熟时，加红糖稍煮即可。

健康指南

山药具有补虚益损的作用，可辅助治疗食少便溏。对于孩子来说，山药还是防治腹泻的好帮手。

便秘

症状说明

孩子常见的便秘表现有：大便干硬、排便哭闹、排便周期延长（3～5天）、粪便污染内裤等症状。这类便秘在1～5岁的婴幼儿中较为高发。多数患儿曾有过正常排便习惯，常常因为环境改变，饮食习惯改变或一些精神压抑而诱发。

保健提示

便秘主要是由身体内缺少纤维、水分、脂肪等或运动量不足引起的。只要多喝水，多吃纤维素含量丰富的食物就可缓解。苹果、李子等纤维素也很丰富，一定要连果肉一起吃才有效。有时孩子的心理压力较大时也会导致便秘，所以最好不要让孩子感到压力。

○ 宜

红薯、南瓜、菠菜、芥菜、青菜、香蕉、苹果、杏仁、核桃、粳米、小米、蛋黄

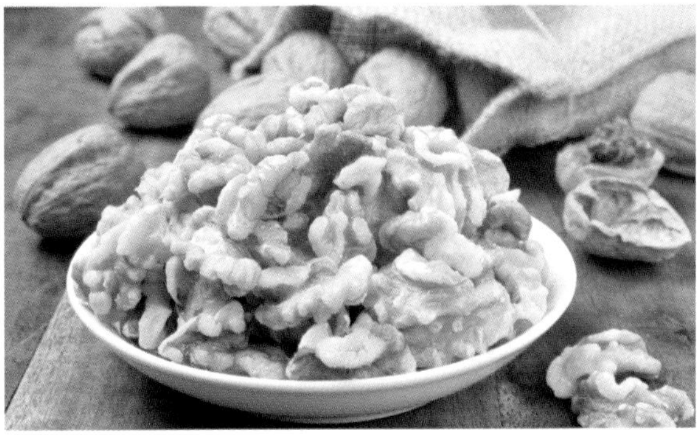

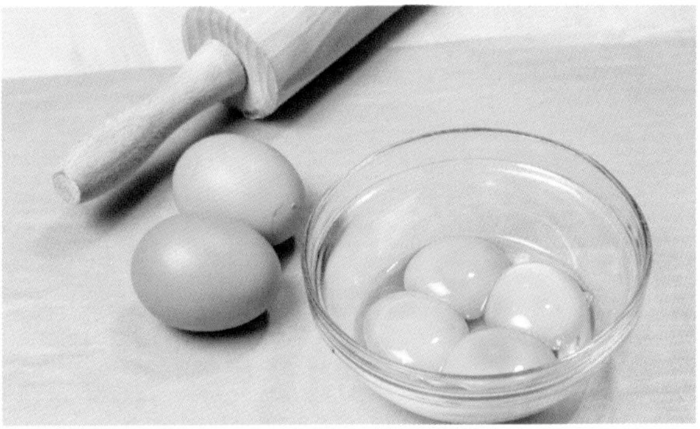

× 忌

辣椒、橘子、巧克力、花椒、胡椒、糖类、荔枝、红枣、人参

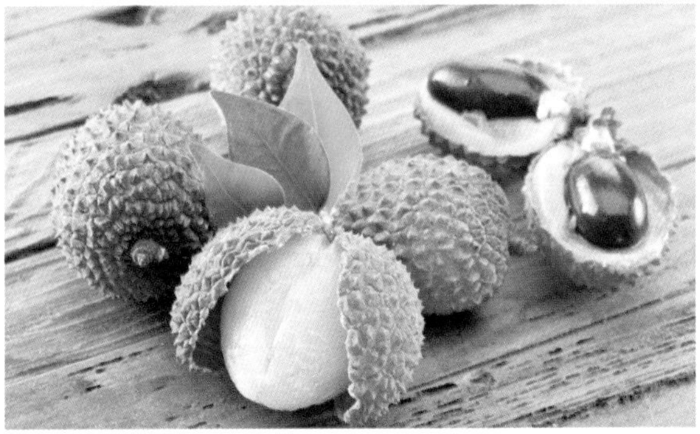

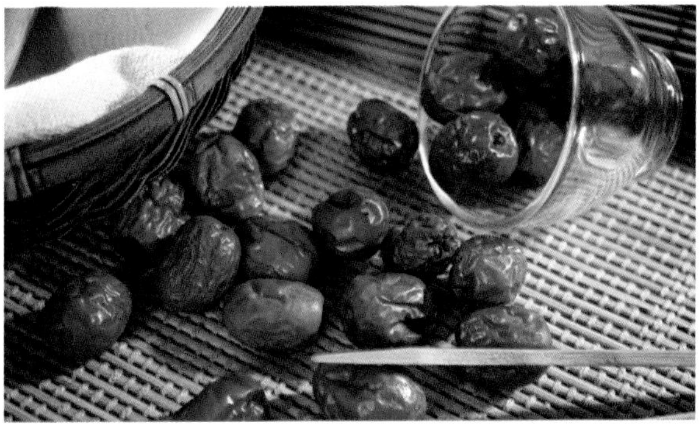

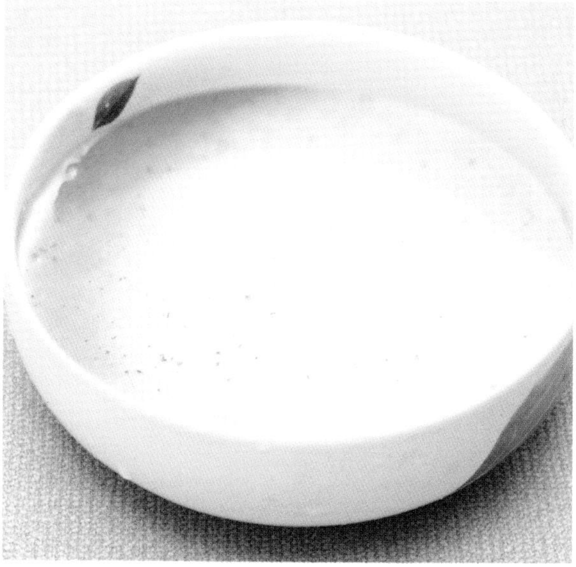

乌塌菜梨稀粥

原料

粳米、乌塌菜、梨各10克

做法

❶ 粳米洗净后，加水浸泡2个小时；乌塌菜洗净，焯烫一下，磨碎；梨去皮、籽，洗净，磨成泥。

❷ 粳米入锅，加适量水熬煮成粥。

❸ 粥里放入乌塌菜、梨泥，煮好后用筛子筛去菜渣。

健康指南

乌塌菜又称维生素菜，富含膳食纤维。梨含有丰富的水分。将乌塌菜和梨混合煮粥食用，营养更齐全，功效显著。

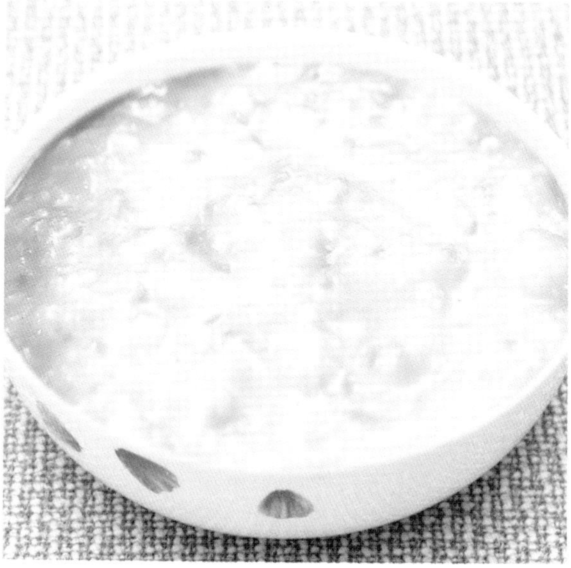

核桃蔬菜粥

原料

泡好的粳米15克，豌豆、剁碎的胡萝卜各10克，核桃粉1小匙

调料

香油1/2小匙，芝麻盐少许，高汤100毫升

做法

❶ 粳米磨细；豌豆洗净，煮熟，去皮磨成粉。

❷ 将豌豆粉和胡萝卜放点香油、芝麻盐煸炒，加入高汤和磨好的粳米，煮熟后再将核桃粉放进去稍煮。

健康指南

核桃富含脂肪，有改善便秘的功效。胡萝卜营养价值高，含有丰富的胡萝卜素，有益肝明目、增强免疫力的功效。

呕吐

症状说明

呕吐是小儿患病时最常见的症状之一。所谓呕吐指的是在各种因素刺激下，食管、胃或肠道出现逆蠕动，也就是与正常状态下自上而下的运动方向相反的蠕动；同时伴有腹部肌肉强烈的收缩，致使食管及胃中的食物经过鼻腔、口腔向外涌出。

保健提示

孩子呕吐时容易脱水。症状严重时不进行喂食较好，最好先补充流失的水分。蛋白质和脂肪不利于消化，应该避免给孩子食用，用易消化的碳水化合物煮粥最好。这时最好不要给孩子喝牛奶、酸奶、起司等乳制品，而要改吃苹果、香蕉等。

○ 宜　土豆、南瓜、青菜、豌豆、包菜、胡萝卜、苹果、香蕉

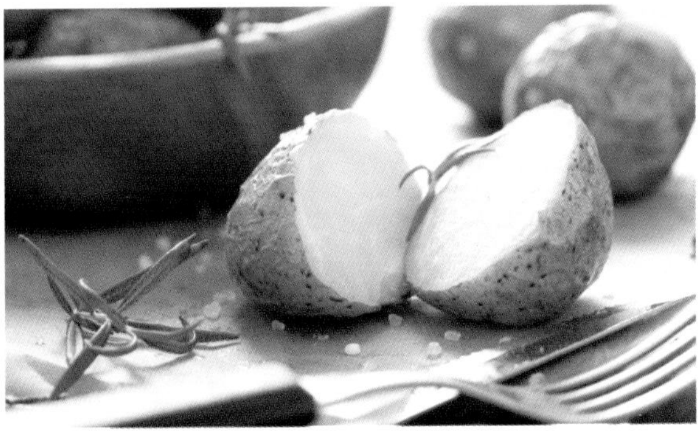

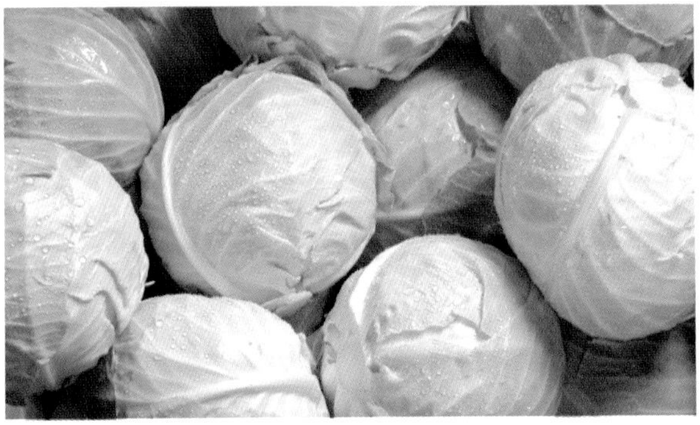

× 忌　辣椒、巧克力、胡椒、花椒、蜂蜜、糖类

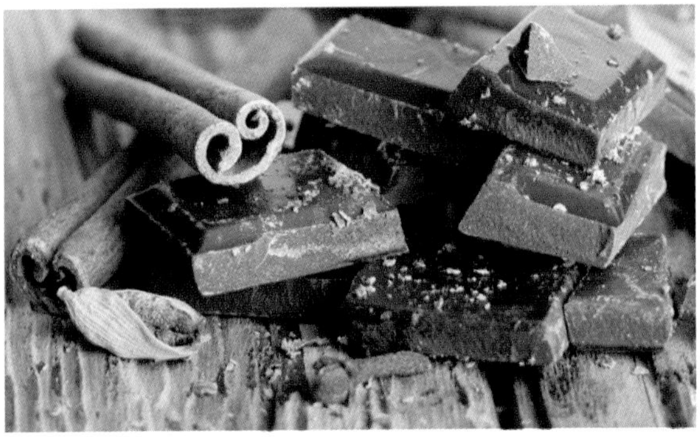

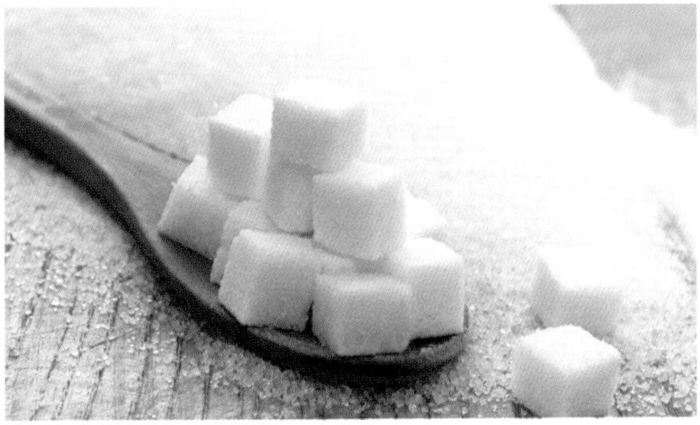

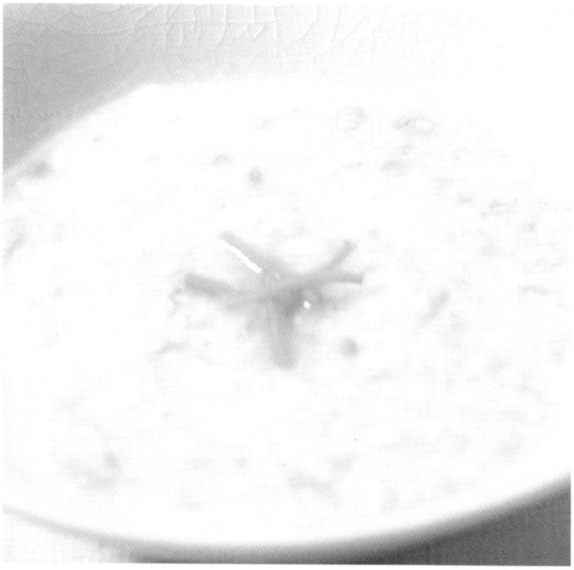

洋菇蔬菜粥

原料

软米饭50克，包菜20克，洋菇、豌豆各10克

调料

高汤100毫升

做法

❶ 将洋菇去皮洗净，汆烫后剁碎；包菜洗净，切细；豌豆洗净煮熟，去皮，剁碎。

❷ 高汤里加入软米饭、豌豆，等到饭粒熟烂了再放洋菇，最后放入包菜煮至熟。

健康指南

孩子呕吐后，食用清淡又柔软的洋菇与包菜合煮的粥，能补充孩子身体丢失的多种营养，还能增强孩子的食欲，帮助机体内碳水化合物和脂肪的代谢。

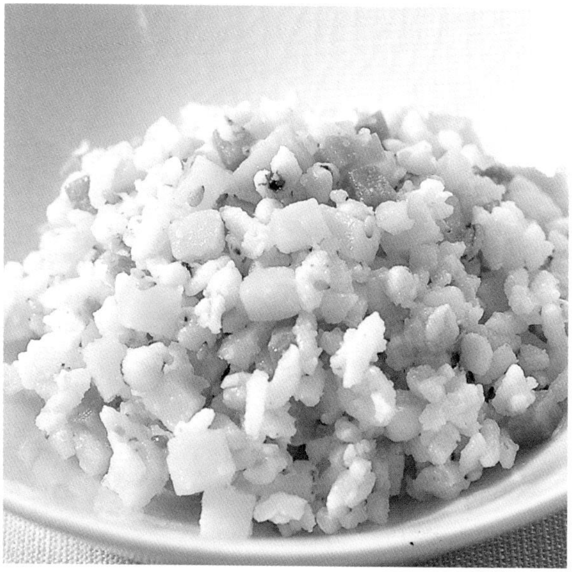

红薯薏米饭

原料

泡好的粳米、红薯各30克，胡萝卜10克，薏米、洋葱各5克

调料

高汤60毫升

做法

❶ 红薯去皮洗净，切成小丁；薏米洗净，磨碎；胡萝卜、洋葱洗净，切碎。

❷ 将红薯丁、粳米、薏米加水煮成饭，胡萝卜、洋葱煸炒至熟。

❸ 将炒好的洋葱、胡萝卜放进饭里，再倒入高汤用小火熬煮，待汤汁全被米饭吸收即可。

健康指南

薏米营养丰富，可作为病中或病后体弱患儿的补益食品，能增强孩子体质。

贫血

症状说明

贫血是小儿时期常见的一种症状或综合征，主要表现有：面色苍白，嘴唇、指甲颜色变淡，心率增大，食欲下降，恶心，腹胀，便秘，精神不振，注意力不集中，情绪易激动。年长患儿还会出现头痛、头晕、视物有黑点。

保健提示

孩子出生6个月后，在母体内贮藏的铁质会被消耗掉。而母乳的消化吸收率虽然很高，但含铁量很低，因此，纯母乳喂养时间越长，儿童缺铁性贫血的可能性就越大。所以，孩子6个月左右时，一定要适当添加具有补铁作用的辅食。

○宜 胡萝卜、芹菜、海苔、海带、黄豆、芝麻、红豆、松子、蘑菇、牛肉、牛肝、牡蛎、蛋黄

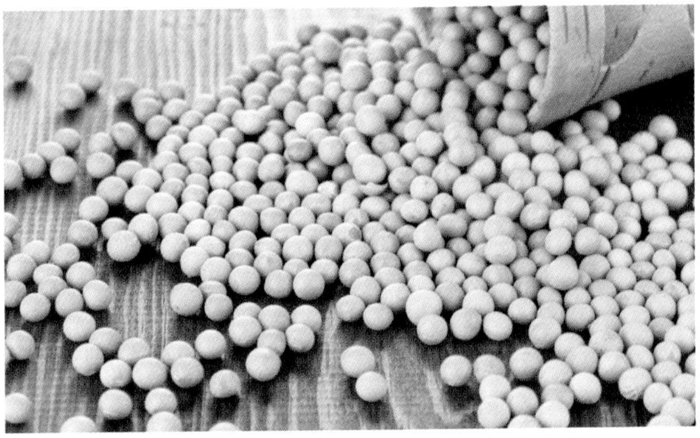

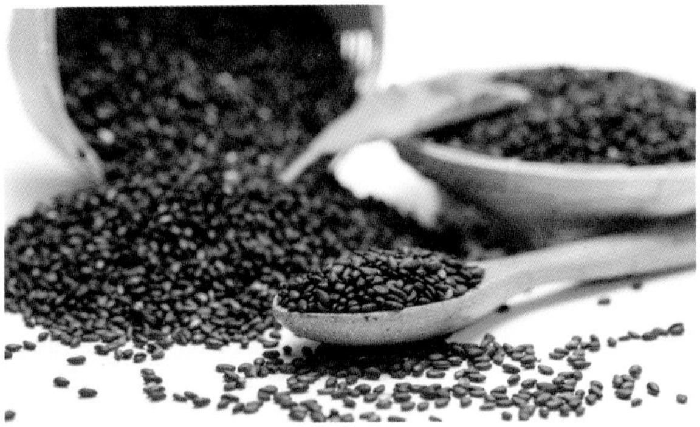

×忌 茶叶、巧克力、冰淇淋、肥肉、蜂蜜、糖类、人参

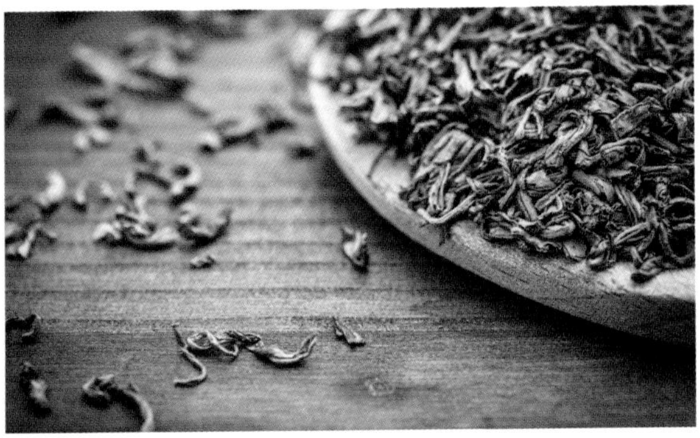

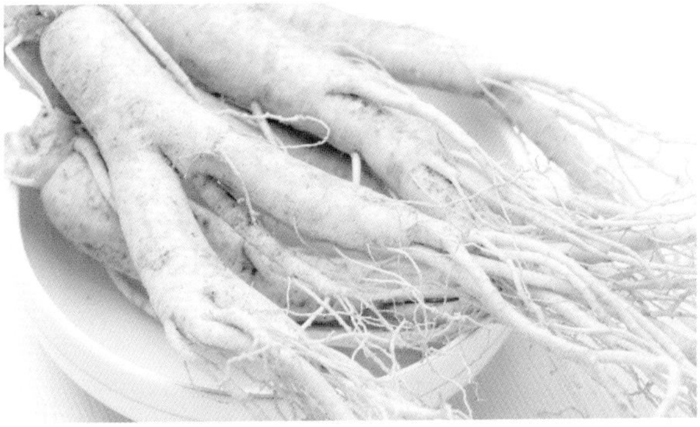

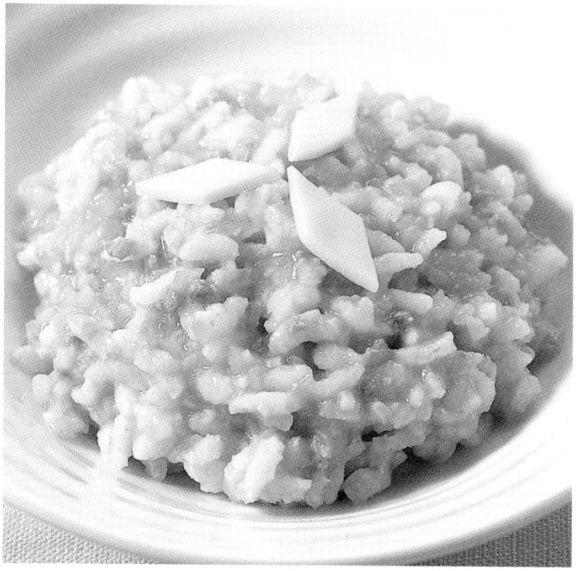

金针菇牛肉饭

原料

软米饭50克，牛肉30克，金针菇、南瓜各10克，洋葱5克

调料

香油1/2小匙，芝麻盐少许，牛骨汤1/4杯

做法

1. 牛肉洗净，剁碎后放入香油、芝麻盐搅拌；金针菇去除根部，洗净剁碎；南瓜、洋葱也洗净剁碎。
2. 在牛骨汤里加入上述备好的食材煮开，最后放入软米饭煮烂即可。

健康指南

用牛骨熬制的骨头汤中不仅含有丰富的钙，还有孩子身体所需的蛋白质、脂肪、铁、磷等多种营养成分。用营养丰富的骨头汤煮饭，味道鲜美，可以为正在快速发育的孩子补充钙和铁，预防佝偻病和缺铁性贫血。

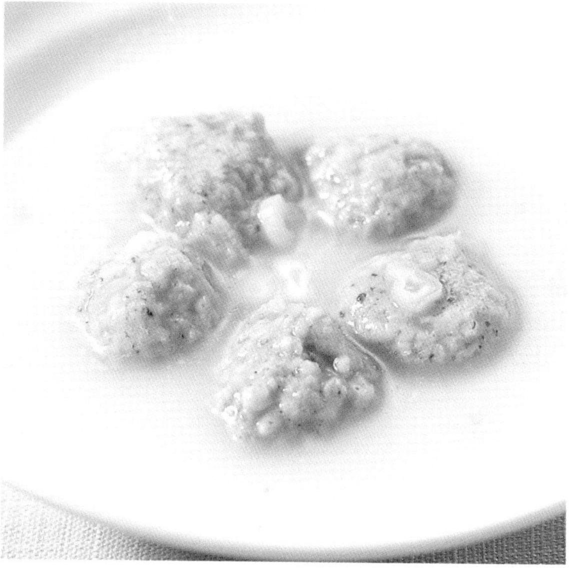

牛肝丸子汤

原料

牛肝30克，剁碎的胡萝卜、剁碎的洋葱各10克，吐司1/4片，鸡蛋黄1/3个，面粉少许

调料

葱花适量，高汤1/4杯

做法

1. 将牛肝洗净，捞出煮熟后剁碎；吐司切碎；鸡蛋黄打散。
2. 将牛肝、胡萝卜、洋葱、吐司一起捏成丸子，裹上面粉和鸡蛋黄。
3. 高汤煮沸后，放入丸子煮至熟，最后加入葱花即可。

健康指南

鸡蛋黄含铁丰富，可以补充身体所需的铁剂，是孩子摄取铁质，预防缺铁性贫血的一个重要食物来源。

食物过敏

症状说明

小儿食物过敏也称为食物变态反应或消化系统变态反应、过敏性胃肠炎等，是由于某种食物或食品添加剂等引起的消化系统或全身性的变态反应。此病的患病率为6%～8%，而牛奶是最常见的过敏食物，占比为3.0%～7.5%，以1岁以内的婴儿多见。

保健提示

一般易引起过敏反应的食物有：牛奶、鸡蛋、黄豆、鸡肉、玉米、奇异果、菠萝等，尤其是蛋白质食品。不易引起过敏反应的食物有：粳米、胡萝卜、红薯、菠菜、梨等。此外，喂食母乳时，孩子会受到母亲饮食的影响，也可能会因此对某些食物过敏。

○ 宜　粳米、胡萝卜、南瓜、土豆、红薯、菠菜、梨、苹果

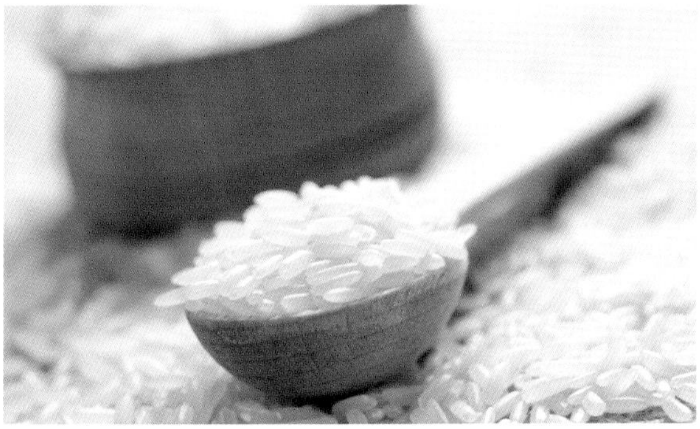

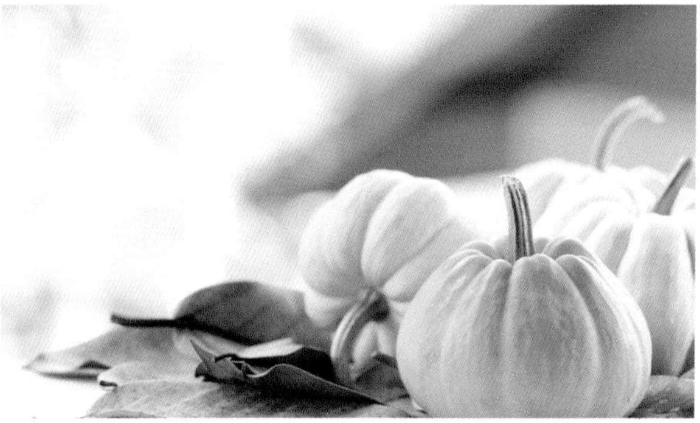

× 忌　韭菜、香菜、洋葱、柿子、辣椒、胡椒、芥末、姜、葱、蒜、蟹、虾、海贝、鱿鱼

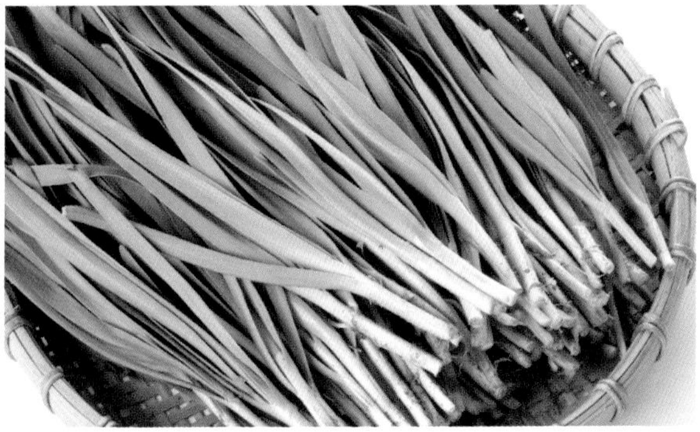

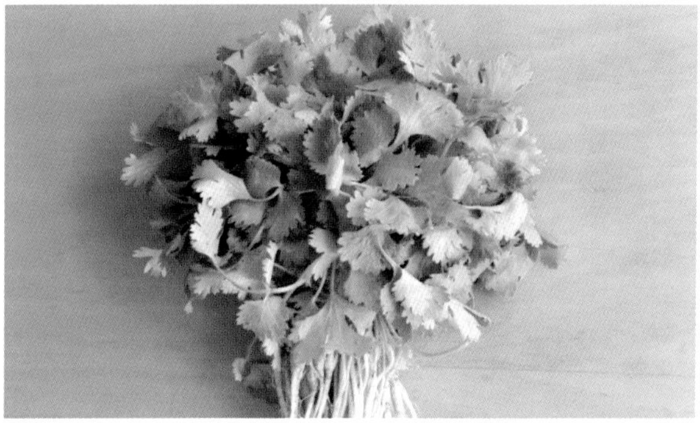

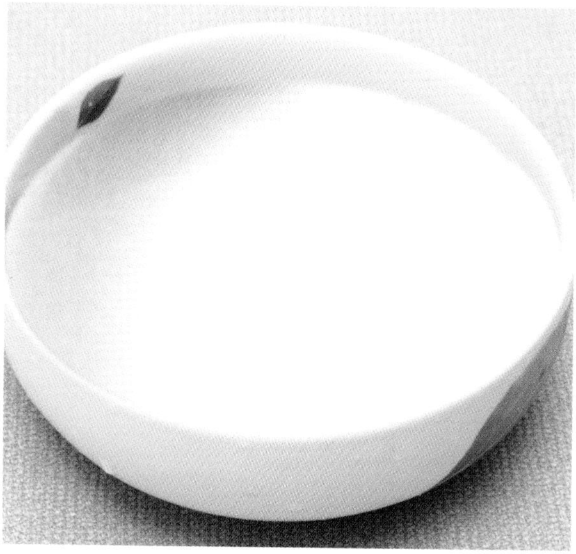

花菜汤

原料

花菜50克

调料

淀粉少许，骨头汤1碗

做法

❶淀粉入碗，加入少许水，搅拌后待用；花菜剖开，洗净。

❷水入锅，烧开后加入搅拌好的水淀粉，将洗净的花菜入锅汆烫，以去除苦味，稍后放入冷水清洗一下，最后沥水剁碎。

❸骨头汤去油入锅，用小火煮开；将碎花菜放入汤中，煮至花菜软烂即可。

健康指南

用骨头汤煮食的蔬菜，味道更美味，很多孩子都会喜欢吃。

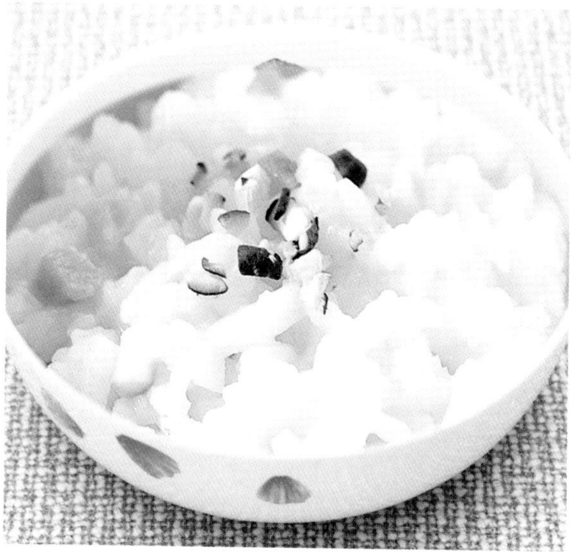

土豆香菇饭

原料

软米饭40克，土豆、香菇、金枪鱼肉各20克

调料

花生油少许，海带汤100克

做法

❶土豆去皮洗净，切成小丁；香菇洗净，汆烫一下，切丁；金枪鱼洗净，切成块。

❷加花生油起油锅，煸炒土豆、金枪鱼，然后放入香菇。

❸再放海带汤和软米饭熬煮至收汁，最后淋入香油即可。

健康指南

金枪鱼含有丰富的铁和维生素 B_{12}，且易被人体吸收，经常食用，能补充铁元素，预防缺铁性贫血。

口腔溃疡

症状说明

口腔溃疡又称为口疮，是1～6岁儿童最易患的一种口腔黏膜疾病。口腔溃疡是发生在口腔黏膜上的浅表性溃疡，多发生在舌部、颊部等处，大小可从米粒状至黄豆大小，呈圆形或卵圆形，溃疡面下凹，周围充血。溃疡具有周期性、易复发性等特点 。

保健提示

孩子患口腔溃疡时，选择容易下咽的无刺激性的食物喂食孩子会比较好。副食品要多加水煮或做成像果冻布丁一样。过于烫或咸的东西都不适宜。鸡蛋、豆腐、土豆、香蕉等食物比较容易下咽，还可以将西红柿、橘子等水果榨成汁饮用。

○ 宜 西瓜、苹果、香蕉、土豆、芹菜、南瓜、西红柿、牛奶、绿豆、豆腐、蜂蜜

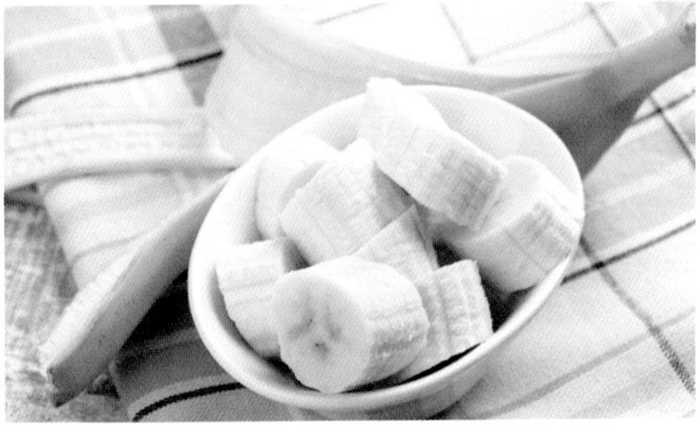

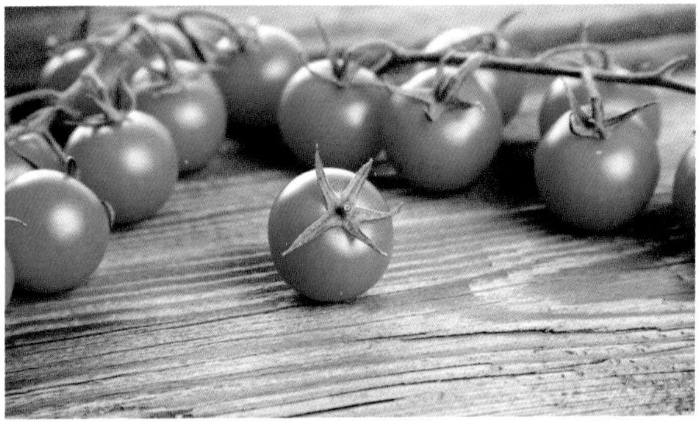

× 忌 辣椒、胡椒、花椒、姜、人参

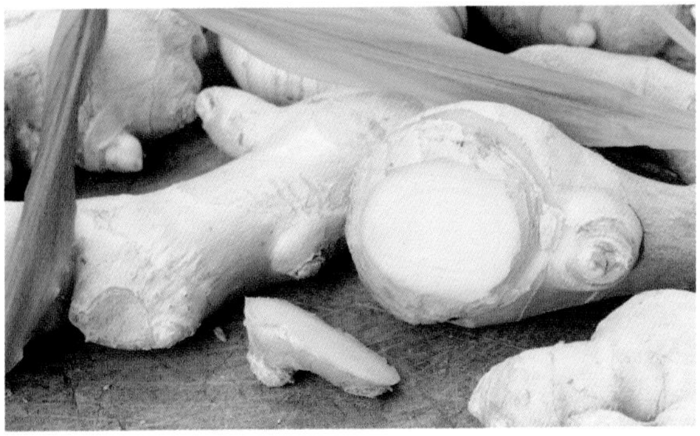

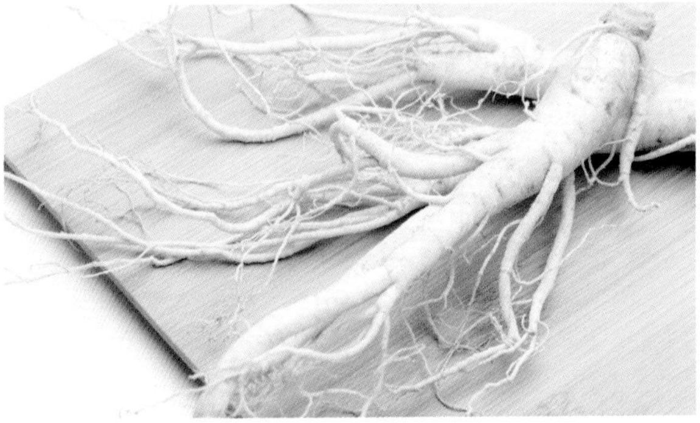

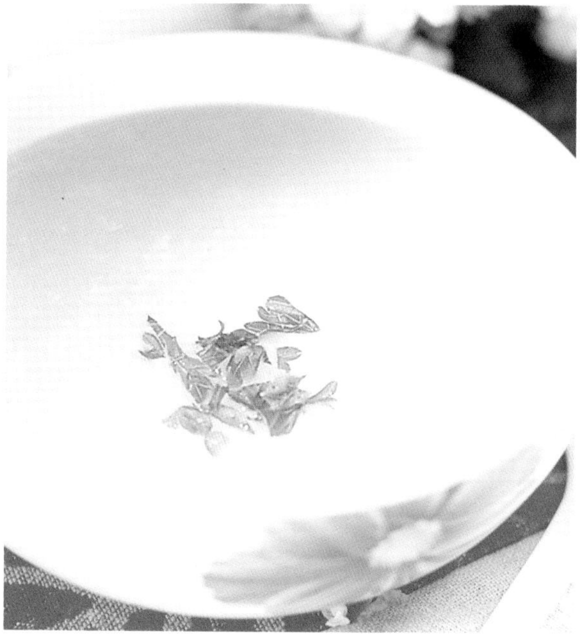

香蕉蛋黄奶羹

原料

香蕉1根，鸡胸肉50克，鸡蛋黄1个

调料

奶油1/2小匙，鲜奶100毫升，鸡高汤适量

做法

1. 香蕉去皮，捣碎；鸡胸肉洗净煮熟，撕成丝。
2. 用奶油煸炒鸡胸肉，加入鸡高汤、鲜奶加热。
3. 打入鸡蛋黄搅拌，熟后熄火，放入香蕉即可。

健康指南

香蕉营养高、热量低，气味香甜，其富含的维生素A能促进生长，增强抵抗力。患有口腔溃疡的孩子宜适当食用香蕉。

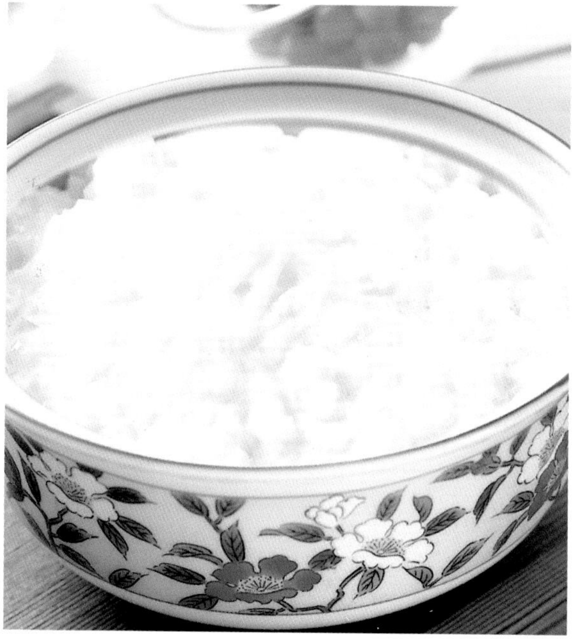

苹果拌土豆

原料

土豆50克，苹果30克，原味起司1/2片

调料

松子粉1/2小匙

做法

1. 土豆去皮洗净，煮熟，捣碎；起司捣碎；苹果去皮洗净，捣碎，再放到水里煮到变透明为止。
2. 土豆里放入苹果、起司和松子粉拌匀。

健康指南

土豆和香甜的苹果一起混合制作，能够改善孩子因口腔溃疡引起的食欲不振，补充孩子所需营养，增强孩子的体质。

厌食

症状说明

小儿厌食是以小儿长期厌恶进食、食量减少为主要表现的疾病，在小儿时期很常见。小儿厌食的主要症状有：呕吐、食欲不振、腹泻、便秘、腹胀、腹痛和便血等。这些症状也常出现在其他系统疾病，尤其多见于中枢神经系统疾病及多种感染疾病。

保健提示

用南瓜、红薯等有天然甜味的食材来制作食物，制作时可以做得爽滑一点。如果孩子一直吃柔软的东西，咀嚼能力会下降，所以等适应一段时间后，要增加一些坚硬的食物。用色彩和外形鲜明的食物来刺激孩子的好奇心和食欲，也是一种好办法。

○ 宜

胡萝卜、青菜、苹果、梨、橘子、红薯、南瓜、牛肉、豆腐、海苔

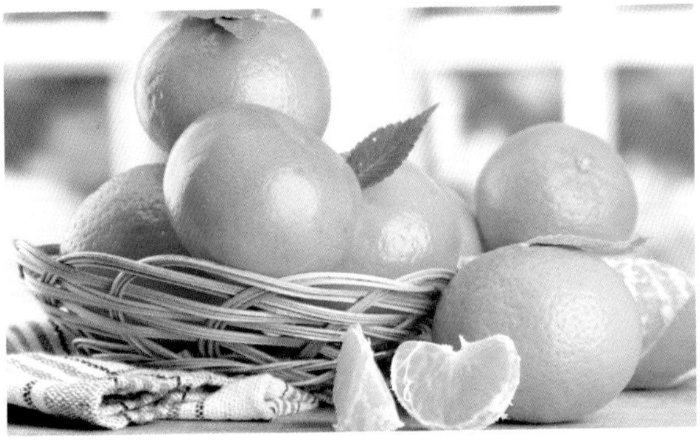

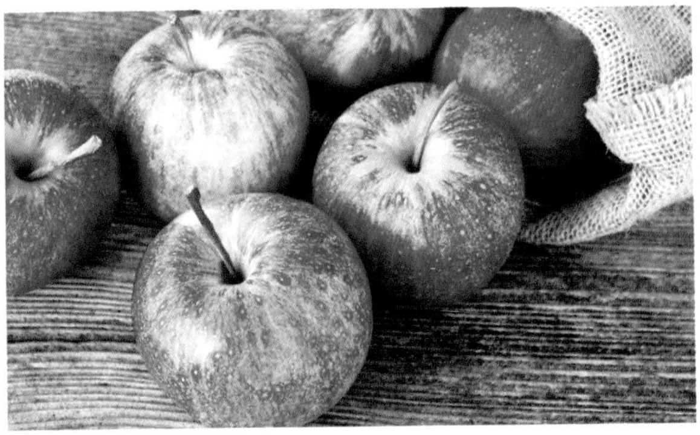

× 忌

辣椒、巧克力、胡椒、蜂蜜、糖类、肥肉、牡蛎、人参

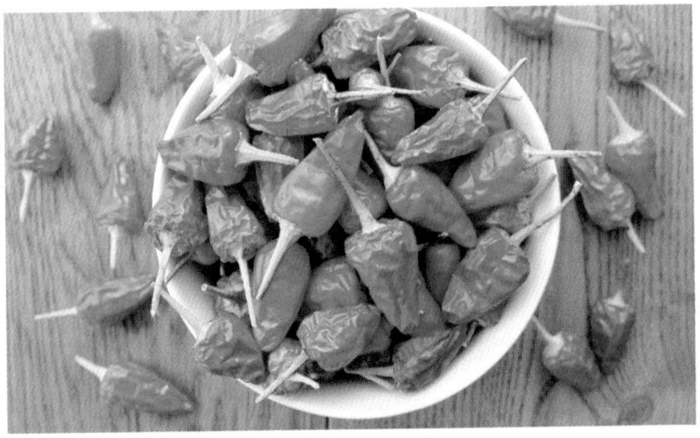

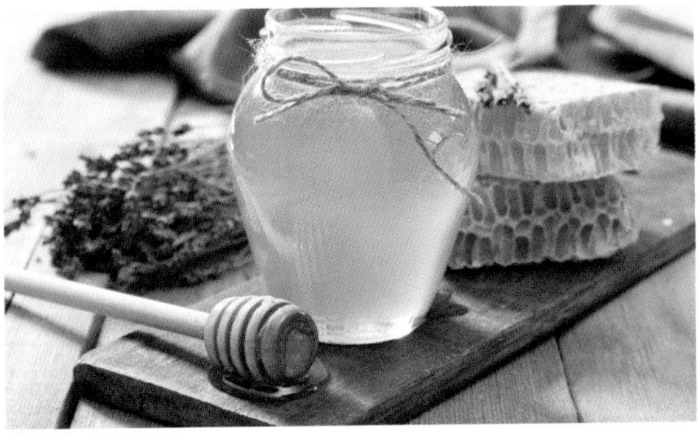

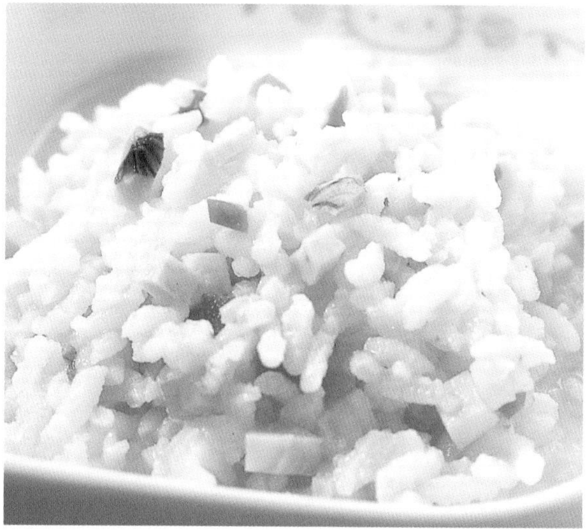

红薯核桃饭

原料

粳米、红薯各20克，胡萝卜10克

调料

核桃粉1小匙，香油少许，海带汤100毫升

做法

❶ 红薯、胡萝卜去皮洗净，切成小丁；粳米洗净，加水浸泡。

❷ 在泡好的粳米里加适量水，放入红薯丁、胡萝卜丁做成饭。

❸ 在做好的饭里倒入海带汤、核桃粉加热，最后淋上香油。

健康指南

红薯与米饭、胡萝卜、海带汤混合煮食，能让孩子开胃，促进食欲。

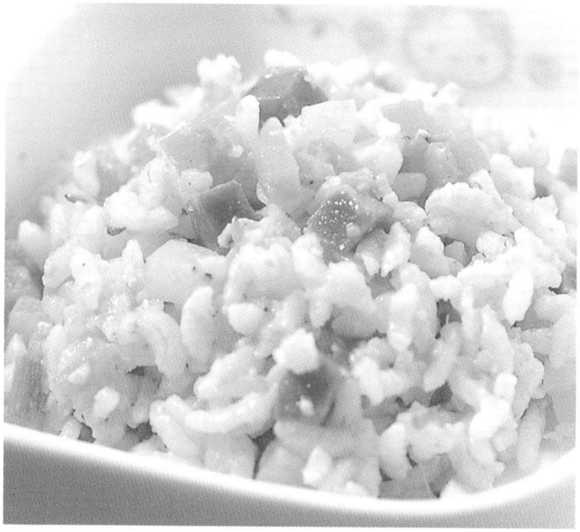

南瓜萝卜饭

原料

软米饭50克，甜南瓜20克，胡萝卜5克，白萝卜、南瓜子各15克

调料

香油、芝麻盐各少许

做法

❶ 南瓜去皮、籽，洗净，切成小丁；白萝卜、胡萝卜去皮洗净，切丁；南瓜子洗净，捣碎。

❷ 平底锅里放香油，加入准备好的南瓜、白萝卜、胡萝卜和芝麻盐煸炒。

❸ 在软米饭里加入炒好的菜，再加水熬煮，最后放南瓜子煮熟即可。

健康指南

南瓜含有丰富的营养，南瓜子吃起来很香，将南瓜放入锅中煸炒，将南瓜子捣碎最后加入米饭中，能使米饭闻起来香喷可口，激起孩子的食欲。